本专著得到以下基金项目资助：国家自然科学基金项目：从 IDO 介导的免疫编辑途径研究理冲汤抑制子宫肌瘤免疫逃逸的作用及分子机制（NO. 81774072），基于血管生成微环境探讨理冲汤调控 Ang/Tie-2 信号传导通路抑制子宫肌瘤的作用机制研究（NO. 81373812）；中医药传承与创新“百千万”人才工程（岐黄工程）第四批全国中医优秀人才研修项目（国中医药人教发〔2017〕24 号）。

月经病中医诊疗实用手册

主　编　李冬华
副主编　王文娜　刘　宇
编　委　（以姓氏笔画为序）
王文娜　韦　超　刘　宇
李冬华　邱甜甜

中国中医药出版社
·北　京·

图书在版编目（CIP）数据

月经病中医诊疗实用手册/李冬华主编．—北京：
中国中医药出版社，2019.9
ISBN 978-7-5132-5680-3

Ⅰ.①月…　Ⅱ.①李…　Ⅲ.①月经病—中医诊断学—手册
②月经病—中医治疗学—手册　Ⅳ.①R271.11-62

中国版本图书馆 CIP 数据核字（2019）第 172889 号

中国中医药出版社出版
北京经济技术开发区科创十三街 31 号院二区 8 号楼
邮政编码　100176
传真　010-64405750
赵县文教彩印厂印刷
各地新华书店经销

开本 880×1230　1/32　印张 10.5　字数 280 千字
2019 年 9 月第 1 版　2019 年 9 月第 1 次印刷
书号　ISBN 978-7-5132-5680-3

定价　48.00 元
网址　www.cptcm.com

社长热线　010-64405720
购书热线　010-89535836
维权打假　010-64405753

微信服务号　zgzyycbs
微商城网址　https://kdt.im/LIdUGr
官方微博　http://e.weibo.com/cptcm
天猫旗舰店网址　https://zgzyycbs.tmall.com

如有印装质量问题请与本社出版部联系（010-64405510）

前 言

在古代，月经被称为“月事”“月信”。对于月经的认识，中医学早在《黄帝内经》中就有描述：“女子二七而天癸至，任脉通，太冲脉盛，月事以时下，故有子……七七，任脉虚，太冲脉衰少，天癸竭，地道不通，故形坏而无子也。”《景岳全书·妇人规》云：“经血为水谷之精气……其源源而来，生化于脾，总统于心，藏受于肝，宣布于肺，施泄于肾……妇人则上为乳汁，下归血海而为经脉。”月经来潮是由于肾气盛、天癸至、任脉通、太冲脉盛而起。只有脏腑功能正常、气血调和，月经才会如期来潮；反之，则说明身体出现了问题。因此，月经调与不调是身体健康情况的反映。月经病，是指月经周期、经期、经量的异常或伴经色、经质的异常，月经的非生理性停闭或多次伴随月经周期，或于绝经前后所出现的有关症状为特征的一类疾病，是一种常见的妇科疾病。

由于人体生理病理状态的复杂性，对于月经病的治疗，中医学不仅强调调理冲脉、血海充盛为治疗月经之本，而且会根据五脏六腑之间的关系整体论治。因为人体五脏与阴血关系密切，无论哪一脏的功能失常，都可能因五行生克制化、相乘相侮的关系而影响到月经的正常来潮。五脏六腑功能正常，精血充盛，其有余之血注入冲脉血海，冲脉有济而“月事以时下”。功能失常则精血不盛，无有余之血下注血海，“冲脉无所济则无所溢”而闭经。同时，中医学还强调情志在治疗中的重要性，注意保持精神愉快，强调避免精神刺激和情绪波动在治疗中的重要性。另外，还强调相关生活调理，根据患者体质、证型等，开出不同的饮食处方。总之，中医学治疗月经病，并不是简单地着眼于月经异常本身，而更多关注的是患者的整体状态，通过药物、护理、饮食等多种途径、措施综合治疗。

中医药作为中华民族宝贵的财富，自古以来为中华民族的健康、繁衍做出了巨大贡献。近现代以来，尤其是在中华人民共和国成立后的方针政策倡导下，中医药治疗越来越为世界人民所接受。在治疗妇科疾病方面，中医药独树一帜，疗效确切，积累了大量的临床经验，是一笔宝贵的医学财富。然而，古代医学典籍浩如烟海，汗牛充栋。关于月经病的各种论述散见于历代医籍之中，常人不仅难以窥其全貌，即使收集一些医书医案，也常会令人有管中窥豹之遗憾。

《月经病中医诊疗实用手册》一书，编纂的目的在于让更多的人了解中医药治疗月经病的理论、治疗特点及平时调养。本书系统详实地阐述了月经病的病因病机、辨证分型、药物治疗、护理保健等。书中不仅收集了大量的古代妇科医籍关于月经病的基础理论文献，更有古代医家治疗验案及近现代妇科名家医案，还包括了一些行之有效、简便可行的验方与食疗方。在行文上尽量兼顾专业性与实用性，真正做到既便于医学院校学生学习和临床医生临证参考，又便于现代女性及其家人等对月经病有一个较为全面的了解，方便自我护理或及时就医。

本书摘录了大量的中医文献、中医妇科类书籍及妇科古医籍的文献内容，部分内容是结合著者自己的临床经验与科研工作的整理总结。由于时间及学识限制，书中难免有不妥之处，还望广大读者指正，以便再版时修订提高。

李冬华

2019 年 5 月

2010 年 5 月

目　录

第四部分 妇科名家医案

第一部分

月经病基本知识

一、女性各时期的生理特点

女性从幼年到老年，具有一定的生理变化，可按年龄划分为幼年期、青春期、性成熟期、围绝经期和老年期，各时期没有截然的界限，可因遗传、环境、营养等因素的影响而有个体上的差异。

1. 幼年期

婴儿出生后 4 周到 12 岁左右，称为幼年期。其中 7 岁以前称为幼儿期，身体发育较快，但是生殖系统仍处于幼稚状态。7 岁以后称为儿童期，性腺开始活动，生殖器官逐渐发育。10 岁以后卵巢形态逐步变为扁卵圆形，卵巢中有少许卵泡发育，但仍不到成熟阶段，并不排卵，此时女性的某些特征开始有所体现。12 岁左右，开始出现女性的第二性征，皮下脂肪在胸、髋、肩部及耻骨前面积储，乳房开始发育，但并不完全。

2. 青春期

从月经初潮至生殖器官逐渐发育成熟的时期称青春期。随着青春期的到来，女孩儿全身成长迅速，逐步向成熟过渡。另外，随着下丘脑与垂体促性腺激素分泌量的增加及作用的加强，使得卵巢发育与性激素分泌逐渐增加，内、外生殖器亦有明显变化，出现第一性征。外生殖器从幼稚型变为成人型；阴道的长度及宽度增加；子宫增大，尤其子宫体明显增大，使子宫体占子宫全长的 2/3；输卵管变粗，弯曲度减少；卵巢增大，皮质内有不同发育阶段的卵泡。此时期女孩的音调变高；乳房丰满而隆起；出现阴毛及腋毛；骨盆横径的发育大于前后径；胸、肩部的皮下脂肪更多，出现女性的第二性征。青春期的女性会出现月经来潮，月经来潮是青春期开始的一个重要标志。由于卵巢功能尚不健全，故初潮后月经周期也多无一定的规律，须经逐步调整才能接近正常。

3. 性成熟期

卵巢功能成熟并有性激素分泌及周期性排卵的时期称性成熟期。一般自 18 岁左右开始逐渐成熟，持续约 30 年。在性成熟期，生殖器各部和乳房也都有不同程度的周期性改变。此期妇女生育活动最旺盛，故称生育期。

4. 围绝经期

此期为妇女由生殖功能旺盛状态向老年衰萎过渡的时期。此期最突出的表现为经量渐少，最后绝经。一般发生在 45~55 岁，但这个时期长短不一。期间卵巢功能逐渐衰退，卵泡不能发育成熟及排卵。此时期虽以最终绝经为标志，但因其在绝经前后均有一定的起始与终止持续时间，故有围绝经期之称，又分别有绝经前期、绝经期及绝经后期之称。在围绝经期内，多数妇女的卵巢分泌功能减退比较缓慢，机体的自主神经系统能够调节和代偿，故不至发生特殊症状，仅有 10%~30% 的妇女不能适应而发生自主神经功能紊乱，出现潮热、抑郁、失眠、烦躁不安等症状。

5. 老年期

此期卵巢功能进一步衰退，生殖器官进一步萎缩退化，主要表现为雌激素水平低落，不能维持女性第二性征。国际上一般以年龄 60 岁以后为老年期。由于衰老，性激素减少，易致代谢紊乱；容易出现感染，发生老年性阴道炎；骨代谢异常出现骨质疏松等，其他各脏器也容易发生疾病。

中医学对女性一生各个时期的生理特点具有特殊的认识。我国现存最早的医学典籍《黄帝内经》，包括《素问》和《灵枢》，其中已有不少此方面的记载。

《素问·上古天真论》曰："女子七岁，肾气盛，齿更发长；二七而天癸至，任脉通，太冲脉盛，月事以时下，故有子；三七肾气平均，故真牙生而长极；四七筋骨坚，发长极，身体盛壮；五七阳明脉衰，面始焦，发始堕；六七三阳脉衰于上，面皆焦，发始白；七七任脉虚，太冲脉衰少，天癸竭，地道不通，故形坏而无子也。"

此段条文是论述女子的生理特点及其生长发育、衰退等过程。其中尤其是论述月经的机制，具有极其深远的意义。"肾气"是概括生殖系统的功能，天癸是促进生殖功能的一种物质。曾有医家将天癸解释为"无形之水"，意思是肉眼看不到的分泌物，对于人体的生长发育具有重要作用。中医学认为，天癸的出现能促进冲脉盛、任脉通，月经定期来潮并可以孕育胎儿。至绝经之年，则任脉和冲脉率先虚衰，继而天癸竭绝，月经不会再来，也就不会再具备生殖能力。结合现代对垂体、卵巢、子宫等内分泌调节的相互关系来理解此段条文，便会发现两种理论多有相似之处。

按照中医学理论来说，胞宫是行经和孕育胎儿的脏器，天癸是肾中产生的一种促进人体生长、发育和生殖的重要物质，气血是行经、养胎、哺乳的物质基础，脏腑是气血生化之源，经络是联系脏腑、运行气血的通路。从本质上来说，人体生长、衰老的过程也是这些重要物质基础生长、衰老的过程，女性一生各个时期的生理特点存在差异，但从整体上来说这些变化符合"由兴至盛至衰"这一自然生长规律。

二、女性的生理基础

人体以脏腑、经络为本，以气血为用。脏腑、经络、气血的活动，男女基本相同。但是女性在脏器上有胞宫，在生理上有月经、胎孕、产育和哺乳等，这些与男性的不同点便构成了女性的生理特点。

女性的经、孕、产、乳等特殊生理特点，主要是脏腑、经络、气血乃至天癸的化生功能作用于胞宫的表现。研究妇女的生理特点，必须以脏腑、经络为基础，深入了解脏腑、经络、气血、天癸与胞宫的整体关系，尤其要着重了解肾、肝、脾胃和冲、任二脉在妇女生理上的作用。这样才能系统阐述中医学中月经、带下、胎孕、产育和哺乳等理论。

1. 冲、任、督、带四脉

冲、任、督、带四脉属“奇经”，胞宫为“奇恒之府”，冲、任、督三脉下起胞宫，上与带脉交会，冲、任、督、带又上连十二经脉，因此胞宫的生理功能主要与冲、任、督、带四脉的功能有关，从而使冲、任、督、带四脉在妇女生理中具有重要的地位。“奇经”不同于十二正经，别道奇行，无表里配属，不与五脏六腑直接联通。从中医学经典理论中可以总结出冲、任、督、带四脉有以下四个共同特点：

第一，从形态上看，冲、任、督、带四脉属经络范畴，而有经络形象。即经有路径之意，是纵横的干线；络有网络之意，是经的分支，如罗网维络，无处不至。

第二，从功能上看，冲、任、督、带四脉有湖泽、海洋一样的功能。即十二经脉中气血旺盛流溢于奇经，使奇经蓄存着充盈的气血。

第三，冲、任、督、带四脉是相互联通的，这对调节全身气血、渗灌溪谷、濡润肌肤、协调胞宫生理功能都有重要意义。

第四，流蓄于冲、任、督、带四脉的气血不再逆流于十二正经，犹如湖海之水不能逆流于江河、沟渠一样。

就冲、任、督、带四脉而言，冲脉“渗诸阳”“渗三阴”，与十二经相通，为十二经气血汇聚之所，是全身气血运行的要冲，冲脉之精血充盛，才能使胞宫有行经、胎孕的生理功能。任、督二脉互相贯通，即二脉同出于“会阴”，任行身前而主阴，督行身后而主阳，二脉于龈交穴交会，循环往复，维持着人体阴阳脉气的平衡，从而使胞宫的功能正常。带脉取足三阴、足三阳等诸经之气血以为用，从而约束冲、任、督三脉，维持胞宫正常的生理活动。

2. 脏腑

人体的卫、气、营、血、津、液、精、神都是脏腑所化生的，脏腑的功能活动是人体生命的根本。胞宫的行经、胎孕的生理功能是由脏腑的滋养实现的。

（1）肾：位于腰部脊柱两侧，左右各一，右微下，左微上，外形椭圆弯曲，状如豇豆。与膀胱、骨髓、脑、发、耳等构成肾系统。主藏精，主水液，主纳气，为人体脏腑阴阳之本，生命之源，故称为“先天之本”。在五行属水，为阴中之阳。肾与四时之冬相应。

而且精又为化血之源，直接为胞宫的行经、胎孕提供物质基础。肾主生殖，而胞宫的全部功能就是生殖功能，由此可见肾与胞宫功能是一致的。因此，肾与胞宫两者之间由于有密切的经络联系和功能上的一致性，所以关系最为密切。女子发育到一定时期后，肾气旺盛，肾中真阴——天癸承由先天，而逐渐化生、充实，才促成胞宫有经、孕、产、育的生理功能。

（2）肝：位于腹部，横隔之下，右胁下而偏左。与胆、目、筋、爪等构成肝系统。主疏泄、藏，喜条达而恶抑郁，体阴用阳。在五行属木，为阴中之阳。肝与四时之春相应。

肝有藏血和调节血量的功能，主疏泄而司血海，而胞宫行经和胎孕的生理功能，恰是以血为用的，因此，肝对胞宫的生理功能有重要的调节作用。

（3）脾：位于腹腔上部，膈膜之下，与胃以膜相连，“形如犬舌，状如鸡冠”，与胃、肉、唇、口等构成脾系统。主运化、统血，输布水谷精微，为气血生化之源，人体脏腑百骸皆赖脾以濡养，故有“后天之本”之称。在五行属土，为阴中之至阴。脾与四时之长夏相应。

同时脾司中气，其气主升，对血液有收摄、控制的作用，就是后世医家所说的“统血”“摄血”。脾司中气的主要功能在于“生血”和“统血”，而胞宫的经、孕、产、育都是以血为用的，因此，脾所生、所统之血，直接为胞宫的行经、胎孕提供物质基础。

（4）胃：是腹腔中容纳食物的器官。其外形屈曲，上连食道，下通小肠。主受纳腐熟水谷，为水谷精微之仓、气血之海。胃以通降为顺，与脾相表里，脾胃常合称为“后天之本”。胃与脾同居中土，但胃为燥土属阳，脾为湿土属阴。

胃中所化生的气血为胞宫之经、孕所必需，因此，胃中的谷气盛，则冲脉、任脉气血充盛，与脾一样为胞宫的功能提供物质基础。

（5）心：位于胸腔偏左，膈膜之上，肺之下，圆而下尖，形如莲蕊，外有心包卫护。心与小肠、脉、面、舌等构成心系统。心，在五行属火，为阳中之阳脏，主血脉，藏神志，为五脏六腑之大主、生命之主宰。心与四时之夏相通应。

因为心有主神明和主血脉，统辖一身上下的作用，因此，胞宫的行经、胎孕的功能正常与否，和心的功能有直接关系。

（6）肺：位居胸中，左右各一，呈分叶状，质疏松。与心同居膈上，上连气管，通窍于鼻，与自然界之大气直接相通。与大肠、皮、毛、鼻等构成肺系统。在五行属金，为阳中之阴脏。主气司呼吸，助心行血，通调水道。在五脏六腑中，位居最高，为五脏之长。肺与四时之秋相应。

肺主一身之气，有“朝百脉”和“通调水道”而输布精微的作用，机体内的精、血、津、液皆赖肺气运行；因此，胞宫所需的一切精微物质，是由肺气转输和调节的。

3. 天癸

天癸，作为中医学术语，最早见于《素问·上古天真论》。天癸由于具有特殊的生理作用，使其在中医妇产科学的理论中占有重要地位。天癸，源于先天，藏之于肾，受后天水谷精微的滋养。人体发育到一定时期，肾气旺盛，肾中真阴不断得到充实，天癸逐渐成熟。根据《内经》的记载，男女都有天癸。《素问·上古天真论》说："女子七岁，肾气盛，齿更发长；二七而天癸至，任脉通，太冲脉盛，月事以时下，故有子；三七肾气平均，故真牙生而长极……七七任脉虚，太冲脉衰少，天癸竭，地道不通，故形坏而无子也。丈夫八岁，肾气实，发长齿更；二八肾气盛，天癸至，精气溢泻，阴阳和，故能有子；三八肾气平均，筋骨劲强，故真牙生而长极……八八天癸竭，精少，肾脏衰，形体皆极，则齿发去。"说明天癸不仅是男女皆有，并直接参与男女的生殖生理活动。同时在天癸"至"与"竭"的过程中，人体发生了生、长、壮、老的变化。因此，可以认为天癸是一种能促进人体生长、发育和生殖的物质。

对女性来说，天癸的生理作用主要表现在它对冲任、胞宫的作用方面。"天癸至"则"月事以时下，故有子"，"天癸竭，则地道不通，故形坏而无子也"，说明天癸是促成月经产生和孕育胎儿的重要物质，即在天癸"至"与"竭"的生命过程中，天癸始终存在，并对冲任、胞宫起作用。因此天癸通达于冲、任经脉，不仅促使胞宫生理功能出现，而且是维持胞宫行经、胎孕正常的物质。

综上所述，天癸源于先天，为先天之精，藏之于肾，受后天水谷精微的滋养，是促进人体生长、发育和生殖的物质。人体发育到一定时期，肾气旺盛，肾中真阴不断得到充实，天癸逐渐成熟，在妇女生理活动中，始终对冲任、胞宫起作用。

4. 气血

气血是人体一切生命活动的物质基础，经、孕、产、乳无不以血为本，以气为用。气血二者之间也是互相依存、互相协调、互相为用的。《女科经纶》说："血乃气之配，其升降、寒热、虚实，一从乎气。"故有"气为血之帅，血为气之母"的说法。《圣济总录》说："血为荣，气为卫……内之五脏六腑，外之百骸九窍，莫不假此而致养。矧妇人纯阴，以血为本，以气为用，在上为乳饮，在下为月事。”月经为气血所化，妊娠需气血养胎，分娩靠血濡气推，产后则气血上化为乳汁以营养婴儿。气血由脏腑化生，通过冲、任、督、带、胞络、胞脉运达胞宫，在天癸的作用下，为胞宫的行经、胎孕、产育及上化乳汁提供基本物质，完成胞宫的特殊生理功能。

三、月经的形成

月经是指女性每月一次的阴道出血，这是一种正常的生理现象，也是女性青春期发育初步成熟的标志。

为何会出现月经呢？首先要从女性青春期的生理变化谈起。青春期女性的生理变化很大，比较突出的是生殖系统的发育成熟，大多数女性在12~13岁，在中枢神经系统逐步发育成熟的基础上，激活了人体下丘脑-垂体-卵巢轴的生殖轴，使女性在出生时卵巢内许多未经发育的原始卵泡开始发育。随着卵泡的发育，卵巢产生周期性的激素变化，也就是周期性地分泌雌激素和孕激素，在内分泌激素的调节下，子宫内膜随之产生增生期及分泌期反应。当卵巢内的黄体退化，孕激素和雌激素的量骤然减少时，子宫内膜就失去了这些激素的支持，于是就出现内膜坏死、脱落和出血，血液就从阴道流出，通常每个月一次，故称为月经。

中医常将月经称为月事、月信、月候、月水、信水、月汛。月经的出现是女性生理变化的重要结果，它的出现标志着女性生殖生理功能的初步成熟，并具备了孕育胎儿的基本条件。中医学认为，月经的产生主要是在肾气、天癸盛的前提下，脏腑、经络共同作用的结果。具体而言，它是在任督和谐、肝脾协调的基础上，心、肾、子宫生理生殖轴及阴阳气血的纵横调节所产生的结果。

肾气与天癸是月经产生的重要物质基础。月经是在肾气盛、天癸至的前提下所产生，又在肾气衰、天癸竭的情况下结束。通常而言，肾气包涵肾阴和肾阳两个方面。肾阴是肾阳的物质基础，肾阳是肾阴的功能表现，是人体生命活动的基本动力。《内经》中所言“女子七岁肾气盛”，就逐渐由幼女向青春期转化，而这种转化的基本动力是由先天之肾的精气与后天贮藏在肾的精气相互作用的结果，二者缺一不可，而以先天之肾的精气为主要，二者相互支持，相互转化。现代研究表明，女子从 7 岁开始内分泌腺开始活动，促进了性的分化及趋向成熟。女子到 14 岁以后便进入了青春期，此时“天癸至，任脉通，太冲脉盛，月事以时下”。“三七”以后即“肾气平均”。“四七”则是“身体盛壮”的时期，该年龄阶段是生育的最佳时期。而年龄到 35 岁以后就开始出现“阳明脉衰”，其生育的能力也逐渐减弱，生育质量也逐渐降低。“六七”则“三阳脉衰”，“七七”则“任脉虚，太冲脉衰少，天癸竭”，从壮年逐渐转向了老年，月经即将闭止，生育能力也随之丧失，西医学将这一时期称为“围绝经期”。女子从月经开始来潮至月经闭止，整个生理阶段都主要取决于肾。

天癸是女性达到青春发育期后，体内自然形成的一种与生殖功能相关的物质。《中医大辞典》天癸词条谓天癸是“促进人体生长、发育和生殖机能，维持妇女月经和胎孕所必需的物质。它来源于男女之肾精，受后天水谷精微的滋养而逐渐充实”。这种物质在女子则促进任脉通、太冲脉盛，月经按期来潮。天癸这种物质源于先天，受于后天，藏之于肾，它的“至”与“竭”，具体表现在月经的来潮与绝经，以及孕育能力的开始与丧失。天癸在起到这两项生理作用的同时，必须要有“任脉通，太冲脉盛”；若没有此二脉的配合，则天癸的功能得不到施展。只有在“肾气盛”的前提下，天癸才能“至”，“任脉”方可“通”，“太冲脉”才能“盛”。《景岳全书·传忠录·阴阳篇》更明确地指出：“元阴者，即无形之水，以长以立，天癸是也，强弱系之，故亦曰元精。”所谓“无形之水”，是对有异于肉眼可以看见者，如血液、尿液、汗液、唾液、泪液、精液等有形之体液而言，认为体液除了肉眼可以看见者外，还有一种肉眼看不见而客观存在于体内的微量体液，故曰“无形之水”，天癸即是其中的一种。这种体液虽然肉眼看不见，但与人体的强弱关系甚大，故曰“以长以立”“强弱系之”。这与西医学所说的生殖系统之内分泌素有相同之处。

此外，月经的形成还与子宫、胞脉胞络、冲任二脉及其各脏腑的功能存在着密切关系。子宫又名女子胞、胞宫、子处等。其主月经的功能主要体现在：平时主藏，固有血室之称；行经期主泻，按时排泄月经。西医学认为，子宫内膜由腺上皮细胞和间质细胞组成，子宫内膜分泌的多种激素、细胞分子、酶类，以及多种功能蛋白，均对月经的形成起着重要作用。胞脉胞络是附属于子宫的络脉，胞脉胞络主要的作用是主女子行月经和养胞胎，协助其他人体器官完成月经这一生理现象。《素问·评热病论》有云：“月事不来者，胞脉闭也。胞脉者，属心而络于胞中。今气上迫肺，心气不得下通，故月事不来也。”冲脉在女性生理中有着重要作用。“冲为血海”，脏腑之血，特别是肝脏之血都汇于血海，奠定了女性经、孕的基础。冲脉得肾气煦濡、脾胃长养、肝血调节、任脉资助而发挥作用。任脉又称阴脉之海，凡人体的阴液，包括血液、津液等，皆归任脉所主。“任脉通，太冲脉盛，月事以时下”。表示任脉在女性的生殖生理中亦占有重要地位。心主血脉，肝藏血主疏泄，脾胃是气血生化之源，为后天之本，肾藏精而主生殖，为元阴元阳之宅，以上各脏腑在女性的月事中共同起到调节作用。

四、月经初潮

女子在青春期以前，生殖器官发育缓慢，处于幼稚状态；进入青春期后，在丘脑下部和脑垂体激素的影响下，卵巢即迅速发育。卵巢在 8 岁前很小，8~10 岁时发育很快，以后直线上升。子宫在 10 岁以后也迅速发育，宫体明显增大，长度增加一倍。月经来潮与卵巢和子宫内膜的周期性变化有关。从青春期开始，卵巢内的卵子陆续发育成熟并排出。与此同时，卵巢分泌雌激素和孕激素，促使子宫内膜增厚和血管增生，为受精卵在子宫内发育成熟和种植创造条件。排出的卵子如果没有受精，卵巢的雌激素和孕激素的分泌会很快减少，引起子宫内膜组织坏死脱落，血管破裂出血。脱落的子宫内膜碎片连同血液一起由阴道排出，称为月经。一般经过 4~5 天，子宫内膜大部分脱落完毕，在性激素的作用下，又重新长出一层子宫内膜，并逐渐增厚，这时月经也就干净了。在月经初潮时，卵巢重量仅为成熟时的 40%，以后卵巢继续发育长大。由于卵巢的功能不稳定，在月经初潮后的半年到一年时间内，月经不一定按规律每月来潮，初潮后，有的隔几个月、半年甚至一年才第二次来潮，这不是病理现象，以后会逐月按时来潮。

根据《素问·上古天真论》所言“二七而天癸至，任脉通，太冲脉盛，月事以时下”，通常认为，女子在 12 岁时应来初潮，但由于地域、气候、体质、遗传、营养及文化的影响，可以将女性的初潮时间划分为三种类型：其一即 11~12 岁时来经，甚至 10 岁左右便可来经。其二为 14~15 岁月经初潮，属于正常来经年龄。其三为 16~17 岁来经，甚至可晚到 18 岁左右，这一类属于晚发月经。就目前而言，由于现代生活的改善，饮食营养丰富，文化知识水平的提高，月经初潮年龄有提早的趋势。月经初潮的几年内，由于肾气初盛，天癸初至，可因环境的改变或者精神压力过大而导致月经先期、经期延长，或者闭经等症状，若无明显全身症状或出血过多，一般可不必诊治。

对于初潮少女自身而言，面临月经初次来临，心理上会出现紧张、害怕、羞涩、好奇等复杂的情绪。做好初潮期保健，对少女来说是十分重要的。首先，母亲应向初潮少女讲授有关青春期生理、心理知识，如月经是每个女性的正常生理现象，并说明月经初潮时并发的腰酸、嗜睡、疲劳、乏力等不适属于正常现象，避免忧心忡忡，加重心理负担。其次，让女儿注意休息，保证充足睡眠时间，食用营养丰富、易于消化吸收的饭菜，这对体力和精力的恢复均有好处。

五、月经周期

月经是一个妇女在整个生殖生命中，周期性的子宫内膜脱落出血经阴道排出。每隔一个月左右，子宫内膜发生一次增厚，血管增生、腺体生长分泌以及子宫内膜坏死脱落并伴随出血的周期性变化，这种生理上的循环周期就称为月经周期。

月经周期中的各种变化是由下丘脑、垂体和卵巢三者生殖激素之间的相互作用来调控的。在月经周期中的月经期和增殖期，血中雌二醇和黄体酮水平很低，从而对腺垂体和下丘脑的负反馈作用减弱或消除，导致下丘脑对促性腺激素的分泌增加，继而导致腺垂体分泌的卵泡刺激素和黄体生成素增多，因而使卵泡发育，雌激素分泌逐渐增多。此时，雌激素又刺激子宫内膜进入增殖期。黄体生成素使孕激素分泌增多，导致排卵。此期中雌激素与孕激素水平均升高。这对下丘脑和腺垂体产生负反馈抑制加强的作用，因而使排卵刺激素和黄体生成素水平下降，导致黄体退化，进而雌激素和孕激素水平降低。子宫内膜失去这二种激素的支持而剥落、出血，即发生月经。此时，雌激素和孕激素的减少，又开始了下一个月经周期。

女性月经周期以月经来潮第一天为周期的开始，到下次月经来为止。周期的长短因人而异，21～36 天不等，平均约为 28 天。月经来潮的持续时间一般为 3～7 天，平均 5 天。月经周期具体可分为四个阶段，分别是月经期、滤泡期、排卵期和黄体期。若按照正常月经周期 28 天来计算，各个阶段的激素水平和子宫内膜厚度均发生一定程度的改变。

月经期持续 1～5 天，期间黄体萎缩，雌、孕激素水平下降，子宫内膜剥脱出血。

滤泡期为月经周期第 5～14 天，从月经第 5 天起，卵巢新一批卵泡（10～15 个候选）开始生长，并优选出主卵泡，约第 9 天做 B 超可见到。此阶段雌激素水平显著上升。子宫内膜从月经第 6 天的 1～2mm 开始生长，到排卵前达到 8～10mm。

排卵期大约从月经周期的第 15 天开始，卵子从优势卵泡破囊而出，雌激素升至峰值。卵子排出时雌激素短暂降低（正是排卵期少量出血的原因）。排卵期子宫内膜达到 9～12mm。

黄体期为月经周期第 15～28 天。排卵后的卵泡形成黄体，分泌大量的黄体酮和雌激素，黄体酮于第 22～23 天升至峰值，此时测定黄体酮水平、评估黄体功能最可靠。子宫内膜继续增厚，到月经来之前为 15～19mm。

前文已提到，月经及其周期节律性之所以形成，是肾气、天癸、冲任和各脏腑共同作用的结果。另外，中医的阴阳学说也为月经的周期性和节律性提供一定的理论基础。中医学认为，阴与阳之间时刻处于一方增长另一方减弱，或一方消减另一方增长的互为消长的变化之中。而这种变化是绝对的，双方时刻处于一种消长的动态平衡之中。月经周期中的各种变化，同样取决于阴阳消长转化的演变。行经期属阴，经间期属阳，行经期间激素水平降低，子宫内膜剥脱出血，经间期时激素水平上升，子宫内膜逐渐增厚，两种趋势变化反复交替变化，正与阴阳消长学说相吻合。同时，肝、脾两脏也对维持月经周期的正常节律起到重要作用，肝脏通过升降疏泄，协助心肾交合，以调节阴阳动态平衡。脾为后天之本，气血生化之来源，若阴阳不足或者有余时，都可以通过气血的活动来纠正阴阳消长的太过或不及。

月经周期是一种正常的生理现象，有一定的规律，但个体之间并非完全相同，有一个正常范围的波动。如果超出了正常范围，就成了疾病。月经不调是妇女常见病，常表现为周期不规则，经期长短不一，月经来潮有先期、后期、先后无定期；月经量时多时少，量过多、过少，经期延长及间期出血、崩漏、痛经、闭经等。西医学认为，正常女性的月经周期有赖于中枢神经系统与下丘脑-垂体-

卵巢-子宫轴间的激素的反馈调节机制，其中任何一个环节发生病变均可导致月经不调。中医学认为，其主要病机是脏腑功能失调，气血不和，导致冲任二脉的损伤。其病因除外感邪气、内伤七情、房劳多产、饮食不节之外，体质因素对月经病的发生亦有一定的影响。

六、经期时间、经量和经血颜色

经期是人类女性在生理上的循环周期，既可以指女性一次月经的行经时间，也可指月经的周期。为女性独有的生理状况。

前文已经论述到，一般以 28 天左右为一个月经的正常周期。但由于体质、年龄、气候、地区和生活条件的不同，月经周期也会有所差异。在 28 天前后 7 天的范围内，都属正常范围。而一次月经的持续时间一般为 3~7 天，多数持续在 5 天，这也是与个体特殊节律性相关。

而经血是血液和一些脱落的子宫内膜、子宫颈黏液及阴道分泌物的混杂液体。经血的颜色发暗，略带黏性，不容易凝成血块，细看还会有小而薄的碎片。有时出现血块，或者黑色血液。行经初期一般是指行经的第 1 天（有的只有半天，多的长达 2 天），此期的排经量较少，甚至容易忽略。行经中期常为经期的第 2 或者第 3 天，此期是月经排泄的高峰时期，排血量较多。行经末期是经期的第 4~7 天，是行经期的末尾阶段，经量偏少，甚则很少，淋沥不断，或时断时续，直至完全干净，一般均能按时结束。

现代医学研究表明，初潮的经血量多少不等，但月经周期规律后，整个经期所排泄的血量在 30 ~ 50mL，有的可能会更少一点，在 20mL 左右，有的可能排泄的还会更多一点，可以达到 80mL，但有一贯的规律性，均属于正常的生理现象。若每个月经周期失血量均多于 80mL，，可诊断为月经过多。但值得注意的是，每位患者主观判断出血量的标准存在很大差异，应精准测量。月经过多可能与下丘脑-垂体-卵巢轴的功能不稳定或是有缺陷有关，或者是因为卵巢黄体功能欠佳所导致。若每次经量不超过 5mL，或行经 2 天即干净，甚或点滴即净者可判断为月经稀少。月经稀少也常为激素水平不稳定等因素所导致。

经血的颜色和黏稠度也是因人而异的，从鲜红色的到暗淡的褐色都属于正常的范围，血液没有被排出之前会产生凝结现象，因此经血中有凝块也是正常的。一般来说，经血的颜色与行经期初、中、末三时有关：初期色淡红或者略暗淡；中期经色偏红，或者稍有紫暗；末期经色又转为淡红，或如咖啡色，或者稍呈紫褐色。

一些妇女在来潮前反复出现精神抑郁、焦虑、易怒、失眠、乳房胀疼、腹胀便秘等一系列精神和身体症状，从而影响日常生活和正常的学习、工作，医学上把这种情况称为经前期综合征。经前期综合征最常见于 30~40 岁的育龄妇女。典型的经前期综合征在经前一周开始，症状逐渐加重，至月经来潮前 2~3 天最为严重，月经来潮后突然消失。有些患者症状持续时间较长，一直延续到月经开始后的 3~4 天才完全消失。行经期间一般女性无症状，有些妇女可有下腹或腰骶部下坠感、乳房胀痛、便秘或腹泻、头痛等不适，一般不影响日常的工作、学习及生活。其机制可能为性激素和垂体促性腺激素水平发生一系列变化，它们将通过一定的神经机制影响着女性的心理活动和行为，引起身体不适或一些情绪变化。

妇女经期时，要注意卫生，防止感染，特别要注意外生殖器的清洁；要注意保暖，避免寒冷刺激，如果月经期间受到突然或者较强的冷刺激，可引起经量过少或痛经；还需保持精神愉悦，避免精神刺激或波动；忌吃生冷、酸辣、酒类等刺激性食物；注意休息和保持充足的睡眠。

七、影响月经周期的因素

有规律的月经周期，其两次月经间隔的时间一般不少于 20 天或不多于45天。正常月经持续的时间为2~7天，多数为3~5天。若脏腑功能失常或者气血失调，均能导致月经周期的改变。基本症状包括经期提前、经期延迟、月经先后无定期。

当月经周期短于21天，而且连续出现两个周期以上时，称为经期提前。中医学认为，月经能否正常来潮，与肝、脾、肾及冲任二脉关系最大。而导致月经提前的原因，主要与血热和气虚两种因素关系最为密切。血热如素体阳热偏盛或过食辛辣助阳之品，可使热伏于冲任，迫血妄行而致月经错后而行；由于饮食失节，或劳倦过度，或思虑过极，均可损伤脾气，而使脾虚气弱，冲任不固，无力统摄经血，也可致经期的提前。

经期延迟是指月经错后7天以上，甚至40~50天一行，并连续出现两个月经周期以上。一般认为，肾虚与血寒是经期延迟的主要原因。先天禀赋不足，或肾气损伤而造成冲任不足，血海不能按时满溢，遂致经行错后；素体阳虚，或者久病伤阳，也可导致经期延迟。

月经周期或短于21天，或长于35天，连续三个周期以上，称为月经先后无定期。其常因脾虚和肝郁所致。饮食失节或思虑过度，损伤脾气，脾虚生化不足，统摄无权，冲任失调，则无规律行经；素性抑郁，或愤怒过度，气乱则血乱，遂致月经先后无定期。

许多外在因素包括一些不良习惯也是导致月经周期紊乱的重要因素。过度节食，由于机体能量摄入不足，造成体内大量脂肪和蛋白质被耗用，致使雌激素合成障碍而明显缺乏，从而会影响月经来潮；过度的紧张、悲伤、喜悦等情绪的异常波动都会干扰中枢神经的正常工作，从而影响到决定月经变化的卵巢功能的调控，使月经期紊乱；日常生活起居无规律、早起晚睡休息不好，或者气候突然性的过冷、过热，也会致女性月经周期紊乱。

八、经期应注意的问题

女性在月经期间与平时相比，身体会发生一些变化。首先，经期是受内分泌影响的，由于大脑皮层的兴奋度降低，使全身免疫力有所下降，因此，这段时期最容易感冒。其次，生殖器官比平时更容易感染炎症。月经期子宫内膜脱落出血，形成创面，盆腔充血，这时，阴道酸性环境被破坏，子宫颈口略有张开易受病菌侵袭，生殖器官防御作用减弱，感染的机会也会明显增多。女性在月经期间不注意护理，常常会引发月经滞后、月经提前、痛经等症状，这些都会对女性身体健康产生影响。因此，女性在经期时要特别注意以下几个方面：

首先要保持外阴部清洁。女性生殖器外形较复杂，皱褶多，污垢易积存，所以经常保持外生殖器的卫生极为重要。平时要经常清洗，勤换内衣内裤，养成每日清洗外阴的习惯。洗澡所用洗盆和毛巾要与洗脚盆、巾分开，并且要专人专用，以免互相传染。洗澡最好采用淋浴。

月经期间要注意保暖，避免受湿受凉。在月经期时，常常有腰酸、下腹坠胀、周身无力等不适感，身体抵抗力下降，容易患一些疾病，要注意避免受湿或受凉，如雨淋、淌水、冷水洗澡、游泳、寒冷天长时间在野外作业等。过冷刺激会引起月经失调，经常处在潮湿寒冷环境里会造成经血过多，经期延长，或诱发其他疾病。

月经期因经血的耗散，更需充足的营养。饮食宜清淡温和，易于消化，不可过食生冷，因寒使血凝，容易引起痛经，以及月经过多或突然中断等。不可过食辛辣香燥伤津食物，减少子宫出血。要多喝开水，多吃水果、蔬菜，保持大便通畅。

月经期间要保持正常的生活规律，和精神愉快、乐观的心态，避免忧虑、悲伤、痛苦和不必要的精神负担。经期可照常工作、学习，从事一般的体力劳动，可促进盆腔的血液循环，从而减轻腰背酸痛及下腹不适，但应避免重体力劳动与剧烈运动，因过劳可使盆腔过度充血，引起月经过多、经期延长及腹痛腰酸等。并保证充足睡眠，以保持充沛精力。情志异常是重要的致病因素之一，而精神情绪对月经的影响尤为明显。故经期一定要保持情绪稳定、心情舒畅，避免不良刺激，以防月经不调。

经期禁止夫妻生活。月经期，子宫内膜剥脱出血，宫腔内有新鲜创面，宫口亦微微张开一些，防御病菌的能力大减。如此时进行夫妻生活，将细菌带入，容易导致生殖器官发炎。若输卵管炎症粘连，堵塞不通，还可造成不孕症。也可造成经期延长，甚至崩漏不止。因此，妇女在行经期间应禁止夫妻生活，防止感染。

一般妇女经期稍有不适，经后即可自消，不需用药，以防干扰其正常过程。若有腹痛难忍或流血过多，日久不止者，需经医生检查诊治为妥，不要自己乱投药饵。

最后，要仔细记录月经来潮的日期，推算下月来潮日期的情况，便于早期发现月经不调、妊娠等。

九、月经病的病因病机

中医对病因的论述，包括疾病的发生和致病因素两方面。对病因的认识，除从病史中探索外，主要从临床症状、舌象、脉象中辨认，而形成“病因辨证”。因不同病因所致的疾病有不同的临床特点，故掌握它对诊断和治疗有重要意义，是中医辨证论治的重要部分。疾病的发生和变化是复杂的，但归纳起来不外乎人体的内在条件和致病的外在因素。月经病的病因也不例外。一般来说，月经病的常见病因包括寒邪、热邪、湿邪、情志、生活因素、体质因素。

1. 寒、热、湿邪致病

六淫就是风、寒、暑、湿、燥、火六种致病因素。在正常情况下，风、寒、暑、湿、燥、火是自然界的六种气候变化，称为“六气”。六气的正常运行变化，有利于万物的生长变化；但如果六气太过或不及，则气候反常，在人体抵抗力低下时，就能成为致病因素，称为“六淫”或“六邪”。与月经病相关的“邪气”为寒邪、热邪和湿邪。

（1）寒邪：又分为外寒和内寒。外寒是指月经期间淋雨涉水，或防寒保暖不够，或行经、产后身体虚弱，容易感受外寒的侵袭；内寒则是由于机体阳气不足而引起的病理反应。外寒与内寒既有区别，又互相影响。寒邪会对人体的经络气血造成影响，使人体气血凝结，经脉阻滞，这被称为“寒性凝滞”。经络气血运行不通畅，就会有疼痛。寒邪致病常引起月经后期、月经量少、痛经、闭经等。

（2）热邪：也有内外之分。外感热邪，是指直接受到温热邪气的侵袭；内生热邪，则由机体的脏腑、阴阳、气血失调而成。热邪为阳邪，能使血液沸腾，血流加快，损伤脉络，迫血妄行。

故凡火热之邪所致的月经病多表现为月经先期、量多、色深、质稠、味臭等，并可引起经行吐血、衄血、尿血，或紫癜等。由于火热与心相应，心主血脉而藏神，故热盛除可见血热或动血症状外，还可出现火热之邪扰及神明的表现，如经行烦躁、经行发狂等，即多与火热之邪有关。若火热之邪结于肢体局部，易阻碍气机运行，腐肉败血，形成痈肿疮疡，表现为局部红肿热痛，甚至化脓腐烂。如经行疖肿、经行痤疮等即属于此。

（3）湿邪：有内湿与外湿之分，外湿为气候潮湿、涉水淋雨、久居湿地、工作与生活环境潮湿所致；内湿为水液代谢失常，水湿在体内停聚所致。凡肺、脾、肾三脏功能失常，三焦气化不利，皆可导致内湿发生。湿为阴邪，重浊黏腻，易阻遏气机，湿与寒并，成为寒湿，犯乎冲任子宫，凝泣血脉，可见月经量少、痛经、闭经等，伤及任、带之脉，可见带下量多，色白质黏，腰酸重着，小腹坠胀，或寒湿久蕴，可随阳体而化热，或外感湿热之邪，扰乎冲任子宫，损伤血络，可致月经先期量多、崩漏。

2. 情志所伤

从心理上看，女性偏于感性，情绪宜于波动，更容易受到情志因素的影响。古今医家治疗月经病常从调理情志入手，可见情志因素对女性影响很大，也说明了月经病与情志的密切关系。中医情志即指喜、怒、忧、思、悲、恐、惊。精神情志因素致病与否，取决于所受刺激的量变与机体是否是易感体质。一般情况下，机体可以将所受刺激自行调节、控制、缓冲，不至于引起疾病的发生；倘若作用于易感体质，或精神情志超出自身调节极限的活动，势必会影响到气血的和谐、冲任的通调、肝气的疏泄，从而导致月经病的发生。一般来说，女性有“血少气多”的生理特点，所以易因感情志因素而发病。常可引起月经病的情志因素有忧思、惊恐、愤怒。

忧思不解，积念在心，阴血暗耗，心气不得下达，冲任血少，血海不能按时满盈，可以导致月经后期、月经过少、闭经等。此外在脏腑中，思虑又常伤及脾脏，脾脏受损，中气虚弱，失于摄纳，冲任不固，不能统摄经血，故而月经提前而至。

惊恐过度，常使气下、气乱，失去对血的统摄和调控，可使月经过多、崩漏和闭经。恐为肾之志，在月经产生的过程中，肾起到主导和决定作用，因此惊恐伤肾，等同于伤了月经之本，可导致月经不调、崩漏、闭经、痛经等。

愤怒过度，常使气滞不畅、气机逆乱，进而引起血分病变，可以导致月经后期、痛经、闭经、崩漏、经血吐衄等。同时，在脏腑中，怒又常伤及肝，肝失条达，疏泄失职，影响气血循环，也易发生月经病。

另外，在日常生活当中如饮食不节、劳逸失度、房劳损伤及意外创伤等，均容易诱发月经病。饮食是维持身体健康的必要条件，但饮食失宜又是导致月经病发生的重要因素。饮食物靠脾胃消化，故饮食不节主要是损伤脾胃，既可导致脾胃升降失常，又可聚湿、生痰、化热，最终导致月经延期、闭经、经漏等证。此外，劳力过度、强力作劳，易耗伤气血，气血不足则影响脏腑气血的功能而诱发月经之期、质、色、量发生异常或引起经行并发症的发生。

十、月经病的治则治法

中医的治疗原则是指导立法、处方、用药的重要一环，具有承上启下的作用，在许多方面基本体现了辩证法的精神。女子以血为本，以肝为先天，治疗妇科疾病上，主要在于调理脏腑，并结合调理阴阳气血。月经病的治疗原则重在治本调经。调经之法，应遵循《内经》所述的“谨守病机”“谨察阴阳所在而调之，以平为期”的宗旨。一方面，治本以达到消除病因、平衡阴阳的目的；另一方面，调经使异常的月经恢复正常。其具体原则，有补肾、扶脾、疏肝、调理气血、调理冲任法。还需要分清先病后病，不仅要着眼于局部，而且还要顾及整体。最后，治疗月经病要遵守“急则治其标，缓则治其本”的原则，分清主次，采取的治疗方案首先解决主要矛盾。

下面对月经病的具体治疗原则逐一予以论述。

1. 补肾

肾气是月经来潮的前提，癸水肾阴又是月经来潮的物质基础，肾气肾阳是月经来潮的动力，所以肾气、天癸有所不足，阴阳有所失调，必然会导致月经周期紊乱等病变。补肾调经之本，归根在肾。肾有阴阳之分，补肾以填补精血为主，并佐以助阳之品，即“滋水更当养火”之意，使肾中阴平阳秘、阴阳平衡、精血俱旺，则经水如期。

肾阴亏损，失于滋养，虚热内生，则表现为阴虚内热及阴虚阳亢之象，症见腰膝酸痛、头晕耳鸣、失眠多梦、五心烦热、潮热盗汗。此时当选用滋养肾阴之法。

肾阳虚衰，温煦失职，气化失权，寒从内生时，会出现畏寒怕冷、四肢发凉、行经色淡、经量稀少、月经稀发。此时应采取温补肾阳的治疗原则。

肾气亏虚，生长生殖功能下降，摄纳无权时，常常会出现月经先期、月经量过多的表现。此证型应给予补益肾气的治疗方法。

2. 扶脾

脾胃为“气血生化之源，后天之本”。女子的气血和冲任二脉只有得到后天水谷之精的滋养，经期才可如期而至。“补脾胃以资血之源”，以健脾升阳为主，使脾气健运，统摄有权，生化有常，血海充盈，则月经期、量有常。

脾胃虚弱，失其健运，则气血生化之源不足，可致行经色淡、经来量少、经质稀薄、闭经等。应选用健脾益气之法。

脾阳不足，虚寒内生，寒则阳气不运，可见经行泄泻或经行腹胀。此时当选用温中运脾的治疗原则。

3. 疏肝

肝藏血主疏泄，喜条达恶抑郁，与女子月经及胎孕关系尤为密切，故有“肝为女子先天”之说。疏肝以疏肝养肝为主，意在调其疏泄功能，使肝气条达，血海蓄溢有其常度。

若肝失疏泄，则气机阻滞，导致月经周期紊乱，常出现月经后期、月经过少、痛经、闭经、经行乳痛等。其基本治则为疏肝理气。

4. 调理气血

气血是人体生命活动必需的两种重要物质，是月经如期而至的物质基础和动力。气血不仅在月经来潮中起到重要作用，气血失调也是月经病的重要病机之一。病在气者，当以治气为主，佐以理血；病在血者，当以治血为主，佐以理气；气血同病者，当气血同治。调理气血可以分为补气养血、理气行滞和活血化瘀。

补气养血：气虚则失其统摄，下陷不能升举脾阳，可见月经量多、经期延长、崩漏等。血虚则冲任失养，血海不充，可见月经后期，月经量少、色淡，闭经，行经发热、心悸等。此时均需采用补气养血之法恢复气血空虚之态。

理气行滞：是一种具有调理气机、疏通阻滞作用的治疗气滞证的治法。气以流畅为顺，气机不畅则经病丛生。可见月经先后无定期、经量或多或少、经前乳房胀痛等病症。

活血化瘀：血流不畅，运行受阻，郁积于经脉或器官之内，可诱发多种月经病，如经色紫暗、月经过少、痛经、闭经、崩漏等。此时应采取通畅血脉、消散瘀滞、调经止痛之法。

5. 调理冲任

冲任二脉属于奇经八脉，对于女性来说具有重要作用。冲脉容纳了来自五脏六腑和十二经脉的气血，故有“血海”之称。“血海”气血的调匀与蓄溢直接关系着月经的形成。任脉为“阴脉之海”，凡人体阴液皆归任脉所主，任脉之气通，表明阴液旺盛，配之冲脉血盛，下达胞宫，月事方得以应时而下。当冲任失调时，冲任二脉调蓄人体脏腑经络气血功能失常，引起阴阳失衡或气机不畅，女子便会发生月经失调、绝经等病症。常见的冲任失调有冲任不足、冲任不固、冲任瘀滞等，治疗时需按照不同证型分别给予补益、固摄、化瘀之法来调理冲任。

6. 分清先病后病

由其他病而致月经病者，当先治其他病，他病去则经自调。如由于凝血功能障碍等血液病所致的月经过多、崩漏，应先治血液病。由月经病而致其他病者，当先治月经病，经调则病自愈。如由月经过多、崩漏所致的贫血，应先止血治月经病，贫血方能纠正。

7. “急则治其标，缓则治其本”

按“急则治其标，缓则治其本”的原则，亦应注意治标当兼顾本，治本当兼治标。如暴崩之际当急止血，血止后调经治本。痛经之时当先止痛，痛止后调治身体。而止血止痛之法，又宜按热者清之、寒者温之、虚者补之、实者泻之的原则以治本。调经治本之时，又宜兼以和血止痛以治标。

8. 施治中应注意的问题

（1）顺应月经周期中阴阳气血的变化规律。经期时，血室正开，宜和血调气，或引血归经。过寒过热、大辛大散之剂宜慎，以免滞血或动血。经后期，血海空虚，宜予调补，勿滥攻。经前期血海充盈，宜予疏导，勿滥补。

（2）顺应不同年龄阶段论治的规律。不同年龄的妇女有不同的生理病理特点，脏腑虚实各异，治疗的侧重点也不尽相同。古代医家强调青春期少年重治肾，生育期中年重治肝，更年期或老年重治脾。

（3）掌握虚实补泻规律。月经病虽然复杂，但不外虚实两大类。虚证多以补肾扶脾养血为主，实证多以疏肝理气活血为主。

十一、中医治疗月经病概况

中医学认为，月经的产生是肾-天癸-冲任-胞宫相互调节，在全身脏腑、经络、气血的协调作用下，胞宫定期藏泻的结果。在每个月经周期中，都具有阴阳气血周期性消长、变化的特点。月经病的治疗原则重在治本调经。治本即是消除病因，调和阴阳；调经则是指通过治疗，使月经恢复正常。在这个理论基础上，从远古《内经》至近现代以来，随着中医药的逐渐发展，许多医家潜心研究，不断创新，萌生出了众多中医特色的诊治方法，为月经病患者带来了福音，如中药治疗、针灸治疗、饮食治疗及其他治疗等。

1. 中药治疗

中药疗法是根据行经期、经后期、经间期和经前期阴阳气血消长的生理特点，肾、肝、脾等脏腑及冲任、气血在周期中的作用，采用辨证或辨证与辨病结合施治，以调理肾阴、肾阳为主导，结合疏肝、理脾、养心、行气、活血、化痰、利湿等治法，进行周期治疗。主要用于月经不调、崩漏、闭经、月经前后诸证等妇科疾病。

月经期：是子宫推陈出新的阶段，排泄月经并开始下一个周期。此期的治法以调理气血为主。常用中药方剂为桃红四物汤。偏于寒者，选用少腹逐瘀汤；偏于热者，选用血府逐瘀汤；偏于气滞者，选用膈下逐瘀汤。常用中药为桃仁、红花、丹参、当归、川芎、赤芍、泽兰、乳香、没药等。

月经后期：阴血相对偏虚，肾气封藏，使子宫藏而不泻，以蓄养阴精。治法当以补肾养血为主，促进阴精的集聚。可选用归肾丸。偏于肝郁者，用黑逍遥散；肾虚肝郁者，选用定经汤。常用中药为菟丝子、熟地黄、山茱萸、山药、当归、枸杞、紫河车。偏于阴者，用女贞子、墨旱莲、白芍、鹿角胶、龟甲；偏于阳者，选用仙灵脾、仙茅、巴戟天、杜仲等。

经间期：冲任、子宫阴精充盛，已达到“重阴”，是由阴转阳的阶段。治法以调和肾阴肾阳为主，佐以活血行气，使阳气升发，阴阳顺利转化。可以在归肾丸的基础上加温肾、活血、行气之品。常用中药为肉桂和桂枝、仙灵脾、当归、牡丹皮、赤芍、桃仁、香附等。

经前期：阴阳气血俱盛，是肾气充盛的“重阳”阶段，血海充盈，为行经或孕育做好准备。治法以平补肾阴肾阳，调和肝气为主，以协调子宫的藏泻功能。需要助孕者，可选用寿胎丸；若需调经者，用定经汤；偏于肝旺血热者，用丹栀逍遥散；偏于阳虚者，用温经汤。常用中药有菟丝子、续断、桑寄生、杜仲、熟地黄等。偏于阳虚者用鹿角胶、龟胶、女贞子、金樱子、枸杞等。

2. 针灸治疗

随着中医药的发展，后世医家经过不断临床探索和总结，将相关理论灵活运用到针灸治疗妇科疾病上，形成了针灸周期疗法特色治疗。

调和气血取穴以足太阴、足阳明经穴为主，针补加灸。取三阴交、足三里、气海、脾俞、关元、百会等穴。脾俞、足三里，针补加灸，可健脾胃、益气血以助生化之源。

如温补肾阳，取穴以任、督脉穴为主，针补重灸。选命门、气海、关元穴。命门为督脉穴，平肾俞，针补重灸，以温补肾阳，益火暖宫。

调理冲任取气海、关元、足三里、三阴交、大赫穴。

另外，随着中医药的发展，从针灸治疗中也延伸出了一些新的治疗方法，如体针、耳针、艾灸、穴位埋线、穴位敷贴、拔罐等，治疗效果也很显著，有待进一步研究。

3. 饮食治疗

近年来，人们更注重药膳的应用。药膳是在中医学、烹饪学和营养学理论指导下，严格按药膳配方，将中药与某些具有药用价值的食物相配伍，采用我国独特的饮食烹调技术和现代科学方法制作而成的具有一定色、香、味、形的美味食品，其对月经病的治疗亦有重要价值。以下列出治疗月经病的常用食疗方。

黑木耳红枣茶：黑木耳 30g，红枣 20 枚。黑木耳红枣共煮汤服之，每日 1 次，连服。有补中益气、养血止血之功，主治气虚型月经出血过多。

山楂红糖饮：生山楂肉 50g，红糖 40g。山楂水煎去渣，冲入红糖，热饮。非妊娠者多服几次，经血亦可自下。有活血调经之功，主治妇女有经期错乱。

浓茶红糖饮：茶叶、红糖各适量。煮浓茶一碗，去渣，放红糖溶化后饮，每日 1 次。有清热调经之功，主治月经先期量多。

茴香酒：小茴香、青皮各 15g，黄酒 250g。将小茴香、青皮洗净，入酒内浸泡 3 天，即可饮用。每次 15 ~ 30g，每日 2 次。如不耐酒者，可以醋代之。有疏肝理气之功，主治月经先期或先后无定期，经色正常、无块、经行不畅，乳房及小腹胀痛等症。

山楂红花酒：山楂 30g，红花 15g，白酒 250g。将上药入酒中浸泡 1 周。每次 45 ~ 30g，每日 2 次，视酒量大小，不醉为度。有活血化瘀之功；主治经来量少，紫黑有块，腹痛，血块排出后痛减。注意忌食生冷，勿受寒凉。

4. 外治法治疗

外治法是中医学的重要组成部分，源远流长，内容丰富。但对于治疗月经病证而言，似乎用之较少，而对于疼痛性月经病证及某些出血性月经病证，亦常有所用，应用得当，可获显著疗效。这里主要介绍几种较为常用的外治法。

（1）熏蒸法：是利用药物燃烧时所产生的烟气，或药物煎煮沸腾后产生的蒸汽来熏蒸肌肤，或吸入呼吸道的治法。例如妇女流血过多而致晕厥时，可用醋熏鼻法。即用铁器燃以木炭，以烧红为度，淬入食醋中，即产生醋的蒸气，令患者闻之，可使神志逐渐清醒。

（2）薄贴法：薄贴俗称膏药，将药物研细，与油脂充分混合成膏，做成薄饼外贴。临床上对阴寒性痛经、经行腹泻者，可用肉桂膏贴于小腹腹中；对于痞积癥块，将消痞狗皮膏贴于局部，可用于止痛消癥。

（3）热熨法：有干湿两法。湿法是将药物切碎，装入布袋内，用水蒸热后，敷于患处，凉则停用，再蒸再敷，借药力及温热度使局部气血流畅，达到活血祛瘀、消肿止痛或温经活络的治疗目的。干法是用蜡、泥和盐、葱、姜（均炒热）及电器做热熨，作用同上，适用于寒凝气滞血瘀的妇科痛证、小便癃闭等疾病。常用的有治疗急慢性盆腔炎所用的药熨包、治疗痛经的热褽法、治疗产前产后小便癃闭的炒盐热熨法、葱姜热烫法等，剂型、剂量和使用方法详见有关书籍。一般热熨法是应急措施，每日可反复使用2~3次，冷则易之。

（4）按摩法：即用双手或单手，或借助电熨器反复按摩小腹部、少腹部，有助于经行通畅及排卵顺利，适用于经间期腹痛、经行量少、痛经等病证。

（5）小剂量穴位注射法：即运用复方当归注射液注射肝、脾、肾三阴经足部穴位。常用三阴交、太冲、血海等穴，每穴注入复方当归注射液0.2mL，一般取用两个穴位（双），每日1次，连用5

次，适用于月经后期量少、闭经等病证。

此外，还有治疗痛经的肛门塞药、调理月经割治法等。

十二、女性保健

我国妇女约占全国总人口的一半。改革开放以来，党和政府在妇女健康问题上制定了一系列保护政策，妇女疾病预防和健康状况与十几年前相比，有了明显的改善。但由于各项措施不尽完善、妇女家庭负担重、传统思想观念桎梏、缺乏疾病预防的基本知识等，导致妇科病多发，如宫颈癌、乳腺癌、性传播疾病等严重侵蚀广大妇女的健康。而妇女健康问题的影响，涵盖了个人、家庭、社会和人类发展等各方面，给家庭幸福、社会稳定和人类社会的健康发展带来了严峻挑战，因此妇女保健问题成为关系家庭稳定、社会和谐的头等大事。就月经而言，妇女保健可以分为青春期保健、月经期保健、更年期保健。

1. 青春期保健

青春期保健是指青年到成年的过渡期间的护理健康知识。也可以说是指月经初潮到性器官发育成熟的时期，包括身体、心理方面的变化。一般在此时期身体迅速增长，中枢系统及下丘脑亦随同迅速发育成熟。女性卵巢开始发育、排卵等，产生雌激素，月经来潮，乳房开始发育等。青春期不仅在生理发育方面有迅速改变，而且在心理状态方面也有很大变化。青春期是女性发育的黄金时期，在这一关键时期，女性一定要做好身体保健，爱护自己。

第一，要主动了解一定的生理、卫生知识。处在青春期的女生应主动去了解身体各方面的变化，应了解生殖器官的解剖、生理、病理和其他一些必要的卫生常识，了解性器官的特点和保护其功能正常的卫生知识。能够认识到月经来潮是一种生理现象，消除对月经不必要的恐惧心理。并能发现发育中的不正常现象，如：超过 17 岁，还没有月经，就要及时检查是否患了妇科病，以便尽快得到治疗，从而保证青春期女性器官及生殖、生理发育正常。

第二，注意外阴的清洁卫生。女性的外生殖器构造比较复杂，皮肤、黏膜皱褶较多，极易受到污染。因此必须做好外阴的清洁卫生，养成经常清洗“下身”的习惯。清洗外阴要用清洁温水，不宜用凉水或过热的水；用具（毛巾、盆）要专用，不要与洗脚用具混用；洗外阴的顺序是先内后外，从前向后，动作要轻柔、仔细。另外，大便后要由前往后擦拭，以免将粪便带到阴道及尿道口造成污染。而且要经常更换内衣、内裤，尤其是被分泌物污染的内裤和月经用具。

第三，注意乳房保健。青春期乳房开始发育时，不要过早地戴乳罩，乳房充分发育后可开始佩戴乳罩，但松紧度要适当，不可因害羞而过紧地束胸。乳房发育过程中，有时可出现轻微胀痛或痒感，不要用手捏挤或搔抓。青春期女生应认识到：此期乳房发育是正常的生理现象，也是健美的标志之一，应加倍保护自己的乳房使之丰满健康。

青春期的女生有许多需要注意的地方，最重要的就是她们需要理性地认识到这是一个正常现象，不要只觉得羞涩和难为情，要认真对待。另外，青春期女生也应多注意饮食营养，不要因爱美而导致过度减肥。女生在青春期一定要做好身体保健，因为正处于生长发育的高峰期，忽略或者不正当的保健方法会对身体和心理健康造成很大的影响，同时要让自己的性格开朗起来，注意休息，把时间用在努力学习上，安全度过青春期。

2. 月经期保健

在月经期间，女性的身体都会出现一系列变化，如子宫颈口呈张开的状态，身体抵抗力下降，情绪变得焦虑不安等。因此，做好经期保健工作，尤为重要。

（1）注意保持外阴清洁：经期保健，首先要保持外阴清洁。每晚用温开水擦洗外阴，不宜洗盆浴或坐浴，应以淋浴为好，卫生巾、纸要柔软清洁，透气性好，勤换内裤，以减轻血垢对外阴及大腿内侧的刺激。大便后要从前向后擦拭，以免脏物带入阴道，引起阴道炎，甚至盆腔炎。

（2）注意调节情绪，劳逸结合：情绪过度波动、紧张，会引起中枢神经系统与下丘脑垂体间的功能失调，使促性腺激素的分泌受到影响而引起月经不调。女性在月经期间，虽然有很多不便，但适当进行一些运动，能促进血液循环，减少因为血气不通而造成的疼痛，还可以在一定程度上舒缓痛经、腰酸背疼、情绪低落等经期不适症状。所以，在经期适当进行运动是具有好处的。值得注意的是，在运动的过程中，要避免对腹腔施压、避免将腿位抬得过高；或在运动的过程中有疲劳、出血量突增、出血量减少等情况时，应立即停止运动。

（3）注意保暖，坚持腹部热敷：经期注意腹部、足部的保暖，切忌贪凉。坚持腹部热敷十分关键，它能达到的内生热效应有益于女性经期中腹部内脏器的保养，能促进经血的排净，预防子宫肌瘤。

（4）合理饮食：要多喝开水，多吃水果、蔬菜，饮食清淡，不可过食辛辣生冷食物，以减少子宫充血，并保持大便通畅。禁止吃得过咸。月经来潮前，女性体内会有一定水平的水钠潴留，以保证自身不至于因为月经流血而丧失太多的体液。如果此时吃得过咸，会使水钠的潴留加剧，诱发头痛、水肿等。禁止饮用咖啡及浓茶。在月经期间，很多女性出现紧张、烦躁、失眠等不适症状，若在此时饮用咖啡和浓茶，咖啡和茶叶中的咖啡因会使这些症状加重。

（5）避免房事：月经期子宫内膜剥脱出血，宫腔内有创面，阴道酸碱度发生改变，防御功能降低，如果进行性生活，容易将细菌带入，导致生殖器炎症。

（6）不可乱用药物：一般妇女在月经期腹部轻微疼痛等不适，经后可自然消失，如遇到有腹痛难忍或流血过多，需到正规医院妇产科就诊。

3. 围绝经期保健

围绝经期是指妇女绝经前后的一段时期（从 45 岁左右开始至停经后 12 个月内的时期），包括从接近绝经，出现与绝经有关的内分泌、生物学和临床特征起，至最后 1 次月经后 1 年。

围绝经期是卵巢功能衰退的征兆，一直持续到最后 1 次月经后 1 年，是正常的生理变化时期。月经周期改变是围绝经期出现最早的症状，通常为月经周期延长，经量减少，最后绝经。亦有出现月经周期不规则，经期延长，经量增多，甚至大出血或出血淋沥不断，然后逐渐减少而停止的情况。月经突然停止的情况，较为少见

围绝经期到来时，可以采取适当的策略，注意围绝经期饮食，从而平稳渡过这段特殊期。但亦有不少妇女可在此时期出现或轻或重的以自主神经系统功能紊乱为主的症候群，即更年期综合征。临床表现为潮热、出汗，这是血管舒缩功能不稳定的表现，是围绝经期综合征最突出的特征性症状。潮热起自前胸，涌向头颈部，然后波及全身，少数妇女仅局限在头、颈和乳房。在潮红的区域患者感到灼热，皮肤发红，紧接着爆发性出汗。持续数秒至数分钟不等，发作频率每天数次至 30~50 次。夜间或应激状态易促发。此种血管功能不稳定可历时 1 年，有时长达 5 年或更长。

女性在围绝经期如果症状轻微，一般不需要服药；但若是症状严重的话，一定要在医生指导下适当用药，切忌自行滥用、错用药物而损害健康。对精神紧张、焦虑不安者可遵医嘱服用适量镇静剂，如西药安定、氯丙嗪（冬眠灵）等，中药养血安神糖浆、补心丹、朱砂安神丸等，可安定情绪，保证睡眠。对少数症状严重者，可遵医嘱适当服用性激素，如己烯雌酚或尼尔雌醇片，或加服甲睾酮，服法和剂量均应严格按照医嘱。

对出现的心血管症状要注意区分是更年期综合征所引起，还是原有疾病的加重。如高血压病，以收缩压升高为主的多数是更年期所致，如以舒张压升高或两者同时升高，要请医生检查诊治确定。如原有冠心病、心绞痛的患者，出现症状加重或原来没有类似症状

而出现较为严重的胸闷、气短、心律不齐、心绞痛等，应及时就医。绝经期后如仍有阴道出血或白带中带血并有恶臭等，应及时请医生检查。一般在绝经期后每半年或一年进行一次妇科健康检查，及早发现病情，及早治疗。

中老年妇女在顺利度过更年期后，应保持自信和开朗。为保证能够继续从事力所能及的工作和参加社会活动，应适当进行体力劳动和锻炼，如散步、慢跑、做保健操、打太极拳等，以促进周身血液循环和各个脏器的功能，防止肥胖，延缓衰老，有益于身心健康，延年益寿。

更年期女性要合理安排好日常生活及工作，做到生活有规律，劳逸适度，经常进行适当的体育锻炼，尤其是活动少、工作时间多坐者，更要注意适当的户外活动，防止发胖，要有充分的休息和睡眠，居住环境做到整洁、安静、舒适，保持空气流通。注意个人卫生，经常沐浴，注意清洗外阴，尤其在大便后肛门周围要用温水清洗，避免尿路感染和阴道炎的发生。

第二部分

月经病证治

凡月经周期、经期、经量异常，伴随月经周期或绝经前后出现的一系列的病证，统称为月经病，主要包括月经先期、月经后期、月经先后无定期、月经过多、月经过少、经期延长、经间期出血、痛经、闭经、崩漏、经行泄泻、经行吐衄等。它的主要病因不外乎外感六淫、七情内伤、饮食劳倦、房劳多产或是先天禀赋不足，其病机多为脏腑功能失常、气血失调、冲任损伤而致胞宫失于藏泄。月经病的主要治则为治本调经。治本之时需辨病之先后、病之缓急，年龄与月经周期的不同阶段，还需根据其月经期的分期（经前期、经间期、经后期）辨证用药。调经治法则重在补肾调肝、健脾和胃、调理冲任。《景岳全书·妇人归·经脉类》曾指出："调经之要，贵在补脾胃以资血之源，养肾气以安血之室，知斯二者，则尽善矣。"

一、月经先期

月经先期的表现为月经提前 7 天以上甚至 20 天左右一行，连续两个周期以上，也被称为"经期超前"或"经早"。在西医学中，黄体功能不足型的排卵性月经失调，一般表现为月经周期缩短，归属中医月经先期论治，而盆腔炎也可导致月经先期。

【病因病机】

月经先期的病因可分为外因、内因和不内外因，而且因不同年龄段而有不同的特点。月经刚至之时，肾气未充而阴血得下，故肾气不足，若又因生活学习而肝郁化火，则易阳热炽盛而迫血妄行。而处于育龄的妇人，易因经产劳损、房事过度或生活工作压力等损伤肝肾之阴而致阴虚火旺。而处于绝经期的妇人，肾气渐衰，肝肾阴虚再加之情志不遂等因素，阴虚阳亢而致月经先期。其病机不外乎虚、热、肝郁。

1. 虚

素体脾胃虚弱、饮食不节或劳倦思虑过度而损伤脾气，脾气虚弱而失于统摄，冲任不固而不能制约经血，遂致月经先期。先天禀赋不足或房劳多产等而致肾气虚，冲任不固，则经血妄行，遂致月经先期。

2. 热

脏腑阴阳失衡，实热、虚热、痰火、郁火等均可致热邪内生，热扰冲任，迫血妄行而致月经先期。

3. 肝郁

情志不遂，疏泄太过而致月经先期。

【临床表现】

月经周期提前 7 天以上，或 20 天左右一行，连续两个周期及以上。其余随证型不同而表现不同。

【诊断】

1. 症状

月经周期提前 7 天以上，或 20 天左右一行，连续两个周期及以上。经期基本正常，可伴有月经过多。

2. 检查

（1）血常规和出、凝血时间检查。

（2）基础体温测定：因黄体功能不足而月经先期者，基础体温

（BBT）呈双相型，但黄体期少于 12 天，或排卵后体温上升缓慢，上升幅度<0.3℃。

（3）B 超检查：以排除器质性病变引起的子宫出血，如子宫肌瘤、卵巢肿瘤、子宫内膜息肉、黏膜下肌瘤等。

（4）诊断性刮宫：月经来潮 12 小时内行诊断性刮宫，子宫内膜呈分泌反应不良。

（5）激素测定：检测外周血中促性腺激素（FSH 和 LH）、卵巢类固醇激素及催乳素水平。

【中医治疗】

1. 气虚

（1）脾气虚证

主要证候：月经提前，或经血量多，色淡红，质稀；倦怠乏力，气短懒言，食欲不振，小腹空坠，便溏；舌淡或边有齿痕、苔薄白，脉虚缓。

治法：健脾益气，升阳调经。

方药：补中益气汤（《脾胃论》）加减。

组成：人参、黄芪、甘草、当归、陈皮、升麻、柴胡、白术。

若伴随心悸、失眠可用归脾汤加减（《济生方》）；若食少腹胀，酌情加麦芽、砂仁；经血量多，可酌情加仙鹤草、血余炭收涩止血；量多色淡，酌情加艾叶炭、炒荆芥温经涩血。

（2）肾气虚证

主要证候：月经提前，量或多或少，色淡暗，质稀，平素带下清稀量多；腰膝酸软，头晕耳鸣，面色晦暗，或尿后余沥不尽，或夜尿频多；舌质淡、苔薄白，脉沉细尺弱。

治法：补肾益气，固冲调经。

方药：固阴煎（《景岳全书》）加减。

组成：人参、熟地黄、山药、山茱萸、远志、炙甘草、五味子、菟丝子。

若带下量多，酌情加鹿角霜、沙苑子、金樱子补肾固涩止带；

经血量少，酌情加鸡血藤、何首乌、黄精等；腰腹冷痛，小便频数，酌情加益智仁、杜仲、乌药温肾止痛；心悸失眠，酌情加茯苓、酸枣仁、柏子仁宁心安神。

2. 热证

（1）阳盛血热证

主要证候：月经提前，量多、色鲜红或紫红、质黏稠；身热面赤，口渴喜冷饮，心胸烦闷，小便短黄，大便干结；舌质红、苔黄，脉滑数。

治法：清热凉血，养阴调经。

代表方：清经散（《傅青主女科》）加减。

组成：牡丹皮、地骨皮、白芍、熟地黄、青蒿、黄柏、茯苓。

若经期量多色红，酌情加地榆、仙鹤草、茜草凉血止血；若热灼血瘀，经血色紫暗有块，酌情加炒蒲黄、茜草根祛瘀止血。

（2）肝郁血热证

主要证候：月经周期缩短，量时多时少，经色深红或紫红，质稠，经行不畅或有血块；或少腹胀痛，或胸闷胁满，或乳房胀痛，抑郁或烦躁易怒，口苦咽干；舌红，苔薄黄，脉弦数。

治法：疏肝解郁，清热调经。

代表方：丹栀逍遥散（《内科摘要》）。

组成：牡丹皮、炒栀子、当归、白芍、柴胡、茯苓、炙甘草。

若肝火犯胃，口干舌燥，酌情加天花粉、知母养阴生津；乳房、胸胁胀痛严重，酌情加橘核、路路通、郁金疏肝通络止痛。

（3）阴虚血热

主要证候：经行提前，量少，色红赤，质黏稠；形体消瘦，颧红潮热盗汗，咽干唇燥，五心烦热；舌质红，少苔，脉细数。

治法：养阴清热，养血调经。

代表方：两地汤（《傅青主女科》）合二至丸（《证治准绳》）。

组成：①两地汤：生地黄、玄参、地骨皮、麦冬、阿胶、白芍；②二至丸：女贞子（蒸）、墨旱莲。

若五心烦热，酌情加生龟甲、银柴胡滋阴清热。

【其他治疗】

1. 针灸治疗

治法：清热益气调经。

主经脉：任脉，足太阴经穴。

主穴：关元、三阴交、血海。

若为实热，配行间；若为虚热，配太溪；若为气虚，配足三里、脾俞。

操作：毫针常规刺。实热与虚热只针不灸，气虚可加灸。

2. 耳穴治疗

可取内生殖器、内分泌、肝、脾、肾等耳穴进行毫针刺、埋针法、压丸等治疗。

【临证关键点】

月经提前7天以上，甚至20天左右一行，连续两个周期以上。

【现代研究】

1. 汪海苗研究认为，女性在经产哺乳过程和绝经前后会导致阴血缺乏、冲任失调等，从而导致月经提前，而两地汤中的地骨皮能有效地降低血管中的胆固醇，同时能兴奋子宫，且此汤剂的提取物能治疗月经提前中的发热症状。两地汤对阴虚型月经提前有很好的治疗效果。［汪海苗．两地汤加减治疗阴虚型月经先期的临床研究．世界最新医学信息文摘（电子版），2017（61）：103-104.］

2. 张晓丹认为，月经先期的发病机制主要为冲任不固，血热型月经先期在证型上既可见阳盛血热、阴虚血热、肝郁血热等单一病机，又有多脏同病或气血同病等相兼病机，且妇科血证在疾病发展过程中，常会有瘀血的兼夹，因此要根据不同的证型用不同的方药治疗。阳盛血热型治疗时以保阴煎为方加减清热泻火凉血之牡丹皮、青蒿等药，阴虚血热型治疗多在保阴煎的基础上酌加沙参、玄参、麦冬等养阴增液之药，肝郁血热型治疗时常以保阴煎合并丹栀逍遥散加减，若兼有气虚可加党参、黄芪以健脾益气，若有肾虚酌加墨旱莲、女贞子、枸杞、桑椹等滋补肝肾之药。[李晓光，张晓丹．张晓丹教授运用保阴煎治疗血热型月经先期经验．中医临床研究，2017，9（15）：15-16.]

【注意事项】

月经易受情志、饮食、生活等影响，所以不论平素还是在治疗的同时应当注重情志的疏导和生活饮食的调养。

二、月经后期

月经后期的表现为月经周期推后7天以上，甚至3~5个月一行，连续两个周期以上，又被称为“月经稀发”“月经延后”“月经错后”“迟经”等。本病首见于东汉末“医圣”张仲景在《金匮要略·妇人杂病脉证并治》温经汤方条下，谓“至期不来”。现代女性因不良饮食习惯等如常过食生冷，从而寒凝血瘀，阻滞胞宫而导致月经后期。也有很多女性因过度节食等因素导致化源不足，营血亏虚而导致月经错后。对月经后期的治疗，我们应辨清虚实寒热再对症下药，也需与妊娠等鉴别诊断，切不可自行诊治，随意用药。

【病因病机】

月经后期的病因与月经先期相似，亦有虚实之别。元代《丹溪心法·妇人》中提到血虚、血热、痰多均可导致月经后期的发生，而明代《医方考·妇人门》也提到月经后期多为寒，为郁，为气，为痰。于虚的方面，一是在于先天禀赋不足，二是后天脾胃虚弱；于实的方面，不外乎寒凝、气滞、痰壅、血瘀。

1. 肾虚

先天禀赋不足，或多产、房劳损伤精血，肾气有损，肾虚精亏血少，冲任亏虚，血海不能按时满溢，遂致月经后期。

2. 血虚

化源不足或久病失血，营血亏虚，冲任不固，血海不能按时溢满而月经后期。

3. 血寒

经产后外感寒邪或过食生冷，寒湿内侵，或素体阳虚，虚寒内生而致月经后期。

4. 痰湿

素体肥胖，脂溢胞宫胞脉，或脾失健运，水湿停聚凝而为痰，下注冲任，壅滞胞脉，气血运行缓慢，血海不能按时满溢，而致月经后期。

5. 肝郁

情志过极，肝气郁结，失于疏泄则月经后期。

【临床表现】

月经周期推后 7 天以上，甚至 3～5 月一行，连续两个周期以上，或伴随兼症。

【诊断】

1. 症状

月经周期推后 7 天以上，甚至 3～5 月一行，连续两个周期以上。可伴有经量或经期的异常。

2. 检查

（1）妇科检查：一般无异常，或有卵巢体积增大。

（2）辅助检查

基础体温：若为排卵性月经后期，基础体温可以表现出双相变化，但低温时间，也就是增生期较长，排卵后体温缓慢上升。这期间，增生期延长也与雌激素失调、排卵前分泌高峰后延和 LH 高峰后延都有很大关系。若为不排卵性月经后期，基础体温呈单相或相对平直或杂乱无章。

激素水平：若为排卵性月经后期，则为排卵后延，主要是因为刺激卵泡发育的激素相对不足，卵泡期延长，排卵延后，因此月经周期后延，此种月经后期的周期一般较为规律。若为非排卵性月经后期，主要是因为月经周期中不能形成黄体生成激素/卵泡刺激激素高峰，导致卵泡无法排卵而月经周期后延，此种月经后期的周期一般较为紊乱。

B 超：排除器质性病变；观察是否为多囊卵巢综合征；观察是否妊娠。

【中医治疗】

1. 肾虚证

主要证候：月经周期延后，量少，色暗淡，质清稀；腰膝酸软，小腹隐痛，喜按喜暖，大便溏，小便清长，头晕耳鸣，面色晦暗，或面部暗斑；舌淡，苔薄白，脉沉细。

治法：温肾助阳，养血调经。

方药：大补元煎（《景岳全书》）加减。

组成：人参、山药、熟地黄、杜仲、当归、山茱萸、枸杞、炙甘草。

若带下量多，加鹿角霜、金樱子等；若夜尿频多，加益智仁、乌药等；若月经量少，加当归、鸡血藤等。

2. 血虚证

主要证候：月经周期延后，量少，色淡红，质清稀，或小腹绵绵作痛，头晕眼花，心悸少寐，面色苍白或萎黄，爪甲不荣；舌质淡红，脉细弱。

治法：补血益气调经。

方药：人参养荣汤（《太平惠民和剂局方》）加减。

组成：人参、白术、茯苓、炙甘草、当归、白芍、熟地黄、肉桂、黄芪、五味子、远志、陈皮、生姜、大枣。

3. 血寒证

(1) 虚寒证

主要证候：经期后延，量少，色淡质稀；小腹隐痛，喜热喜按，腰酸无力，小便清长，大便稀溏，面色㿠白；舌淡，苔白，脉沉细迟无力。

治法：温经扶阳，养血调经。

代表方：大营煎（《景岳全书》）或艾附暖宫丸（《沈氏尊生书》）加减。

组成：①大营煎：当归、熟地黄、枸杞、炙甘草、杜仲、牛膝、肉桂；②艾附暖宫丸：艾叶、香附、吴茱萸、肉桂、当归、川芎、白芍、地黄、黄芪、续断。

(2) 实寒证

主要证候：经期后延，量少，经色紫暗有块；小腹冷痛，拒按，得热痛减，面色苍白，畏寒肢冷；舌暗，苔白，脉沉紧或沉迟。

治疗：温经散寒，活血调经。

代表方：温经汤（《妇人大全良方》）加减。

组成：人参、当归、川芎、白芍、肉桂、莪术、牡丹皮、甘草、牛膝。

4. 气滞证

主要证候：经期后延，量少或正常，经色暗有血块；小腹胀痛，精神抑郁，胸闷不舒，经前胸胁乳房胀痛，时常太息；苔薄白或微黄，脉弦或脉弦数。

治法：理气行滞，和血调经。

方药：乌药汤（《兰室秘藏》）加减。

组成：乌药、香附、木香、当归、甘草。

【其他治疗】

1. 针灸治疗

治法：温经散寒，补血调经。

主经脉：任脉，足阳明、足太阴经穴为主。

主穴：气海、归来、三阴交。

若血寒，则配关元、命门；若血虚，则配血海、足三里；若肾虚，则配肾俞、太溪；若气滞，则配太冲、肝俞。

操作：毫针常规刺。血寒、血虚、肾虚可加灸。

2. 耳穴治疗

于内生殖器、皮质下、内分泌、脾、肝、肾穴位处行埋针法或压丸法。

【临证关键点】

月经周期延后 7 天以上，甚至 3~5 月一行，连续出现两个月经周期以上。

【现代研究】

1. 陈本均研究认为，卵巢储备功能下降会使女性过早地出现不孕、月经稀发、流产甚至闭经，严重时会对患者的生存质量产生影响。而丹归胶囊具有益气补血、祛斑调经的作用，适用于气血两亏所致的月经后期。文中提到丹归胶囊能有效改善患者性激素水平，从而提高巢功能，达到调经目的。[陈本均．丹归胶囊治疗气血两虚型卵巢储备功能下降性月经后期临床研究．中国实用医药，2017，12（23）：135-136.]

2. 陈林兴认为，月经能否按时而潮，主要取决于肾之主脏是否充盛，然而经血能否如期而至，又与肝藏血生血、主疏泄、司冲任胞脉相关。陈教授在治疗时注重肾、脾、肝之间的关系，且根据不同月经周期（月经期、经后期、经间期、经前期）来进行治疗。如若处于经前期，则应补气活血通经，引血下行，自拟桃红四物促经汤加减。[余洁琼，朱美，陈林兴．陈林兴教授治疗月经后期经验初探．中国民族民间医药，2016，25（6）：73-74.]

【注意事项】

1. 寒温适宜。经前及经期注意保暖和经期卫生，应尽量避免受寒、淋雨、接触凉水等。

2. 节制饮食。经期不宜过食寒凉冰冷之物。

3. 调节情志。经期要尽量保持情绪稳定，心境平和。

三、月经先后无定期

月经先后无定期又称“经乱”等。本病首见于唐代《备急千金要方·月经不调》：“妇人月经一月再来或隔月不来。”在《景岳全书·妇人规·经脉类》中将本病称为“经乱”，分为“血虚经乱”和“肾虚经乱”，并较详细地论述了病因病机、治法、方药、预后和调养等。青春期初潮后1年内及更年期月经先后无定期者，如无其他证候或检查无异常后，可不予治疗。本病应及时治疗，若治疗不及时或治疗不当，易发展成闭经或崩漏。

【病因病机】

总的来说，月经先后无定期的病因主要是由于饮食、情志、房劳多产、外感等因素，损伤肝、脾、肾功能，造成气血失调，冲任紊乱，血海蓄溢失常，进而导致月经先后无定期。当然，在女性不同的时期，其主要因素也有不同，需辨证对待。在青春期主要受肝肾两个脏腑的影响，年少肾气未充，加之课业生活影响情志而肝火过盛，损伤冲任血海，肾失封藏、肝失疏泄，进而导致月经先后无定期；而在育龄期主要受肝脾失常影响较大，因在此年龄段，更易受生活中各方面压力的影响，情志或抑郁或愤怒或思虑，都会影响肝脾功能；在绝经期，肾气渐衰，藏泄失调，也会导致月经先后无定期。因此，本病的发病原因是肝脾肾功能失常，冲任失调，血海蓄溢无常。

1. 肝郁

肝气逆乱，疏泄失司，太过与不及交错，冲任失调，血海蓄溢失常，遂致月经先后无定期。

2. 肾虚

素体肾气不足或多产房劳，或大病久病伤肾，或绝经之年肾气渐衰，藏泄失司，冲任失调，血海蓄溢失常。因此，当藏不藏则月经先期而至，当泄不泄则月经后期而来。

【临床表现】

月经不按正常周期来潮，时或提前，时或延后在7天以上，且连续三个月经周期。

【诊断】

1. 症状

月经不按正常周期来潮，时或提前，时或延后在7天以上，且连续三个月经周期。

2. 检查

（1）妇科检查：一般无明显异常。

（2）卵巢功能测定：测量基础体温、生殖激素测定、阴道脱落细胞检测等辅助检查。

【中医治疗】

1. 肝郁证

主要证候：月经提前或错后，经量或多或少，经色暗红或紫红或有块，或经行不畅；胸胁、乳房、小腹胀痛，胸脘痞闷，时叹息，嗳气少食；舌苔白或薄黄，脉弦。

治法：疏肝理脾，和血调经。

方药：逍遥散（《太平惠民和剂局方》）加减。

组成：柴胡、当归、白芍、白术、茯苓、甘草、薄荷、煨姜。

若有血块，则加丹参、川芎等活血行气；若小腹胀痛，则加延胡索、木香等行气止痛；若胸脘痞闷，可加陈皮、砂仁等行气消痞。

2. 肾虚证

主要证候：月经提前或错后，量少，经色暗淡，质清；或伴随腰膝酸软，头晕耳鸣，面色暗淡，小腹空坠感，小便频数；舌淡苔白，脉沉细弱。

治法：补肾益精，固冲调经。

方药：固阴煎（《景岳全书》）加减。

组成：人参、熟地黄、山药、山茱萸、远志、炙甘草、五味子、菟丝子。

若肝郁兼有肾虚，宜疏肝补肾、养血调经，用定经方（《傅青主女科》）加减。药物组成：当归、白芍、熟地黄、柴胡、山药、茯苓、菟丝子、炒荆芥。

3. 脾虚证

主要证候：月经提前或错后，经量或多或少，经色淡红质稀；面色萎黄，神疲乏力，脘腹胀满，便溏纳呆；舌淡苔薄，脉缓无力。

治法：健脾益气，养血调经。

方药：归脾汤加减。

组成：白术、人参、黄芪、当归、甘草、茯苓、远志、酸枣仁、木香、龙眼肉、生姜、大枣。

若有小腹下坠感或经期多提前或经量过多，可加柴胡、升麻、海螵蛸等。

【其他治疗】

1. 针灸治疗

治法：疏肝益肾，调理冲任。

主经脉：任脉、足太阴经穴。

处方：关元、三阴交。

肝郁，则配肝俞、太冲；肾虚，则配肾俞、太溪。

操作：毫针常规刺。肾虚可灸。

2. 耳穴

于内生殖器、皮质下、内分泌、肝、脾、肾穴位处行毫针刺法或埋针法或压丸法。

【临证关键点】

月经不按正常周期来潮，时或提前，时或延后在 7 天以上，且连续三个月经周期。

【现代研究】

谢爱泽等观察理平调经汤对肝郁型月经先后无定期的治疗效果及安全性，结果表明理平调经汤能改善月经周期、经量及经（质）色，且能改善经行腹痛，胸胁、乳房胀痛，嗳气食少，情志抑郁或烦躁易怒等症状，但对脉弦则无明显改善作用。在实验过程中，未发现受试者出现不良反应。在理平调经汤中以柴胡为君药，疏肝解郁，以顺肝性；当归、白芍养血柔肝、补血调经，助柴胡恢复肝调达之性，兼制柴胡疏泄太过；郁金助柴胡疏肝解郁，理气调经；佐以苍术益气健脾，泽兰活血化瘀、引血下行，与苍术配伍可增强其祛湿醒脾作用；菟丝子补肾填精，又能益气助阳，使肾中阴阳平衡，精血得调，则月经自调；甘草调和诸药，并可益气健脾、缓急止痛。诸药相配，重在疏肝理气、养血柔肝，同时兼补脾肾，使肝、脾、肾三脏功能恢复正常，达到调理月经周期的目的。［谢爱泽，黄李平，彭玲玲，等．理平调经汤治疗肝郁型月经先后无定期的临床研究．广西医科大学学报，2016，33（4）：648-650.］

【注意事项】

1. 注意情志调节，保持心情舒畅，以利气血畅达和肝之疏泄功能正常。

2. 避免劳累，不过度节食，少食生冷刺激性食物，寒温得宜，注意经期卫生。

四、月经过多

月经过多仅仅是表现出月经量的增加，月经周期一般是正常的。月经过多的患者每个月经周期失血量多于80mL，大多数人对于这个数字不是很有概念，我们可以用使用卫生巾的数量来判断月经量的多少，一般正常每个周期不超过两包，假如每次用三包卫生巾还不够，每片卫生巾都是湿透的，就属于经量过多，应及时就诊。

【病因病机】

素体体虚、情志过极、经产房劳损伤等都可引起月经过多。其病机多为虚、瘀、热。

1. 虚

多以气虚为主。素体脾胃虚弱，或劳倦思虑过度，而损伤脾气，使之统摄失职，不能制约经血，从而月经过多。

2. 瘀

情志不节，肝气郁结，气滞血瘀，阻于冲任，新血不能归经而得不到制约，从而月经过多。

3. 热

脏腑阴阳失衡，热邪内生，扰动冲任，迫血妄行，从而导致月经过多。

【临床表现】

连续两个月经周期中月经期出血量多，超过平时 1 倍以上，但月经间隔时间及出血时间皆基本正常，月经过多的患者每个月经周期失血量多于 80mL。

【诊断】

1. 症状

连续两个月经周期中月经期出血量多，多出平时一倍以上或多于 80mL，但月经间隔时间及出血时间皆基本正常。

2. 检查

血常规检查、激素水平检测、凝血功能及血小板的黏附功能与聚集功能检查、测 BBT，择时做内膜或血黄体酮测定，宫腔镜、腹腔镜、B 型超声、子宫动脉造影检查皆可助于诊断。妇科检查一般无异常或子宫体稍增大。

【中医治疗】

1. 气虚证

主要证候：经量多，色淡红，质清晰；伴面色无华，神疲乏力，气短懒言，小腹绵绵作痛；舌淡红，苔薄白，脉细弱。

治法：补气升阳，安冲摄血。

方药：举元煎（《景岳全书》）合安冲汤（《医学衷中参西录》）加减。

组成：①举元煎：人参、炙黄芪、炙甘草、升麻、白术；②安冲汤：白术、黄芪、生龙骨、生牡蛎、生地黄、白芍、海螵蛸、茜草根、续断。

2. 血瘀证

主要证候：经量多，色紫黑，多血块；伴胸闷烦躁，腰骶酸痛，或小腹满痛；舌质紫暗或有瘀斑、瘀点，脉弦或涩。

治法：活血化瘀，理冲止血。

方药：桃红四物汤（《医宗金鉴》）加减。

组成：当归、熟地黄、白芍、川芎、桃仁、红花。

3. 血热证

主要证候：经量多，色鲜红或深红，质黏稠；伴心烦口渴，身热面赤，大便干结，小便黄赤；舌红绛，苔黄，脉滑数。

治法：清热凉血，固冲止血。

方药：保阴煎（《景岳全书》）加减。

组成：生地黄、熟地黄、黄芩、黄柏、白芍、山药、续断、甘草。

【其他治疗】

1. 灸法治疗

主穴：关元、三阴交、隐白。

操作：于月经来潮后第 2 天下午开始施灸，每次 15 分钟，病情轻者每日 1 灸，连灸 3 日。

2. 耳穴治疗

可于内生殖器、脾、肾、肝等穴位处行压丸法。

【临证关键点】

连续两个月经周期中月经期出血量多，多出平时 1 倍以上或多于 80mL，但月经间隔时间及出血时间皆基本正常。

【注意事项】

1. 注意情志调节，保持心情的舒畅。

2. 避免劳累，注重饮食营养的摄入，少食生冷刺激性食物，寒温得宜，注意经期卫生。

五、月经过少

月经周期基本正常，经量明显减少，甚至点滴即净，或经期缩短不足两天，经量亦少者，均称为“月经过少”。在现代因素里，口服避孕药或肌内注射避孕针可导致月经过少，则应立即停药，并可参照本病论治。月经过少的诊断，一般是指连续发生两次以上。如一贯正常，突然过少者，应注意是否受孕早期的先兆流产，或异位妊娠所表现的少量阴道出血，必须进一步做有关检查以鉴别。本病常为闭经的前驱表现，应及时治疗。

【病因病机】

月经量少多因素体禀赋不足、饮食不节、作息无度、经产损伤等，引起血虚、气滞、血瘀、痰阻等所致。

1. 血虚

素体气血不足或脾胃损伤，化源不足，导致冲任亏虚，血海不满，而致月经过少。

2. 血瘀

情志不遂或感寒而寒凝血瘀，或经产损伤而致血瘀，阻滞胞脉，冲任不畅，经血不通，遂致月经过少。

3. 肾虚

先天禀赋虚弱，或经产损伤伤精耗血，冲任亏虚，血海难溢，从而导致月经过少。

4. 痰湿

饮食过于肥甘厚腻，脂溢胞宫胞脉，或脾失健运，水湿停留，凝而成痰，下阻冲任，气血阻滞，经水不畅，而致月经过少。

【临床表现】

月经周期基本正常，经量明显减少，甚至点滴即净，或经期缩短不足两天，经量也少者，称为月经过少，又称经水涩少。一般认为经量少于 30mL，即为月经过少。

【诊断】

1. 症状

经量明显减少，甚至点滴即净，或经量少于 30mL。

2. 检查

（1）妇科检查：盆腔器官基本正常或子宫体偏小。

（2）生殖激素水平测定、测量基础体温、B 超检查、宫腔镜检查。

【中医治疗】

1. 血虚证

主要证候：月经量少，色淡，质稀薄；伴头晕眼花，心悸无力，面色萎黄，下腹空坠；舌质淡，脉细。

治法：补气养血，和血调经。

方药：滋血汤（《证治准绳》）加减。

组成：人参、山药、黄芪、白茯苓、川芎、当归、白芍、熟地黄。

若面色苍白较重，则重用黄芪，再加鸡血藤益气生血。

2. 肾虚证

主要证候：经少色淡；伴腰酸膝软，足跟痛，头晕耳鸣，夜尿频；舌淡，脉沉细无力。

治法：补肾益精，养血调经。

方药：当归地黄饮（《景岳全书》）加减。

组成：当归、熟地黄、山茱萸、杜仲、山药、牛膝、甘草。

若小腹凉、夜尿多，则加淫羊藿、益智仁温补肾阳；五心烦热、舌红，可加女贞子、白芍、龟甲胶滋肾养阴。

3. 血瘀证

主要证候：经少色紫，有小血块，胸胁或小腹胀痛拒按，血块排出后痛减；舌紫暗，有瘀斑或瘀点，脉沉涩或弦。

治法：活血化瘀，养血调经。

方药：通瘀煎（《景岳全书》）加减。

组成：当归尾、山楂、香附、红花、乌药、青皮、木香、泽泻。

4. 痰湿证

主要证候：月经量少，色淡红，质黏腻如痰或夹杂黏液；伴形体肥胖，胸闷呕恶，倦怠乏力，平素带多色白黏腻；舌胖边有齿痕，苔白腻，脉滑。

治法：运脾化痰，和血调经。

方药：六君子加归芎汤（《万氏妇人科》）加减。

组成：人参、白术、茯苓、甘草、陈皮、半夏、当归、川芎。

若带下量多，可加苍术、薏苡仁、车前子燥湿止带；若痰多黏腻，可加胆南星、竹茹等。

【临证关键点】

月经周期基本正常，经量明显减少，甚至点滴即净。

【现代研究】

1. 张军杰等使用出自《傅青主女科》的益经汤原方加菟丝子，易人参为党参，加强健脾、补肾作用，以治疗月经过少。全方肾、心、肝、脾四经同治，精妙之处是补以通之，散以开之。总的来看，益经汤加减全方配伍严谨，面面俱到，解郁而不伤气，补而不燥，且患者未见不良反应，是为治疗月经过少的良方，治疗效果显著。［张军杰，郑文兰．自拟益经汤加减治疗肾虚型月经过少30例临床观察．云南中医中药杂志，2017（11）：58-59.］

2. 高刘生采用针药结合的方式治疗月经过少，其选用的主穴为关元、地机、肾俞、大枢，配穴肝俞、三阴交、中脘、足三里、次髎。操作为配穴每日取2~3个，主穴每日取所有，交替使用配穴。TDP灯照射患者腰腹部，每天1次，需留针半小时，1个疗程时间为1个月，每连续治疗5天休息2天，在患者经期不进行针灸治疗，时间是3个月。选取方药为补肾养血汤。实验结果为针药结合组有效率达到97.5%，而单纯方药治疗有效率为72.5%，且针灸治疗相较于方药来说不良反应较小，操作简便。［高刘生．中药结合针灸在女性月经量少治疗中的应用．中西医结合心血管病电子杂志，2017，5（22）：132-132.］

【注意事项】

1. 避免劳累。

3. 注重饮食营养的摄入，少食生冷刺激性食物，多补充营养。

3. 寒温得宜，不可经期受凉，注意经期卫生。

六、经期延长

月经周期基本正常，经期超过7天以上，甚或淋沥半月方净者，称为“经期延长”，亦称“月水不断”。《诸病源候论》中“月水不断候”有提到本病的证治：“妇人月水不断者，由损伤经血，冲脉、任脉虚损故也。冲任之脉，为经脉之海；手太阳小肠之经也，手少阴心之经也，此二经为表里，主下为月水。劳伤经脉，冲任之气虚损，故不能制其经血，故令月水不断也。”本病相当于西医学排卵型功能失调性子宫出血病的黄体萎缩不全者、盆腔炎症、子宫内膜炎等引起的经期延长；其中医病机与月经过多类似，主要责之于热、瘀、虚导致血海不宁，冲任不固，胞宫失于封藏而致经期延长。

【病因病机】

经期延长的病因主要是素体虚弱或虚热、饮食不节、情志不畅或思虑过度、久病或外伤等。其病机多由气虚冲任失约，或热扰冲任，血海不宁，或瘀阻冲任，血不循经所致。临床常见有气虚、血虚、血瘀等。

1. 气虚

素体脾胃虚弱，或饮食不节、劳倦、思虑过度伤脾，中气不足，统摄失调，冲任不固，不能制约经血，以致经期延长。

2. 血虚

素体阴虚，或久病伤阴，或多产、房劳致阴血亏耗而生内热，热扰冲任，血海不宁，经血妄行，致经期延长。

3. 血瘀

素性抑郁或情志不遂，郁怒伤肝，气郁血滞；或外伤、手术后，瘀血内留，阻滞胞宫，冲任不畅，新血不得归经，而致经期延长。

【临床表现】

月经周期基本正常，行经时间超过 7 天以上，甚或淋沥半月方净。

【诊断】

诊断依据

1. 有月经史妇女。

2. 月经周期基本正常，行经时间超过 7 天以上，甚或淋沥半月方净者。

【中医治疗】

1. 虚热证

主要证候：经行时间延长，量少，经色鲜红或紫红，质稠；伴咽干口燥，潮热颧红，形体消瘦，手足心热，大便燥结，小便黄；

舌红，苔薄黄，脉细数。

治法：养阴清热，止血调经。

方药：清血养阴汤（《妇科临床手册》）。

组成：生地黄、牡丹皮、白芍、玄参、黄柏、女贞子、旱莲草。

若咽干口燥，可加麦冬、石斛、天花粉等养阴生津；若潮热心烦，可加地骨皮、知母等清热除烦。

2. 气虚证

主要证候：经行时间延长，量多，经色淡红，质稀；伴肢倦神疲，气短懒言，面色无华㿠白，心悸失眠；舌淡，苔薄白，脉沉细弱。

治法：补气健脾，止血调经。

方药：举元煎（《景岳全书》）加减。

组成：人参、黄芪、白术、炙甘草、升麻。

3. 血瘀证

主要证候：经行时间延长，量或多或少，经色紫暗有块，经行不畅；小腹疼痛拒按，身重无力；舌质紫暗或有瘀点，脉弦涩。

治法：活血化瘀，理冲止血。

方药：桃红四物汤（《医宗金鉴》）合失笑散（《太平惠民和剂局方》）加减。

组成：桃仁、红花、当归、川芎、赤芍、熟地黄。

若小腹冷痛，可加艾叶炭、炮姜、乌药等温经止血、行气止痛；若经行不畅量少，可加益母草、泽兰、香附等行气活血。

【其他治疗】

针灸治疗：调经止血。

处方：关元、血海、三阴交。

加减：气虚，加足三里、脾俞；血热，加行间、地机。

【临证关键点】

月经周期基本正常，行经时间超过7天以上，甚或淋沥半月方净。

【现代研究】

1. 汤传梅利用口服黄体酮胶囊与服用桃红四物汤加减作为对比，治疗经期延长，实验结果显示：服用桃红四物汤加减的疗效总有效率为95.35%，服用黄体酮胶囊的疗效总有效率为77.27%。说明桃红四物汤能有效治疗经期延长，且不会增加不良反应。[汤传梅．桃红四物汤治疗经期延长的临床研究．数理医药学杂志，2018（1）：77-78.]

2. 朱娇芳等使用马鞭草15g，鹿衔草30g，茜草、益母草各15g，大小蓟各10g，蒲黄9g，五灵脂10g，川断10g，苍术9g，茯苓10g，配伍使用，以治疗湿热夹瘀型经期延长，实验结果显示：痊愈率78%，总有效率94%。[朱娇芳，牛凝，阚惠．自拟四草汤加减治疗经期延长50例疗效观察．国医论坛，2016（2）：30-30.]

【注意事项】

1. 经期避免重体力劳动和剧烈运动，注意休息。

3. 经期、产褥期注意卫生及保暖，禁止房事。

3. 保持心情舒畅。

4. 适当饮食，少食寒凉生冷之物。

七、经间期出血

经间期出血一般是指在排卵期出现周期性少量阴道出血者，在古代医籍中将排卵期称为“氤氲之时”。经间期是在经后期之后由阴转阳、由虚至盛之时，若此期间精血充沛，阴长至重，精化为气，阴转为阳，则氤氲之状萌发，“的候（排卵）”到来，此为女子受孕之最佳时机。但若经间期肾阴虚，癸水不足，或湿热内蕴或瘀阻胞宫，当阳气内动之时，阴阳转化不协调，冲任损伤，血海固藏失职，血溢于外，则造成经间期出血，或会影响排卵，继而影响生育。若出血少且仅1~2天或偶尔1次，可不做病论；但若反复出血或持续时间长，则需及时就诊。本病的治疗重在经后期，以滋肾养血、平衡阴阳为主。

【病因病机】

经间期出血常见的病因有素体虚弱不足、外感湿邪、久病阴虚、情志不畅、房劳多产等。素体不足，房劳多产或久病都可导致肾阴虚，日久可耗伤阳气；情志不畅与素体虚弱可导致血瘀，瘀阻胞宫，血不归经，则造成出血；外感湿邪，阻于胞络冲任之间，蕴而生热，损伤冲任而致出血。

1. 肾阴虚

素体不足，或房劳多产，或思虑过度，或久病，以致肾阴偏虚，虚火耗阴，精亏血损，于氤氲之时，阳气内动，虚火与阳气相搏，损伤阴络，冲任不固，因而经间期出血。若阴虚日久，损耗阳气，阳气不足，统摄无权，血海不固，以致出血反复发作。

2. 湿热

外感湿邪，入里阻于胞络、冲任之间，蕴而生热；或情志不畅，肝气郁结，克伐脾胃，不能化水谷之精微以生精血，反聚而生湿，下趋任带二脉，蕴而生热。阳气内动之时，引动内蕴之湿热，热扰冲任、子宫，以致出血。

3. 血瘀

素体虚弱，又因经产留瘀，瘀阻胞络；或情志不遂，气滞冲任，久而成瘀。值氤氲之时，阳气内动，血瘀与之相搏，瘀伤血络，血不循经，以致出血。

【临床表现】

排卵期周期性出现子宫少量出血。

【诊断】

1. 症状

两次月经中间出现规律性的少量阴道出血，常出现在周期的第12~16天，出血一般不超过5天。周期及经期正常。

2. 检查

（1）多见于青春期及育龄妇女。尤多见于产后或流产后。

（2）妇科检查：宫颈黏液透明呈拉丝状，夹有血丝。宫颈无赘生物或重度炎症，无接触性出血。

（3）基础体温测定：低高温相交替时出现少量阴道出血。

（4）激素水平检查：月经中期测定血清雌、孕激素水平偏低。

【中医治疗】

1. 肾阴虚证

主要证候：经间期出血，少量或稍多，色鲜红，质稍稠；伴头晕腰酸，夜寐不宁，五心烦热，大便干结，小便色黄；舌质红，苔少，脉细数。

治法：滋肾养阴，固冲止血。

方药：加减一贯煎（《景岳全书》）。

组成：生地黄、白芍、麦冬、熟地黄、甘草、知母、地骨皮。

（1）阴阳两虚证

症状：经间期出血，量稍多，色淡红无血块；头晕腰酸，神疲乏力，大便溏，尿频；舌淡红苔白，脉细。

治法：益肾助阳，固摄止血。

方药：大补元煎（《景岳全书》）加减。

组成：人参、山药、熟地黄、杜仲、当归、山茱萸、枸杞、炙甘草。

（2）阴虚火旺证

症状：经间期出血，量稍少，色鲜红质稠；头晕腰酸，烦热口干，夜寐差或失眠，入夜盗汗，便坚尿黄；舌红苔少，脉细数。

治法：滋阴降火，清热止血。

方药：知柏地黄丸（《医宗金鉴》）加减。

组成：知母、黄柏、熟地黄、山萸肉、山药、泽泻、茯苓、牡丹皮。

2. 湿热证

主要证候：经间期出血，量稍多，色深红，质黏腻，无血块，平时带下可见血丝或赤白带下；伴小腹时痛，骨节酸楚，神疲乏力，胸胁满闷，口苦咽干，纳呆腹胀，小便短赤；舌质红，苔黄，脉濡或滑数。

治法：清利湿热，固冲止血。

方药：清肝止淋汤（《傅青主女科》）加减。

组成：白芍、生地黄、当归、阿胶、牡丹皮、黄柏、牛膝、香附、红枣、小黑豆。

若湿盛，可加薏苡仁、苍术等健脾燥湿。

3. 血瘀证

主要证候：经间期出血，量少或稍多，色暗红或紫黑或有血块；少腹两侧或一侧胀痛或刺痛拒按，情志抑郁，胸闷烦躁；舌质紫或有紫斑，脉细弦。

治法：化瘀止血。

方药：逐瘀止血汤（《傅青主女科》）加减。

组成：大黄、生地黄、当归尾、赤芍、牡丹皮、枳壳、龟甲、桃仁。

若带下黄稠夹有湿热，可加红藤、败酱草、薏苡仁等清利湿热。

【其他治疗】

1. 耳针疗法：取子宫、盆腔、屏间、肝、脾、肾、附件、脑等穴，2~3 穴/次。

2. 肾阴虚的经间期出血，可从月经干净后服用乌鸡白凤丸。

【临证关键点】

排卵期周期性出现子宫少量出血。

【现代研究】

1. 叶青林认为，仙人揉腹法结合腹针能有效地治疗经间期出血。仙人揉腹法是清康雍年间著名养生家方开所创，具体操作：

①预备势：在保暖的前提下，脱衣松裤，正身仰卧，枕在矮枕上，全身放松，凝神静虑，调匀呼吸，舌抵上腭，意守丹田。②第一式：按摩心窝。两手缓缓上提，在胸前两手中三指（食指、中指、无名指）对接，并按在心窝部位（即胸骨下缘下柔软的部位，俗称心口窝），依右→上→左→下顺时针方向，原地按摩 21 次。③第二式：回环按摩腹中线及腹两侧。两手中三指对接，由心窝一边顺时针按摩，一边下移至脐下耻骨联合处（即小腹下部毛际处），然后两手向左右分开，一边按摩（左逆时针右顺时针）一边向上走，回到心窝处，两手交接而止。循环 21 次。④第三式：推按腹中线。两手中三指对接，由心窝腹中线部位直推至耻骨联合处，共 21 次。⑤第四式：右手绕脐按摩。右手手掌依右→上→左→下顺时针方向，围绕肚脐摩腹 21 次。⑥第五式：左手绕脐按摩。左手手掌依左→上→右→下逆时针方向，围绕肚脐摩腹 21 次。⑦第六式：推按左侧胸腹。左手做叉腰状，置左胁下腰肾处，大指向前，四指托后，轻轻捏住；右手中三指按在左乳下方部位，以此为起点，直推至左侧腹股沟（俗称大腿根）处，连续推按 21 次。⑧第七式：推按右侧胸腹。方向相反，方法同第六式。⑨第八式：盘坐摇转。盘坐势，两手拇指在里，四指收拢，握捏成拳（道家称为“握固”），分别轻按于两膝上，全身放松，足趾微向下屈。上身微往下俯，进行缓缓摇动。先依左→前→右→后顺时针方向，摇转 21 次；然后依右→前→左→后逆时针方向，摇转 21 次。注意事项：运用本法治疗时，要求动作柔缓，手法正确。极度疲劳、过饥过饱、恼怒、惊恐、精神紧张时，不宜点按。经间期出血患者在经过腹针治疗后再行仙人揉腹法，效果甚佳。［叶青林，李成国．腹针结合仙人揉腹法治疗经间期出血案．浙江中医杂志，2017，52（3）：207-207.］

2. 汤传梅研究认为，逍遥散化裁对治疗肝郁脾虚型经间期出血有显著疗效。［汤传梅．逍遥散化裁治疗肝郁脾虚型经间期出血临床研究．亚太传统医药，2017，13（18）：153-154.］

3. 戴婧等研究认为，养阴清热止血汤治疗经间期出血肾虚肝郁证效果良好。此方重在肝、脾肾、三脏同补，气血同调，止血不忘化瘀，标本兼治，与激素类药物相比远期疗效好，副作用小，且能多水平、多靶点作用于卵巢，调节卵巢功能，保护卵巢。［戴婧，王若光，陈林．养阴清热止血汤治疗育龄妇女经间期出血 30 例．江西中医药，2017，48（5）：48-49.］

【注意事项】

1. 出血期间应适当休息，避免过度劳累。

2. 保持外阴局部清洁，严禁性生活，防止感染。

3. 饮食宜清淡有营养，忌食生冷、油腻、辛辣、燥热的食物。

4. 注意调节情绪，保持心情舒畅，加强体质锻炼。

八、痛经

痛经是现代女性最常见的妇科疾病，很多女性都深受其折磨。古代医籍里对痛经一般称之为“月水来腹痛”“经期腹痛”“经行腹痛”“经痛”等。其病机无非虚实两个方面——不通则痛（实）和不荣则痛（虚）。痛经常伴随一系列的胃肠道症状，如恶心、腹泻、腹胀等，而且有的女性可能在月经来潮之前或月经来潮之后也会腹痛。西医学将痛经分为原发性痛经和继发性痛经。原发性痛经在青春期较为常见，而继发性痛经在育龄期较为常见。对于原发性痛经，在排卵之后月经来潮之前治疗效果会比较显著。一般来说，经前痛多为实，经后痛多为虚。本病有一定的遗传倾向。

【病因病机】

导致痛经的病因多为素体虚弱、经期感寒、情志不畅、饮食不节、久病或手术外伤、房劳多产等。其病机可从虚实两方面分析。

1. 气滞血瘀

情志不畅，或愤怒或抑郁，肝郁气滞，气滞则血瘀，阻滞胞宫和冲任，经期气血更加下注冲任，胞宫气血更加壅滞，不通则痛，即为痛经。

2. 寒湿凝滞

经期或经前感寒或贪食冷饮，寒邪内侵，客于冲任、胞宫，气血凝滞，发为痛经。

3. 阳虚内寒

素体阳虚，阴寒内盛，冲任胞宫失于温煦，经期气血下注之时机体阳气益虚，寒凝血脉，冲任阻滞，发为痛经。

4. 湿热瘀阻

素体湿热内蕴或经产时期感受热邪，湿热与血相互搏结，流注冲任，蕴结于胞宫，阻滞气血，发为痛经。

5. 气血虚弱

素体脾虚或大病或术后气血俱虚，经期或经后气血更虚，冲任、胞宫失于濡养，或兼有气虚血滞，不荣则痛，发为痛经。

6. 肝肾亏损

先天禀赋虚弱，或房劳多产，损及肝肾，精亏血少，胞宫、冲任失于濡养，血海亏虚，不荣则痛，发为痛经。

【临床表现】

行经前后或月经期出现下腹部疼痛、坠胀，伴有腰酸或其他不适症状，严重影响生活质量。

【诊断】

1. 症状

行经前后或月经期出现下腹部阵发性痉挛性疼痛、坠胀，多发生于经期第 1~2 天或经前 1~2 天，或发生于月经将净时，伴有腰酸或其他不适症状，严重影响生活质量。

2. 检查

（1）妇科检查：无阳性体征者属于功能性痛经，部分患者可见子宫体极度屈曲或宫颈口狭窄；若盆腔粘连、附件区增厚、包块、直肠窝触痛结节或子宫体增大者，可能是盆腔炎、子宫内膜异位症、子宫腺肌病等导致。

（2）B 超检查、腹腔镜、宫腔镜检查等，可以辅助辨别原发性痛经和继发性痛经。

【中医治疗】

1. 气滞血瘀证

主要证候：经前或经期小腹胀痛，量少，色紫暗有块或有烂肉样物排出，行而不畅，块下则痛减；伴有乳房胀痛，胸闷烦躁；舌质紫暗或有瘀点，脉弦。

治法：理气行滞，化瘀止痛。

方药：膈下逐瘀汤（《医林改错》）加减。

组成：五灵脂、当归、川芎、桃仁、牡丹皮、赤芍、乌药、延胡索、甘草、香附、红花、枳壳。

若夹有烂肉样物排出，可加蒲黄、血竭、三棱、没药。

2. 阳虚内寒证

主要证候：经期或经后小腹冷痛，喜按喜揉，得热则舒，量少色暗；伴腰腿酸软，小便清长；舌淡胖，苔白润，脉沉。

治法：温经扶阳，暖宫止痛。

方药：温经汤（《金匮要略》）加减。

组成：吴茱萸、麦冬、当归、芍药、川芎、人参、桂枝、阿胶、牡丹皮、生姜、甘草、半夏。

3. 寒湿凝滞证

主要证候：经行小腹冷痛，得热则舒，量少色紫暗有块；伴有形寒肢冷，小便清长；苔白，脉细或沉紧。

治法：温经散寒除湿，化瘀止痛。

方药：少腹逐瘀汤（《医林改错》）加减。

组成：小茴香、干姜、延胡索、没药、当归、川芎、官桂、赤芍、蒲黄、五灵脂。

若通甚而厥，手足不温或冷汗淋漓，为寒邪凝闭阳气之象，可于方中加附子，以温壮阳气行血。

4. 湿热瘀阻证

主要证候：经前或经期小腹灼热胀痛，拒按，色暗红，质稠有块；平素带下量多色黄，或平时小腹疼痛，经来疼痛加剧；或伴经前低热，小便黄赤；舌紫红，苔黄腻，脉滑数或涩。

治法：清热除湿，化瘀止痛。

方药：清热调血汤（《古今医鉴》）加减。

组成：牡丹皮、黄连、生地黄、当归、白芍、川芎、红花、桃仁、莪术、香附、延胡索。

若伴经量多或经期延长，则加地榆、马齿苋、贯众炭、槐花凉血止血。

5. 气血虚弱证

主要证候：经期或经后小腹隐痛，喜按，或小腹、阴部空坠感，月经量少色淡，质清晰；伴有面色无华，头晕心悸，神疲乏力；舌淡，脉细无力。

治法：补气养血，和中止痛。

方药：黄芪建中汤（《金匮要略》）加减。

组成：黄芪、白芍、桂枝、炙甘草、生姜、大枣、饴糖。

若伴乳胀胁痛，小腹胀痛，为血虚肝郁，可加川楝子、柴胡、小茴香、乌药以行气止痛。

6. 肝肾亏损证

主要证候：经期或经后小腹绵绵作痛，经量少，色暗淡，质稀薄；伴有腰膝酸软，头晕耳鸣；舌淡红，苔薄，脉沉细。

治法：益肾养肝，缓急止痛。

方药：调肝汤（《傅青主女科》）加减。

组成：当归、白芍、山茱萸、巴戟天、甘草、山药、阿胶。

若痛及腰骶，可加续断、杜仲等。

【其他治疗】

1. 针灸治疗

主经脉：任脉、足太阴经。

主穴：中极、三阴交、地机、十七椎、次髎。

若气滞血瘀，配太冲、血海；寒凝血瘀，配关元、归来；气血虚弱，配气海、血海；肾气亏损，配肾俞、太溪。

操作：针刺中极，连续捻转手法，使针感向下传导。寒凝血瘀、气血虚弱、肾气亏损宜加灸法。疼痛发作时可加电针。

预防痛经则多在经前3~7天开始，连续治疗3个月经周期为1个疗程。

古代处方：小腹痛，灸内庭。

2. 耳穴治疗

于内分泌、内生殖器、肝、肾、皮质下、神门等穴位处行埋针法或压丸法。每次选用3~5穴。

3. 穴位敷贴

取神阙穴，用吴茱萸、白芍、延胡索各30g，艾叶、乳香、没药各15g，冰片6g，研细末，每次用5~10g，白酒调成膏状贴敷。

4. 拔罐

取十七椎、次髎、肾俞、中机、关元穴，常规拔罐治疗。

5. 塞耳法

取75%的酒精50mL或大蒜汁适量，用消毒棉球蘸取后塞耳孔中，5~30分钟见效。

6. 埋线疗法

以1cm长的消毒羊肠线埋植于三阴交，或中机透关元，于经前或经后埋植，每个月经周期埋线1次，第2次可续用上次有效穴位。

【临证关键点】

经前或经期或经后出现周期性小腹疼痛。

【现代研究】

1. 张敏等研究认为，将推拿与功法结合缓解治疗原发性痛经有显著疗效。腹部推拿操作：①揉法，小腹 2 分钟；②一指禅推法，气海、关元、中极各 2 分钟；③点按上述穴位，每穴 1 分钟；④叠掌按揉腹部，顺时针 2 分钟；⑤斜擦少腹，每侧各 0.5 分钟。功法为坐位，盘腿，两目微闭，目露一线，舌抵上腭，下颌微收，面带微笑，两唇微合，含胸拔背，双手重叠，右手放于左手之上，掌心对应小腹部，意念集中在小腹部，想着小腹部有一团熊熊燃烧的烈火，呼气时温暖之气从下向上，通过咽喉吐出体外，并且心中默念温经散寒止痛，气血充盈，心情舒畅。呼吸由自然呼吸逐渐转为腹式呼吸，做到深长匀细，鼻吸口呼。结束时，叠掌放于小腹部，顺时针由小到大摩腹 9 圈，逆时针由大到小摩腹 9 圈，叠掌放于脐部。上述 2 组每次月经前 7 天推拿治疗，隔 1 天 1 次，持续 3 个疗程。功法训练（最佳练习时间为晚上睡觉前）自治疗之日起，1 周 3 次，每次 30 分钟，持续 3 个疗程。1 个疗程为 1 个月经周期，共 3 个疗程。实验结果表明，腹部推拿和功法训练治疗原发性痛经疗效显著。推拿治疗可达到行气活血化瘀的效果，而功法训练可达到调畅情志的作用，两相结合，相辅相成，且此种疗法安全无毒副作用。[张敏，吴中秋，张韶峰，等．针灸推拿学研究腹部推拿与功法训练治疗原发性痛经临床研究．河北中医药学报，2017，32（3）：37-38.]

2. 经络刮疗是福建中医药大学吴强教授总结的一种非药物疗法，以经络学说和十二皮部论为着眼点。该法最早源于古老的砭石疗法，作用于皮部，操作为采用刮痧板在经络穴位上进行轻快流畅的顺经刮拭，力度以皮色基本不变、有轻微发热而无痛感为宜，不出痧，不外涂佐剂。吴强对 64 例患者进行治疗观察，利用口服布洛芬缓释胶囊的药物组和刮疗组对照，发现经络刮疗能有效改善原发性痛经患者的疼痛，及其伴随的胃肠道反应和情志反应。经实验得出，经络刮疗治疗原发性痛经可以达到与西药相当的止痛效果，而且在改善胃肠道方面的治疗效果较药物组有优势。[罗萍，林栋，吴强．经络刮疗治疗原发性痛经 64 例．福建中医药，2017（2）：18-19.]

3. 杨洋用药物贴敷中机和次髎穴治疗原发性痛经。治疗方法：采用痛经贴敷中极、次髎穴位，每次月经前 7 天到月经周期第 3 天，治疗 6 个月经周期为观察终点。痛经贴组方由草乌、南星、益母草、鹿角霜、五灵脂等组成，经熬制成黑膏药，药物直径为 15mm，厚度 2mm。每日 1 次，每次贴敷 18 小时。按纳入标准选取 48 例患者，再按疗效标准和症状评分得出结论为总有效率达到 95. 83%。经实验可以看出，通过痛经贴敷中极、次髎，可达到温经通任、散瘀止痛的作用，治疗原发性痛经的确具有一定效果。[杨洋．痛经贴穴位敷贴治疗原发性痛经疗效观察．湖北中医杂志，2017，39（1）：32-33.]

4. 吴碧辉利用路路通散熏洗治疗原发性痛经，其组方为路路通、干姜、姜黄、石菖蒲、荆芥、老鹳草、艾叶、小茴香、花椒等，主要功效为温经通络、祛风散寒。熏洗方法：取路路通散 20g 放入木桶中，加入约 3000mL 沸水，搅匀（桶内置一小木凳，略高出药液面）。患者取坐位，将双下肢搁于桶内小凳上，外盖布单或大浴巾（保持药蒸汽热力）进行熏蒸，待药液水温降至 40℃左右时取出小凳，将双下肢浸于药液中泡洗（冬天药液凉时可随时加温）。熏洗时间不少于 30 分钟，每天 2 次，10 天为 1 个疗程。经疗效标准和症状评分筛查后发现，采用路路通散外用熏洗治疗女性痛经，实证型痛经的有效率达 96. 00%，虚证型痛经的有效率达 93. 00%，中度痛经的有效率达 96. 00%，重度痛经的有效率达 92. 00%，总有效率平均达到 95. 00%。从方解来看：中药路路通具有祛风活络、利水通经作用；方中干姜、小茴香温经散寒，通达下焦；姜黄破血行气，通经止痛；石菖蒲化湿和胃，散风祛湿；荆芥发表祛风，理血解毒；老鹳草活血祛风，清热解毒；艾叶温经止血，散寒除湿止痛；川椒温中止痛。全方诸药合用，能温经散寒、活血祛瘀、消肿止痛，而且熏洗也能达到温经散寒、活血通络的作用。而寒凝血瘀正是痛经的主要病机。且患者认为此种方法方便简洁，接受度较高。［吴碧辉，黄再军，曾晓清．中药路路通散外用熏洗治疗原发性痛经的临床观察．当代医学，2017，23（4）：63-64.］

【注意事项】

1. 重视心理治疗，调畅情志。
2. 保证足够的休息和睡眠，规律而适度的锻炼。
3. 疼痛不能忍受时，辅以药物治疗。
4. 经期保暖，避免受寒及经期感冒。
5. 经期禁食冷饮及寒凉食物，忌烟酒。经期禁游泳、盆浴、冷水浴。
6. 保持阴道清洁，经期卫生。
7. 如出现剧烈性痛经，甚至昏厥，应先保暖，再予解痉镇痛剂。
8. 可多喝热牛奶。如每晚睡前喝一杯加一勺蜂蜜的热牛奶，可以缓解痛经。
9. 练习瑜伽、弯腰、放松等动作更能松弛肌肉及神经，且体质增强有助改善经痛。
10. 积极正确地检查和治疗妇科病，月经期应尽量避免做不必要的妇科检查及各种手术，防止细菌上行感染。患有妇科疾病，要积极治疗，以祛除引起痛经的隐患。

九、闭经

女子满16周岁尚未月经来潮，或正常月经周期建立后又停止月经来潮6个月以上，或根据自身月经周期计算停经3个周期以上者，称之为闭经。青春期前、妊娠期、哺乳期、绝经后期的月经不来潮及月经初潮后 1 年内月经数月停闭，无其他不适者均属生理性停经，不属闭经范畴。在古代医籍中将闭经称为“女子不月（《素问·阴阳别论》）”“月事不来（《素问·评热病论》）”。还需注意，因玉门（处女膜）闭锁或阴道横膈致经血潴留不能外排而导致的“隐经”，和因先天生殖器官畸形、缺失或后天生殖器官严重损伤而致的无月经，前者需经手术治疗，后者药物难以起效，需经详细检查再依具体情形确定治疗方案。

【病因病机】

闭经多因先天禀赋不足，或素体肥胖，或房劳多产，或久病耗伤，或饮食不节，或情志不畅，或外感热邪等而致肾气亏损、气血虚弱、阴虚血燥、气滞血瘀、痰湿阻滞等。

1. 肾气亏损

先天禀赋不足，年少肾气未充，精气未盛，或房劳多产，久病伤肾，以致肾精亏损，冲任气血不足，血海不能满溢，胞宫无血可下，致月经停闭。

2. 气血虚弱

素体脾虚，或饮食不节，或思虑劳累过度，损伤脾气，或久病耗伤营血，气血化生之源不足，冲任气血不充，血海不能满溢，遂致月经停闭。

3. 血虚

素体血虚，或数伤于血，或大病久病，营血耗损，冲任血少，血海不能满溢，遂致月经停闭。

4. 气滞血瘀

七情内伤，素性抑郁，或忿怒过度，气滞血瘀，瘀阻冲任，气血运行受阻，血海不能满溢，遂致月经停闭。

5. 寒凝血瘀

经产之时，血室正开，过食生冷，或涉水感寒，寒邪乘虚客于冲任，血为寒凝成瘀，滞于冲任，气血运行阻隔，血海不能满溢，遂致月经停闭。

6. 痰湿阻滞

素体肥胖，痰湿内盛，或脾失健运，痰湿内生，痰湿、脂膜壅塞冲任，气血运行受阻，血海不能满溢，遂致月经停闭。

【临床表现】

女子满16周岁尚未月经来潮，或正常月经周期建立后又停止月经来潮6个月以上，或根据自身月经周期计算停经3个周期以上。

【诊断】

1. 病史及症状

包括月经史、婚育史、服药史、子宫手术史、家族史，以及可能的起因和伴随症状，如环境变化、精神心理创伤、情绪应激、运动性职业或过强运动、营养状况及有无头痛、溢乳。对原发性闭经者，应了解青春期生长和发育进程。

2. 检查

包括体格检查、妇科检查、激素水平测定、染色体检查、影像学检查、基础体温测定、宫腔镜检查等。

（1）体格检查：包括智力、身高、体质量、第二性征发育情况，有无发育畸形，有无甲状腺肿大，有无乳房溢乳，皮肤色泽及毛发分布。对原发性闭经、性征幼稚者还应检查嗅觉有无缺失。

（2）妇科检查：内、外生殖器官发育情况及有无畸形；已婚妇女可通过检查阴道及宫颈黏液了解体内雌激素的水平。

（3）实验室辅助性检查：有性生活史的妇女出现闭经，必须首先排除妊娠。

【中医治疗】

1. 肾虚证

（1）肾气虚证

主要证候：月经初潮来迟，或月经后期量少，渐至闭经；伴有头晕耳鸣，腰酸腿软，小便频数，性欲淡漠；舌淡红，苔薄白，脉沉细。

治法：补肾益气，养血调经。

方药：大补元煎加丹参、牛膝。

组成：人参、山药、熟地黄、杜仲、当归、山茱萸、枸杞、炙甘草、丹参、牛膝。

若闭经日久，畏寒肢冷甚者，酌加菟丝子、肉桂、紫河车；夜尿频数者，酌加金樱子、覆盆子。

（2）肾阴虚证

主要证候：月经初潮来迟，或月经后期量少，渐至闭经；伴有头晕耳鸣，腰膝酸软，或足跟痛，手足心热，甚则潮热盗汗，心烦少寐，颧红唇赤；舌红，苔少或无苔，脉细数。

治法：滋肾益阴，养血调经。

方药：左归丸。

组成：熟地黄、菟丝子、牛膝、龟甲胶、鹿角胶、山药、山茱萸、枸杞。

若潮热盗汗者，酌加青蒿、鳖甲、地骨皮；心烦不寐者，酌加柏子仁、丹参、珍珠母；阴虚肺燥，咳嗽咯血者，酌加白及、仙鹤草。

（3）肾阳虚证

主要证候：月经初潮来迟，或月经后期量少，渐至闭经；伴有头晕耳鸣，腰膝冷痛，畏寒肢冷，小便清长，夜尿多，大便溏薄，面色晦暗，或目眶暗黑；舌淡，苔白，脉沉弱。

治法：温肾助阳，养血调经。

方药：十补丸（《济生方》）加减。

组成：熟地黄、山药、山茱萸、泽泻、茯苓、牡丹皮、肉桂、五味子、炮附子、鹿茸。

2. 脾虚证

主要证候：月经停闭数月；伴肢倦神疲，食欲不振，脘腹胀闷，大便溏薄，面色淡黄；舌淡胖有齿痕，苔白腻，脉缓弱。

证候分析：脾虚生化之源亏乏，冲任气血不足，血海不能满溢，故月经停闭数月；脾虚运化失职，湿浊内盛，故食欲不振、脘腹胀闷、大便溏薄；脾主四肢，脾虚中气不振，故肢倦神疲；舌淡胖，有齿痕，苔白腻，脉缓弱，也为脾虚之征。

治法：健脾益气，养血调经。

方药：参苓白术散（《太平惠民和剂局方》）加当归、牛膝。

组成：人参、白术、茯苓、白扁豆、甘草、山药、莲子肉、桔梗、薏苡仁、砂仁。

3. 血虚证

主要证候：月经停闭数月；伴头晕目花，心悸怔忡，少寐多梦，皮肤不润，面色萎黄；舌淡，苔少，脉细。

治法：补血养血，活血调经。

方药：小营煎（《景岳全书》）加鸡内金、鸡血藤。

组成：当归、熟地黄、白芍、山药、枸杞、炙甘草、鸡内金、鸡血藤。

若血虚日久，渐至阴虚血枯经闭者，症见月经停闭，形体羸瘦，骨蒸潮热，或咳嗽唾血，两颧潮红，舌绛苔少，甚或无苔，脉细数。治宜滋肾养血，壮水制火。方用补肾地黄汤（《陈素庵妇科补解》）加减，组成：熟地黄、麦冬、知母、黄柏、泽泻、山药、远志、茯神、牡丹皮、枣仁、玄参、桑螵蛸、竹叶、龟甲、山茱萸。方中知柏地黄丸滋肾阴泻相火，佐以玄参、龟甲、桑螵蛸滋阴潜阳，竹叶、麦冬清心火，远志、枣仁宁心神，使心气下通，胞脉流畅，则月经可来。

4. 气滞血瘀证

主要证候：月经停闭数月，小腹胀痛拒按；精神抑郁，烦躁易怒，胸胁胀满，嗳气叹息；舌紫暗或有瘀点，脉沉弦或涩而有力。

治法：行气活血，祛瘀通络。

方药：膈下逐瘀汤（《医林改错》）加减。

组成：当归、赤芍、桃仁、川芎、枳壳、红花、延胡索、五灵脂、牡丹皮、乌药、香附、甘草。

若烦躁、胁痛者，酌加柴胡、郁金、栀子；夹热而口干，便结，脉数者，酌加黄柏、知母、大黄。

5. 寒凝血瘀证

主要证候：月经停闭数月，小腹冷痛拒按，得热则痛缓，形寒肢冷，面色青白；舌紫暗，苔白，脉沉紧。

治法：温经散寒，活血调经。

方药：温经汤加减。

组成：吴茱萸、麦冬、当归、芍药、川芎、人参、桂枝、阿胶、牡丹皮、生姜、甘草、半夏。

若小腹冷痛较剧者，酌加艾叶、小茴香、姜黄；四肢不温者，酌加制附子、仙灵脾。

6. 痰湿阻滞证

主要证候：月经停闭数月，带下量多，色白质稠；伴有平素形体肥胖，喉间痰鸣，或面浮肢肿，神疲肢倦，头晕目眩，心悸气短，胸脘满闷；舌淡胖，苔白腻，脉滑。

治法：豁痰除湿，活血通经。

方药：丹溪治湿痰方（《丹溪心法》）加减。

组成：苍术、白术、半夏、茯苓、滑石、香附、川芎、当归。

若胸脘满闷者，酌加瓜蒌、枳壳；肢体浮肿明显者，酌加益母草、泽泻、泽兰。

【其他治疗】

针灸治疗

主经脉：任脉、足太阴经、足阳明经。

主穴：关元、中机、三阴交、归来。

气血虚弱，配足三里、血海；肾气亏虚，配肾俞、太溪；气滞血瘀，配合谷、太冲；痰湿阻滞，配中脘、丰隆。

操作：毫针常规刺。气血虚弱、肾气亏虚可在腹部或背部加灸法，气滞血瘀可配合刺络拔罐法。

【临证关键点】

女子满 16 周岁尚未月经来潮，或正常月经周期建立后又停止月经来潮 6 个月以上，或根据自身月经周期计算停经 3 个周期以上。

【现代研究】

王继扬等利用督灸治疗闭经，结果达到治愈 18 例、好转 10 例、未愈 3 例，总有效率达 90.32%。操作步骤分为两步，一是督灸前准备药物等，二是进行治疗。药物等的准备：将熟地黄、枸杞、菟丝子、淫羊藿、杜仲、黄芪、白术、川芎、冰片混合打成粉。再将桑皮纸切成宽 10cm、长 40cm 的长条形，再将生姜 1750g 打成姜泥，去汁。最后将艾绒搓成长约 6cm、中间直径约 1cm 的紧实梭形艾炷，前期准备即可完成。治疗操作：患者裸背俯卧于床上，从督脉的大椎穴至腰俞穴，用 75%酒精消毒施术部位 3 遍，并沿脊柱正中及两侧涂抹姜汁 3 遍。沿脊柱正中洒督灸粉如线状，然后将桑皮纸敷盖在药粉的上面，正对督脉。把姜泥牢固地铺在桑皮纸中央，姜泥底宽 3cm、高 2.5cm、顶宽 2.5cm，呈梯形，上面压一凹槽。将艾炷放在姜泥上边的凹槽中，分 3 点将前头、中间、后头的艾炷点燃，燃尽为 1 壮。燃完 1 壮后更换，连灸 3 壮。灸完 3 壮后，取下姜泥，用毛巾拭去药粉。每次治疗约 2 小时，2 周治疗 1 次，3 次为 1 个疗程，共治疗 2 个疗程。［王继扬，张建英．督灸治疗继发性闭经 31 例．实用中医药杂志，2017，33（10）：1205-1206.］

【注意事项】

1. 要注意保证营养，忌食生冷油腻之物。

2. 勤于锻炼，保持心情舒畅。

十、崩漏

妇女不在行经期间阴道突然大量出血，或淋沥下血不断者，称为“崩漏”，前者称为“崩中”，后者称为“漏下”。若经期延长达2周以上者，应属崩漏范畴，称为“经崩”或“经漏”。

一般突然出血，来势急，血量多的叫崩；淋沥下血，来势缓，血量少的叫漏。崩与漏的出血情况虽不相同，但其病机是一致的，而且在疾病发展过程中常相互转化，如血崩日久，气血耗伤，可变成漏，久漏不止，病势日进，也能成崩，所以临床上常常崩漏并称。正如《济生方》说：“崩漏之病，本乎一证，轻者谓之漏下，甚者谓之崩中。”本病属常见病，常因崩与漏交替，因果相干，致使病变缠绵难愈，成为妇科的疑难重症。本病相当于西医学无排卵型功能失调性子宫出血病。生殖器炎症和某些生殖器肿瘤引起的不规则阴道出血亦可参照本病辨证治疗。

【病因病机】

崩漏主要是肾-天癸-冲任-胞宫轴的严重失调。导致崩漏的常见原因有素体先天禀赋不足或虚弱、情志失调、饮食不节、房劳多产、久病耗伤、术后护理不当或七七之年肾气渐衰，天癸渐竭。

1. 脾虚

素体脾虚，或劳倦思虑、饮食不节损伤脾气，脾虚血失统摄，甚则虚而下陷，冲任不固，不能制约经血，发为崩漏。

2. 肾虚

先天肾气不足，或少女肾气未盛，天癸未充，或房劳多产损伤肾气，或久病大病穷必及肾，或七七之年肾气渐衰，天癸渐竭，肾气虚则封藏失司，冲任不固，不能制约经血。

3. 血热

素体阳盛血热或阴虚内热，或七情内伤，肝郁化热，或内蕴湿热之邪，热伤冲任，迫血妄行，发为崩漏。

4. 血瘀

七情内伤，气滞血瘀，或灼热、寒凝、虚滞致瘀；或经期、产后余血未净而行房事导致内生瘀血，或崩漏日久离经之血为瘀。瘀阻冲任、子宫，血不归经而妄行，遂成崩漏。

【临床表现】

崩漏是月经的周期、经期、经量发生严重失常的病证，其发病急骤，暴下如注，大量出血者为“崩”；病势缓，出血量少，淋沥不绝者为“漏”。

【诊断】

1. 症状

崩漏病特指月经周期紊乱，阴道出血如崩似漏的疾病，包括崩中和漏下。多见于青春期、更年期妇女，检查未发现肿瘤等病变。

2. 检查

崩漏以外的其他疾病出现阴道非正常性出血者，常有：

（1）阴道出血量多，小腹部扪及肿块者，多为石瘕。

（2）确诊妊娠，阴道出血，可见于胎漏或异位妊娠。

（3）产后阴道出血，量多者分为新产出血、血崩、晚期产后出血；量少淋沥不尽者，为产后恶露不绝。

（4）崩漏，伴全身皮下出血、身热者，应考虑疫斑病、紫癜病、蓄血病等。

（5）周期性于两次月经中间（即氤氲期）出现少量阴道出血，且白带增多者，为经间期出血。

（6）因损伤所致阴道出血，有损伤原因可查，称女阴损伤。

（7）伴全身多处出血而出血难止，不发热者，可能为血溢病。

（8）中老年妇女阴道时有出血，带下臭秽或夹血丝者，应疑为胞宫癌等的可能。

（9）常规妇科、产科检查，应作为必备诊断。

（10）血常规、血液生化检查，必要时可做脊髓液、细胞培养等检查。

（11）腹部X线摄片、B超、CT扫描等，能帮助确定病位和明确诊断。

【中医治疗】

1. 肾虚证

（1）肾阴虚证

主要证候：经血非时而下，出血量少或多，淋沥不断，血色鲜红，质稠；头晕耳鸣，腰酸膝软，手足心热，颧赤唇红；舌红，苔少，脉细数。

证候分析：肾阴不足，虚火内炽，热伏冲任，迫血妄行，故经血非时而下，出血量少或多，淋沥不断；阴虚内热，故血色鲜红，质稠；肾阴不足，精血衰少，不能上荣空窍，故头晕耳鸣；精亏血少，不能濡养外府，故腰腿酸软；阴虚内热，则手足心热；虚热上浮，则颧赤唇红；舌红，苔少，脉细数，也为肾阴虚之征。

治法：滋肾益阴，固冲止血。

方药：左归丸（《景岳全书》）去川牛膝，加旱莲草、炒地榆。

组成：熟地黄、山药、枸杞、山茱萸、菟丝子、鹿角胶、龟甲胶、旱莲草、炒地榆。

若阴虚有热者，可酌加生地黄、麦冬、地骨皮。

本证也可用育阴汤（《百灵妇科》）加减，组成：熟地黄、山药、续断、桑寄生、山茱萸、海螵蛸、龟甲、牡蛎、白芍、阿胶、炒地榆。

（2）肾阳虚证

主要证候：经血非时而下，出血量多，淋沥不尽，色淡质稀；伴有面色晦暗，腰膝酸痛，畏寒肢冷，小便清长，大便溏薄；舌淡暗，苔薄白，脉沉弱。

治法：温肾助阳，固冲止血。

方药：大补元煎加减。

组成：人参、山药、熟地黄、杜仲、当归、山茱萸、枸杞、炙甘草。

酌加补骨脂、鹿角胶、艾叶炭。

2. 脾虚证

主要证候：经血非时而下，量多如崩或淋沥不断，色淡质稀；伴有神疲体倦，气短懒言，腹胀厌食，四肢不温，或面浮肢肿，面色淡黄；舌淡胖，苔薄白，脉缓弱。

治法：健脾益气，固冲止血。

方药：固冲汤（《医学衷中参西录》）加减。

组成：白术、黄芪、煅龙骨、煅牡蛎、山茱萸、白芍、海螵蛸、茜草根、棕榈炭、五倍子。

若出血量多者，酌加人参、升麻；久漏不止者，酌加藕节、炒蒲黄。

若阴道大量出血，兼肢冷汗出，昏仆不知人，脉微细欲绝者，为气随血脱之危候，急宜补气固脱，方用独参汤（《景岳全书》）。服法：人参25g，水煎取浓汁，顿服，余药再煎顿服。或用生脉散（《内外伤辨惑论》）救治，益气生津，敛阴止汗以固脱，组成：人参、麦冬、五味子。若症见四肢厥逆，冷汗淋漓，为亡阳之候，宜回阳固脱，方用参附汤（《校注妇人良方》），组成：人参、附子、生姜、大枣。

3. 血热证

主要证候：经血非时而下，量多如崩，或淋沥不断，色深红，质稠；伴有心烦少寐，口渴喜冷饮，头晕面赤；舌红，苔黄，脉滑数。

治法：清热凉血，固冲止血。

方药：清热固经汤（《简明中医妇科学》）加减。

组成：生地黄、地骨皮、炙龟甲、牡蛎粉、阿胶、黄芩、藕节、陈棕炭、甘草、焦栀子、地榆。

若肝郁化火者，兼见胸胁乳房胀痛、心烦易怒、时欲叹息、脉弦数等症，宜平肝清热止血，方用丹栀逍遥散加醋炒香附、蒲黄炭、血余炭以调气理血止血。

4. 血瘀证

主要证候：经血非时而下，量多或少，淋沥不净，血色紫暗有块；伴有小腹疼痛拒按；舌紫暗或有瘀点，脉涩或弦涩有力。

治法：活血祛瘀，固冲止血。

方药：逐瘀止崩汤（《安徽中医验方选集》）加减。

组成：当归、川芎、三七、没药、五灵脂、丹皮炭、炒丹参、炒艾叶、阿胶（蒲黄炒）、龙骨、牡蛎、乌贼骨。

【其他治疗】

针灸治疗

主经脉：任脉、足太阴经。

主穴：关元、三阴交、隐白。

【临证关键点】

妇女不在行经期间阴道突然大量出血，或淋沥下血不断者。

【现代研究】

张丽丹等研究认为，可用针刺结合刺络放血治疗血瘀型崩漏。实验按标准选出血瘀型崩漏患者 60 例，然后随机分为常规针刺结合刺络放血组与常规单纯体针针刺组，前者的治疗操作为先进行常规针刺后再行腰骶部刺络拔罐放血。针刺取穴：关元、三阴交、合谷、太冲，行提插捻转泻法，穴位留针 25 分钟。腰骶部刺络拔罐放血操作：患者俯卧位，在腰骶部督脉或周围部位寻找如红色丝条状小毛细血管或红色丘疹样反应点或局部青色瘀瘢等阳性点，每次择取 2~3 个点，常规消毒后，用规格 2. 6mm 无菌三棱针挑刺出血，挑刺后加拔罐并留罐 5 分钟，使其出瘀血 5mL 左右。单纯针刺治疗和刺络拔罐放血治疗均为隔两日治疗 1 次，6 次为 1 个疗程，共 1 个疗程。实验结果显示：治疗组与对照组的整体临床疗效总有效率分别为 96. 67%和 83. 33%，止血率分别为 86. 67%和 76. 67%。其中上述所选穴位在《针灸集成》中提到过："崩漏，太冲、血海、阴谷、然谷、三阴交"，针刺上述穴位可达到通调气血之作用，气行则血行，且刺络放血法旨在清除瘀血，两法共奏祛瘀行血之效，且无毒副作用，值得研究与推广。［张丽丹，张鑫，庾珊，等．针刺结合刺络放血治疗血瘀型崩漏的临床研究．针灸临床杂志，2017，33（1）：7-10.］

【注意事项】

1. 崩漏调摄，首重个人卫生，防止感染；其次调节饮食，增强营养；最后保持心情舒畅，劳逸结合。

3. 崩漏一旦发生，必须遵照"塞流、澄源、复旧"的治崩三法及早治疗，并加强锻炼，以防复发。

3. 注意营养的摄入，忌食生冷油腻。

4. 不可过度操劳，注意休息。

十一、经行泄泻

每值经前或经期大便泄泻，经净自止者，称为"经行泄泻"，亦称"经来泄泻"。本病属西医学经前期紧张综合征范畴。

【病因病机】

经行泄泻的主要发病原因是先天不足或素体虚弱，或饮食不节，或情志不畅，或房劳多产等导致脾肾阳气不足，运化失司，值经期血气下注冲任，脾肾愈虚而发生泄泻。常见分型有脾气虚和肾阳虚。

1. 脾气虚

素体脾虚，或忧思劳倦，或饮食不节，脾气受损，经行之际气血下注冲任，则脾气更虚，运化失司，水湿内停，下走大肠，而致泄泻。

2. 肾阳虚

先天不足或素体肾虚，或房劳多产，命门火衰，经行之际，气血下注冲任，命火愈衰，无法上温于脾，脾失健运，而致泄泻。

【临床表现】

经期或行经前后，周期性出现大便泄泻，日行数次，月经来潮后自行恢复，或伴有烦躁易怒、失眠、紧张、压抑，以及头痛、乳房胀痛、颜面浮肿等一系列症状，严重者可影响妇女的正常生活。

【诊断】

1. 症状

月经来潮即发生泄泻。

2. 检查

需检查粪便是否带有脓血等。

【中医治疗】

1. 脾气虚证

主要证候：经前或经期大便泄泻；伴有脘腹胀满，神疲肢倦，经行量多，色淡质稀，平时带下量多，色白质黏，无臭气，或面浮肢肿；舌淡胖，苔白腻，脉濡缓。

治法：补脾益气，除湿止泻。

方药：参苓白术散加减。

若肝旺乘脾者，症见经行之际腹痛即泻，泻后痛止，或胸胁胀痛，烦躁易怒，治宜柔肝扶脾、理气止泻，方用痛泻要方（《丹溪心法》）。

方中白术健脾除湿，陈皮理气和中，白芍柔肝缓急止痛，防风舒脾升清止泻。全方共奏柔肝实脾止泻之效。

2. 肾阳虚证

主要证候：经前或经期大便泄泻，或平素五更泄泻；腰酸腿软，畏寒肢冷，头晕耳鸣，月经量少，色淡，平时带下量多，质稀，面色晦暗；舌淡，苔白滑，脉沉迟无力。

治法：温肾健脾，除湿止泻。

方药：健固汤（《傅青主女科》）合四神丸（《校注妇人良

方》）。

组成：①健固汤：人参、白术、茯苓、薏苡仁、巴戟天；②四神丸：补骨脂、吴茱萸、肉豆蔻、五味子、生姜、大枣。

全方使肾气温固，脾气健运，湿浊乃化，泄泻遂止。

【其他治疗】

肾阳虚可于腰部或关元穴处进行艾灸治疗。

【临证关键点】

1. 经行期间，大便泄泻，随月经周期而呈规律性发作，月经来潮即发生泄泻。

2. 一般无腹痛，大便不臭、无脓血。

【现代研究】

陈荣秋用艾灸合健固汤加减治疗经行泄泻。实验选取 58 例患者，随机分成观察组（只用健固汤治疗）和对照组（服用健固汤的同时加艾灸治疗）。艾灸治疗操作：选取神阙、关元、气海、足三里、三阴交，仰卧位。艾条点燃放于艾灸盒，艾条盒对准所取穴位温和灸 20 分钟，每天 1 次。两组治疗均从月经前 7 天至月经结束，连续 3 个周期。实验结果显示：对照组总有效率为 96.6%，观察组总有效率为 93.1%。因艾灸具有温经散寒、升阳举陷之功，配以具有补益升阳作用的上述穴位，再辅以具有健脾补肾、固涩止泻之功效的健固汤，共同达到治疗效果。［陈荣秋．艾灸合健固汤加味治疗经行泄泻临床疗效观察．光明中医，2016，31（17）：2520-2521.］

【注意事项】

1. 经行泄泻与体质虚弱有关，尤其是脾和肾虚弱者，因此平时应参加体育活动，以增强体质，达到预防效果。

2. 经行泄泻者少食油腻不消化食物。医生用药时尽量避免润肠、滑肠之药，如桃仁、芝麻、杏仁等。

3. 经后可服健脾益肾中药调理，增强脾、肾功能，调整冲任气血平衡，能防止复发。也可在平素进行食补，如多食山药、黑芝麻、茯苓等。

4. 对经行泄泻久治不愈者，或症状明显加重者，应考虑肠道病变可能，及时做大便常规、大便培养或肠镜检查等。

十二、经行吐衄

每值经前或经期出现有规律的吐血或衄血者，称“经行吐衄”，又称“倒经”“逆经”。本病相当于西医学代偿性月经，在某些情况下也被称为“子宫内膜异位症”，最多见的是鼻黏膜出血，即鼻衄，其他的还会伴有吐血、外耳道流血、眼结膜出血、便血等。

【病因病机】

经行吐衄平素多由情志不遂或忧思过度，或过服辛辣温燥之物而致血热或肝火上逆，因冲脉附于肝，而致冲脉之气上逆，迫血妄行所致。出于口者为吐，出于鼻者为衄。

1. 肝经郁火

若素性抑郁或暴躁易怒，肝郁化火，当经期血海充盈，冲气旺盛，血随冲气逆上而为吐血、衄血。

2. 肺肾阴虚

平素肺肾阴虚，或又饮食过于辛辣，或服用过辛燥药物，而致阴虚血亏，虚火上炎，灼津伤络，以致经行吐衄。

【临床表现】

每逢经期或经行前后发生周期性吐血或衄血。

【诊断】

1. 症状

经期或经行前后发生周期性吐血或衄血。

2. 检查：

需检查出血部位是否是因其他病变而造成的出血。

【中医治疗】

1. 阴虚肺燥证

主要证候：经前或经期吐血、衄血，量少，色鲜红；伴有月经量少甚至无月经，头晕耳鸣，手足心热，潮热干咳，咽干口渴，唇红颧赤；舌红或绛，苔花剥或无苔，脉细数。

治法：滋阴润肺，降火止血。

方药：顺经汤（《傅青主女科》）加知母、麦冬、旱莲草。

组成：当归、熟地黄、沙参、白芍、茯苓、黑芥穗、牡丹皮、知母、麦冬、旱莲草。

全方各药各司其职，则阴液足而虚火清，肺燥除则吐衄自止。

2. 肝经郁火证

主要证候：经前或经期吐血、衄血，量较多，色深红；伴有经量减少，甚或无月经，头晕目眩，烦躁易怒，胸胁胀痛，口苦咽干，小便短赤，大便秘结；舌红苔黄，脉弦数。

治法：疏肝泻火，降逆止血。

方药：丹栀逍遥散加牛膝、代赭石、黑芥穗。

组成：柴胡、当归、白芍、白术、茯苓、生姜、薄荷、炙甘草、牡丹皮、栀子、牛膝、代赭石、黑芥穗。

【临证关键点】

1. 吐血、衄血随月经周期呈规律性发作，连续 2 次以上。

2. 伴月经量相应减少，甚或闭而不行。

【现代研究】

李萍等用中药穴位贴敷治疗经行吐衄。此研究共入选 21 位患者，急症先紧急止血，衄血量多者可用副肾上腺素纱条填塞，鼻出血量多时可用棉签蘸取京墨汁塞于鼻孔，采取仰头坐位，加冷敷额部，可用中指压迫迎香穴。贴敷的中药选取黄柏、牡丹皮、山栀子、广郁金各 15g，用适量大蒜混合研成细末，再用麻油调成膏状。穴位选取神阙穴、双侧涌泉。具体操作：取大小合适的药膏涂于医用自粘敷料中间，再贴于所选穴位，4~6 小时取下，每日 1 次，2

次需间隔 4 小时以上。连续用药 1 个月经周期为 1 个疗程，治疗 3 个疗程。但需注意：贴敷脐部的时候要用松节油棉签清洁好脐部，取下时要擦净，要注意保暖；贴敷涌泉的时候要在睡前贴，贴之前宜推搓 10 分钟；若贴敷期间出现皮疹、水肿要及时就医。实验结果显示 21 例患者中，治愈 11 例，显效 7 例，无效 3 例，总有效率达到 85.71%。神阙为任脉腧穴，内联五脏六腑与十二经络，而涌泉为肾经首穴，具有益精补肾的作用，再配合中药的综合作用，达到整体调理的治疗效果。综上而言，穴位贴敷法简单易操作，且副作用小，值得推广。[李萍，毛水泉，何菊．中药穴位贴敷治疗经行吐衄 21 例疗效观察．浙江中医杂志，2015，50（5）：341-341.]

【注意事项】

1. 有衄血史者平时饮食宜清淡，不能食用辛辣煎烤食物，以免伤阴津，引血妄行。

2. 保持心情舒畅，尤其经前或经期更须稳定情绪，防止经血上逆而致衄血。

3. 经行吐衄以肝郁、血热者多，大抵气逆则上冲，血热则妄行。血热气逆，吐衄由此而作，故治之法无非清血顺气之品，但用药不宜过用寒凉，以免血滞留瘀。

十三、绝经前后诸证

妇女在绝经期前后出现烘热面赤，进而汗出，精神倦怠，烦躁易怒，头晕目眩，耳鸣心悸，失眠健忘，腰背酸痛，手足心热，或伴有月经紊乱等与绝经有关的症状，称“经绝前后诸证”，又称“经断前后诸证”。这些症状或单独出现或一起出现，持续时间不定，短则数月，长则数年。在此期间，因体内激素水平的波动或紊乱，可能带来情绪上较大幅度的波动，给广大女性的生活带来一定的影响。在此期间或已出现症状时，一定要注意及时调养治疗，适当控制自己的情绪，尽量保持心情舒畅，可通过培养兴趣爱好等方式来转移自己的注意力，不可消极悲观，思虑过度，以防出现心理疾病。本病相当于西医学的更年期综合征，双侧卵巢切除或放射治疗后双侧卵巢功能衰竭者，也可出现更年期综合征的表现。

【病因病机】

妇女在49岁前后，肾气由盛渐衰，天癸由少渐至衰竭，冲任二脉气血也随之衰少。在此生理转折时期，受各种因素的影响，如素体阴阳有所偏胜偏衰，或平素多抑郁，或宿有痼疾，或家庭、社会等压力环境改变，易导致肾阴阳失调而发病。“肾为先天之本”，又“五脏相移，穷必及肾”，故肾阴阳失调，易累及其他脏腑，而其他脏腑病变，久则必然累及于肾。故本病之本在肾，常累及心、肝、脾等脏腑，致使本病证候复杂。

1. 肾阴虚

素体阴虚血少，经断前后，天癸渐竭，精血衰少，或忧思失眠，或房事不节，精血耗伤；或失血大病，阴血耗伤，肾阴更虚，脏腑失养，遂致经断前后诸证发生。

2. 肾阳虚

素体虚弱，肾阳虚衰，经断前后，肾气更虚，或房事不节，损伤肾气，命门火衰，脏腑失煦，遂致经断前后诸证。

3. 肾阴阳俱虚

阴阳互生，素体阴虚或房事不节等损耗阴血，阴损及阳，或素体阳虚阳损及阴，到一定程度后阴阳俱损，真阴真阳不足，脏腑失于温煦濡养，不能维持其正常生理活动而致诸证。

【临床表现】

绝经前月经紊乱，或绝经，出现阵发性烘热汗出、五心烦热、烦躁易怒、头晕耳鸣、心悸失眠、平素情绪不稳甚至有心理疾病倾向或皮肤蚁走样感等症状。

【诊断】

1. 症状

月经周期改变，潮热汗出，心绪不宁，心悸烦躁等。

2. 检查

（1）妇科检查无器质性病变，绝经后B超可见生殖器官萎缩。

（2）可行各项激素水平检查。

【中医治疗】

1. 肾阴虚证

主要证候：经断前后，头晕耳鸣，腰腿酸软，潮热汗出，五心烦热，失眠多梦，口燥咽干，或伴皮肤瘙痒，月经周期紊乱，量少或多，经色鲜红；舌红苔少，脉细数。

治法：滋肾益阴，育阴潜阳。

方药：六味地黄丸（《儿药证直诀》）加生龟甲、生牡蛎、石决明。

组成：熟地黄、山药、山茱萸、茯苓、牡丹皮、泽泻、生龟甲、生牡蛎、石决明。

若肾水不足，不能上济于心火，心肾不交者，见心烦失眠、心悸易惊、头晕健忘、腰酸乏力、舌红苔少、脉细数。治宜滋阴补血，养心安神；方用天王补心丹（《摄生秘剖》）加减，组成：人参、玄参、当归身、天冬、麦冬、丹参、茯苓、五味子、远志、桔梗、酸枣仁、生地黄、朱砂、柏子仁。

若肾阴亏，水不涵木，肝肾阴虚者，见头晕耳鸣、两胁胀痛、口苦吞酸、舌红而干、脉弦细。治宜滋肾养肝，用一贯煎（《柳州医话》）加减，组成：沙参、麦冬、当归、生地黄、川楝子、枸杞。

若肝肾阴虚甚，肝阳上亢者，见眩晕头痛、耳鸣耳聋、急躁易怒、面色红赤、舌红苔薄黄、脉弦有力。治宜育阴潜阳，镇肝息风；用镇肝熄风汤（《医学衷中参西录》）加减，组成：怀牛膝、生赭石、生龙骨、生牡蛎、生龟甲、白芍、玄参、天冬、川楝子、生麦芽、茵陈、甘草。

若情志不遂，肝郁化热者，见头晕目眩、烦躁口苦、胸闷咽干、口渴喜冷饮、大便干结、小便黄赤、舌红苔黄、脉弦数。治宜疏肝解郁清热，方用丹栀逍遥散，组成：白术、柴胡、当归、茯苓、甘草、牡丹皮、山栀、芍药。

2. 肾阳虚证

主要证候：经断前后，头晕耳鸣，腰痛酸软，形寒肢冷，小便频数或失禁，平素带下量多；或平素月经不调，量多或少，色淡质稀；伴精神不振，面色暗淡；舌淡苔白滑，脉沉细而迟。

治法：温肾壮阳，填精养血。

方药：右归丸加减。

组成：熟地黄、附子、肉桂、山药、山茱萸（酒炙）、菟丝子、鹿角胶、枸杞、当归、杜仲。

若脾肾阳虚者，见腰膝酸痛、食少腹胀、四肢倦怠，或伴有四肢浮肿、大便溏薄；舌淡胖苔薄白，脉沉细缓。治宜温肾健脾，可用健固汤（《傅青主女科》）加补骨脂、仙灵脾、山药，健固汤方药组成为人参、茯苓、白术、巴戟天、薏苡仁。

若肾阴阳俱虚者，症见时而畏寒恶风，时而潮热汗出，腰酸乏力，头晕耳鸣，五心烦热；舌红，苔薄，脉沉细。治宜补肾扶阳，滋肾养血；方用二仙汤（《中医临床方剂手册》），组成：仙茅、仙灵脾、当归、巴戟天、黄柏、知母，加生龟甲、女贞子。全方肾阴阳双补，若肾阴阳平衡，经断前后诸证则能自愈。

【其他治疗】

1. 针灸治疗

主经脉：任脉、肾经。

主穴：关元、三阴交、肾俞、太溪。

若肾阴虚则配照海，肾阳虚则配命门，肾阴阳俱虚则配照海、命门。

操作：毫针常规刺，使用补法或平补平泻。

肾阳虚可在命门加灸。

2. 耳穴治疗

于内分泌、内生殖器、子宫、皮质下、肾、脾、神门、交感穴位处行埋针法或压丸法。

【临证关键点】

月经周期改变、潮热汗出、心绪不宁、心悸烦躁等。

【现代研究】

1. 孟方等在对围绝经期的相关研究中提到过用刮痧来治疗围绝经期综合征。其中医学依据主要是十二经脉的功能活动在体表的反映，即通过刺激皮部也就是络脉之气散布之处来达到治疗效果。其刮痧的部位主要在督脉、足太阳膀胱经处，其作用主要为调五脏气血阴阳。从西医学角度，综合相关研究来看，其治疗机制总的来说可能与利用人体的抗感染、抗氧化、调节神经、提高免疫力之作用来达到改善神经内分泌、免疫功能和清除体内自由基来达到治疗效果有关。主要操作方法：刮板与皮肤呈45°，先刮督脉，再刮足太阳膀胱经，每个部位刮拭20~30下，力度以患者耐受为度，刮至出痧即可，不强求出痧。实验结果示：共168例患者，痊愈51例，显效64例，好转42例，无效11例，总有效率为93.5%，总的来说刮痧治疗能显著改善围绝经期患者的症状。但是现在对于刮痧治疗的手法、力度、次数、时间、疗程等无统一标准，且无对刮痧疗效的专业评价指标，仅是以患者症状的改善、性激素水平等指标来判定，以后可加强对此方面的研究或尽量规范相关指标等。[孟方，段培蓓．刮痧治疗围绝经期综合征临床研究现状．护理研究，2016，30（17）：2056-2059.]

2. 韩宇樱在对围绝经期的相关研究中提到薄氏腹针对围绝经期综合征有显著疗效。具体操作：取患者的中脘、下脘、气海、关元、中极、气穴等穴位，使患者取平卧位，将其腹部暴露，常规消毒，用薄氏腹针专用针的一次性针管，规格：长度在30~40mm，直径为0.22mm，避开患者的毛孔和血管，将管针刺入，到达一定深度后，留针时间为20分钟，每天1次，连续治疗3天后，以后每隔3天治疗1次，1个疗程为30天。患者显效的有15例，有效的有24例，无效的有2例，总有效率为95%，且不良反应率仅为2.4%。综上而言，薄氏腹针疗效好，不良反应小，且安全，值得推广。［韩宇樱．薄氏腹针治疗女性更年期综合征临床效果观察．世界最新医学信息文摘，2016，16（57）：143.］

3. 邢恺等人在对围绝经期综合征的研究中提到，中药补肾调经配合毫针穴位埋线对围绝经期综合征有显著疗效。其理论依据主要为“深纳而久留之，以治顽疾”。这里提到的埋线法，是以羊肠线以一定方法埋入穴位中，其一方面达到针刺作用，另一方面因其操作方法的特殊性，比针灸刺激起效时间更持久缓和，是治疗慢性疾病的一种有效方法。其方药为右归丸加味：山药、熟地黄各12g，山萸肉、枸杞、巴戟天、肉苁蓉、牛膝、菟丝子、白芍、桑椹、仙鹤草、当归、淫羊藿各9g；针刺穴位：四神聪、百会、脾俞、肾俞、心俞、肝俞、肺俞、内关、神门、三阴交、足三里、太冲等，每人每次选10个穴位，每周2次；埋线穴位以命门、关元、肾俞为主，配以三阴交、心俞、肝俞等，每人每次选3个穴位，10天1次。皆1个月为1个疗程。实验结果示：共52例，治愈26例，有效23例，无效3例，总有效率为94.2%，综合来看，针药埋线三法并用，其效果明显优于单纯用药，且安全、痛苦小。［邢恺，骆丽娜，孙小英，等．中药补肾调经配合毫针穴位埋线治疗围绝经期综合征52例．浙江中医杂志，2017（11）：829-830.］

【注意事项】

1. 养成定期体检的习惯，定期进行体格检查、妇科检查、防癌检查、内分泌学检查。

2. 若有肿瘤手术，尽量保留或不损伤无病变的卵巢组织。

3. 可维持适度的性生活，保持心情舒畅，防止心理早衰或者心理疾病的出现。

4. 积极参加各项体育锻炼，增强体质，调节阴阳气血，注意劳逸结合，生活规律、睡眠充足。

5. 饮食应当限制高脂、高糖的摄入，注意补充新鲜水果、蔬菜及钙、钾等矿物质。

6. 进入绝经前后期，每年参加一次妇女病普查，并全面体检一次。

7. 对于40岁前的妇女出现月经后期量少甚或闭经者，要警惕卵巢早衰，及早治疗。

第三部分

月经病相关医籍原文及解读

《沈氏女科辑要》

沈又彭　辑

简介：

《沈氏女科辑要》又名《女科辑要》，为妇产科著作。清·沈尧封（又彭）辑。刊于道光三十年（1850 年）。此书共 2 卷，分 80 节，对妇女经带胎产之生理、病理及其常见病证证治论述较全面。书中引用历代医家的有关学术见解，释疑辨惑，并附治疗方剂，全书较注重临证实践。后世医家王孟英曾为之参注。近人张山雷认为此书“大有取之不尽，用之不竭之妙”，并为之笺正，名曰《沈氏女科辑要笺正》。现存初刻本及其他清刻本等，中华人民共和国成立后有排印本。《女科辑要》原有两本，一本是清·周纪常所撰之《女科辑要》八卷，刊于 1823 年。该书简要引录各家论述，并附辑《竹林寺产科》《达生篇》等内容，对后世影响不大。另一本是清道光三十年沈尧封所著《女科辑要》两卷，对后世有深远的影响。该书自问世以来就得到很高的评价，王孟英称之为“世罕传本”。沈又彭，清代医家。字尧封、尧峰，嘉善（今属浙江）人。初习举子业，因屡试不中，遂闭门专攻医学。医德高尚，尝因救治贫病患者，拒收重金礼聘，邑人誉其德。尝辑《女科读》《沈氏女科辑要》《医经读》，均有刻本行世。

一、月事不调

方约之曰：妇人不得自专，每多忿怒，气结则血亦枯。

王孟英按：此至言也。气为血帅，故调经必先理气。然理气不可徒以香燥也，盖郁怒为情志之火，频服香燥，则营阴愈耗矣。

解读：妇人每多为情志所伤，致肝气郁结，气为血之帅，气行则血行，气结则血滞，故调经当先理气。肝为刚脏，体阴而用阳，故理气不可过于香燥，频服香燥则和郁怒之火耗伤营阴。故用药时理气药要和润养营阴药相伍，则气行而无耗血之虞。

赵养葵曰：经水不及期而来者，有火也，宜六味丸滋水；如不及期而来多者，加白芍、柴胡、海螵蛸；如半月或十日而来，且绵延不止者，属气虚，宜补中汤。如过期而来者，火衰也，六味加艾叶；如脉迟而色淡者加桂。此其大略也。其间有不及期而无火者，有过期而有火者，不可拘于一定，当察脉视禀，滋水为主，随证加减。

解读：经水先期，多有火象，宜用六味丸滋水降火；若经水先期而量多者，加白芍、柴胡、海螵蛸收敛止血；经水半月或十日一至且绵延不止者，属气虚，宜用补中汤补气。经期延后，多为火衰，宜用六味丸加艾叶滋阴温阳；脉迟色淡者，为阳气虚衰，加肉桂。此为常规诊疗思路，然而常中有变，亦可见经水先期而无火者，经水后期而有火者，临证当四诊合参，随症加减，不可一概而论。

二、辨色及病

赵养葵曰：冲任藏精系胞，又恃一点命门之火，为之主宰。火旺则红，火衰则淡，火太旺则紫，火太衰则白，所以滋水更当养火。甚有干枯不通者，虽曰火盛之极，亦不宜以苦寒药降火，只宜大补其水，从天一之源，以养之使满。又曰：紫与黑者，多属火旺，亦有虚寒而黑色者，不可不察。若淡白，则无火明矣。

解读：以经血色泽辨病性，则色红为火旺，色淡为火衰，色紫为火盛极，色白为火衰极，治法当分滋水降火和温阳补火。若见经血干枯不通者，虽是火盛之象，不宜大用苦寒药降火，阳盛则阴衰，火旺必耗阴液，故治疗应当滋阴降火，以养之不足。色紫黑，多属于火旺，也有属于虚寒而色黑者，不可忽视。

丹溪曰：经将行而痛者，气之滞也。用香附、青皮、桃仁、黄连；或用抑气散，四物加玄胡、丹皮、条芩。又曰：经将来，腹中阵痛，乍作乍止者，血热气实也。四物加川连、丹皮。

徐蔼辉曰：抑气散出严氏。系香附四两，陈皮一两，茯神、炙草一两半也。为末，每服二钱。治妇人气盛于血，变生诸证。头晕膈满，取《内经》“高者抑之”之义。汪庵谓是方和平可用，若补血以平阳火，亦正治也。

丹溪又曰：经后作痛者，气血俱虚也，宜八珍汤。

丹溪又曰：成块者，气之凝也。

解读：关于痛经，朱丹溪认为，经前腹痛多属气滞，当用香附、青皮、桃仁、黄连，或者用抑气散（香附四两，陈皮一两、茯神、炙草一两半也。为末，每服二钱。治妇人气盛于血，变生诸证），四物汤加玄胡、牡丹皮、条芩。月经将来，腹痛乍作乍止，属血热气实，用四物汤加川连、牡丹皮。经后疼痛，为气血俱虚，用八珍汤。经血有血块者，为气血凝滞。

沈尧封曰：经前腹痛，必有所滞。气滞脉必沉，寒滞脉必紧，湿滞脉必濡，兼寒兼热，当参旁证。至若风邪由下部而入于脉中，亦能作痛，其脉乍大乍小，有时隆起。叶氏用防风、荆芥、桔梗、甘草，虚者加人参，各一钱焙黑，取其入血分，研末酒送，神效。

尧封又曰：经前后俱痛，病多由肝经，而其中更有不同。脉弦细者，是木气之郁，宜逍遥散及川楝、小茴香、橘核之类；脉大者，是肝风内动；体发红块者，是肝阳外越。俱宜温润。

解读：沈尧封认为，经前腹痛，必有气滞。气滞脉沉，寒凝脉紧，湿滞脉濡，当参全身脉症，查有无兼加寒热之象；若风邪外侵，也能引起痛经，脉象乍大乍小，有时隆起，叶氏用防风、荆芥、桔梗、甘草，虚者加人参，各一钱焙黑，取其入血分，研末酒送，神效。经前后疼痛，多肝经为病，其中脉弦细者，是肝气郁结，宜用逍遥散及川楝子、小茴香、橘核之类；脉大者，是肝风内动；体发红块者，是肝阳外越。用药俱应温润。

三、月事不来

《素问》云：二阳之病发心脾，有不得隐曲，女子不月；其传为风消，其传为息贲者，死不治。

沈尧封曰：二阳指阳明经言，不指脏腑言。二阳之病发心脾者，阳明为多血之经，血乃水谷之精气，借心火锻炼而成。忧愁思虑伤心，因及其子，不嗜饮食，血无以资生，阳明病矣。经云：前阴总宗筋之所会，会于气街，而阳明为之长，故阳明病，则阳事衰而不得隐曲也；太冲为血海，并阳明之经而行，故阳明病，则冲脉衰而女子不月也。

解读：此条论述月事不来的病因病机：二阳之病发心脾。阳明为多气多血之经，血来源于水谷之精气，在心火的作用下化生。忧虑耗伤心气，母病其子亦受累及，日久脾土不旺，水谷气血无以资生，则月事不来，故发为阳明病。前阴为宗筋所汇，会于气街穴，气街穴走于阳明经，故阳明为病，则前阴病由此而发。冲脉为血海，冲脉和阳明经并行，故阳明为病，冲脉衰而女子月事异常。

王孟英按：补水勿泥于六味，补火勿泥于八味，补中气勿泥于归脾。

附录：魏玉璜一贯煎方　治肝肾阴虚，气滞不运，胁肋攻痛，胸腹䐜胀，脉反细弱，或虚弦，舌无津液，喉嗌干燥者。

沙参　麦冬　生地归身　杞子　川楝子

口苦燥者，加酒炒川连。

附录：集灵膏方（王秉衡《重庆堂随笔》）

人生五十，阴气先衰，老人阴亏者多。此方滋养真阴，柔和筋骨。

西洋参（取结实壮大者，刮去皮，饭上蒸九次，日中晒九次）、甘杞子、怀牛膝（酒蒸）、天冬、麦冬、怀生地、怀熟地、仙灵脾，八味等分，熬成膏，白汤或温酒调服。

附录：滋水清肝饮方（高鼓峰）

治阴虚肝气郁窒，胃脘痛，胁痛，脉虚弦或细软，舌苔光滑鲜红者。

方即六味地黄汤加归身、白芍、柴胡、山栀、大枣。

附录：薛一瓢滋营养液膏方

女贞子　旱莲草　霜桑叶　黑芝麻黄甘菊　枸杞　当归身　白芍药　熟地黄　黑大豆　南烛叶　白茯神　葳蕤　橘红　沙苑蒺藜　炙甘草

天泉水熬浓汁，入黑驴皮胶，白蜜炼收。

附录：薛一瓢心脾双补丸方

西洋参（蒸透）、白术（蒸熟）、茯神、甘草、生地黄、丹参、枣仁、远志肉、北五味子、麦门冬、玄参、柏子仁、黄连、香附（制）、川贝母、桔梗、龙眼肉。

解读：《金匮》云：妇人病，因虚、积冷、结气，经水断绝。《金匮》把妇人病的病机归纳为虚、寒、郁三个方面，虚证即血虚，赵养葵有补水、补火、补中气三法，而王孟英按：补水不拘泥于六味地黄丸，补火不拘泥于八味肾气丸，补中气不拘泥于归脾丸。故有附录上方以补充。

四、淋沥不断

陈良甫曰：或因气虚不能摄血；或因经行而合阴阳，外邪客于胞内。

王孟英按：亦有因血热而不循其常度者。

解读：此条归纳月经淋沥不断的病机，为气虚不摄、外邪侵袭、血热妄行。

五、血崩

《素问》云：阴虚阳搏谓之崩。

解读：《素问》曰：阴血不足、阳邪有余，则发为血崩。许叔微主用奇效四物汤，或四物汤加黄连。

奇效四物汤

当归（酒洗）、川芎、白芍（炒）、熟地黄、阿胶、艾叶、黄芩（炒，各一钱）。

解读：又有因气郁而致血滞导致血崩者，宜用香附醋炒，调气和肝，而不可用破气药。

薛立斋曰：肝经风热，或怒动肝火，俱宜加味逍遥散。

加味逍遥散

当归、白芍、柴胡、甘草、茯苓、白术、丹皮、黑山栀，加薄荷、姜、枣煎。

《金匮》云：寸口脉微而缓，微者卫气疏，疏则其肤空；缓者胃弱不实，则谷消而水化。谷入于胃，脉道乃行；水入于经，其血乃成。营盛则其肤必疏，三焦绝经，名曰血崩。

解读：《金匮》曰：脾胃虚弱，水谷不化，则营血无以生成，又卫气不固，邪气外侵，内外合邪，乃成血崩。又东垣认为，饮食伤脾，中气下陷，清气不升，浊气不降，乃成血崩，宜用四君子汤或补中汤之类。丹溪又云：有痰涎郁于胸中，清气不升，经脉壅遏而降下，形成血崩，治宜开结痰、行滞气、消污血。以上皆从中焦而论。故李太素曰：崩宜理气、降火、升提。

崩证极验方

地榆、生牡蛎（各二钱），生地（四钱），生白芍（三钱），黄芩、丹皮（各一钱半），川连（五分），甘草（八分，炒），莲须、黑栀（各一钱）。水煎服。

解读：沈尧封曰：崩证热多寒少。血崩以热象多见，故创建崩证极验方，每多收奇效。

《傅氏女科家传应用》

王培章 编著

简介：

《傅氏女科家传应用》由王培章编著，王温协助整理，1987 年山西科学教育出版社出版。本书继承傅山妇科理论与方药治验，加以化裁，灵活运用。宗傅氏重视东垣脾胃学说，又师法景岳“调经之要，贵在补脾胃以滋血之源，养肾气以安血之室”之说，文字通俗，有治案可稽。

一、血崩

1. 血崩昏暗

病因病机：因气血大量损失，经脉、脏腑失养所致。

证候表现：血崩，两目黑暗，昏晕在地，不省人事。

治则治法：急则治标，缓则治本。

青主曰：“世人一见血崩，往往用止涩之品，虽亦能取效于一时，而虚火不用补阴之药，则易于冲击，恐随止而随发，以致终年累月不能痊愈者有之。是止崩之药，不可独用，必须于补阴之中而行其止崩之法，方用固本止崩汤。”对于昏厥症状较轻者，应固本治疗，具体病症，具体对待。

《东垣十书》用全生补血汤。对于气血虚损者，应补气养血益阳。

《景岳全书》用当归补血汤。适用于于气血大失，昏暗较重，生命危殆者。

方药：固本止崩汤。

大熟地 30g，土白术 30g，黄芪 9g，党参 9g，酒当归 15g，黑姜炭 6g。

水煎服。一剂而崩止，十剂不再发。

方解：有形之血不能速生，无形之气所当急固，方妙在全不去止血而唯补血，又不止补血而更补气，非唯补气而更补火。且黑姜引血归经，是补中又有收敛之妙，所以同补气补血之药并用之耳。

2. *年老血崩*

病因病机：①年老气血俱虚，忧虑过度，脾失统摄。②年老精少血亏，若房劳过度，复相火妄动，则血室不固，崩漏不免。

证候表现：妇人“七七”经断之后，出现崩漏，不包括肿瘤所致的出血疾患。

治则治法：大补气血以止血，之后填精益肾以固本。

方药：加减当归补血汤。

当归 30g（酒洗），黄芪 30g，三七 9g（研末冲服），桑叶 14 片。药后血止。

水煎服。二剂而血少止，四剂不再发。

（四剂后，加土白术 15g，熟地黄 30g，山药 12g，麦冬 9g，五味子 3g，以补益脾肾）。

青主曰：“然必须断欲始除根，若再犯色欲，未有不重病者也。”年老血崩尤须清心寡欲。

加减：青主曰：“夫补血汤乃气血两补之神剂，三七根乃止血之圣药，加入桑叶者，所以滋肾之阴，又有收敛之妙耳。但老妇阴精既亏，用此方以止其暂时之漏，实有奇功，而不可责其永远之绩者，以补精之味尚少也。服此四剂后，再增入白术五钱，熟地一两，山药四钱，麦冬三钱，北五味子一钱，服百剂，则崩漏之根可尽除矣。”

3. *少妇血崩*

病因病机：纵欲过度，肾精损伤，虚火旺盛，血海沸腾，胞宫动摇，则易形成血崩胎堕。

证候表现：青主曰："有少妇甫娠三月，即便血崩，而胎亦随堕，人以为挫闪受伤而致，谁知是行房不慎之过哉！"此为流产血崩，然青主此处所指非仅指流产血崩，凡胎漏因于虚者，均指此。

治则治法：崩漏势急，当止血为先；崩漏势缓，标本兼顾。

方药：固气汤。

党参30g，土白术15g，大熟地15g，当归10g（酒洗），白茯苓6g，山萸肉6g，黑杜仲9g，远志3g，五味子10粒，甘草3g。

水煎服。一剂而血止，连服十剂而愈。

方解：青主曰："此方固气而兼补血。已去之血，可以速生；而将脱之血，可以尽摄。凡因气虚而血崩者，此方最可通治，非仅治小产之血崩也。其最妙者，不去止血，而止血之味含于补气之中也，所以可通治耳。"

4. 交感出血

病因病机：青主曰："此等之病，成于经水正来之时交合，精冲血管也。夫精冲血管，不过一时之伤，精出宜愈，何以久而流红也？不知血管最娇嫩，断不可以精伤。凡妇人受孕，必于血管已净之时，方保无虞。倘经水正旺，彼欲涌出而精射之，则欲出之血反退而缩入，既不能受精而成胎，势必至集精而化血。交感之际，淫气触动其旧日之精，则两相感召，旧精欲出，而血亦随之而出矣。"经期交感，极易不洁而感染，反复感染则血管触之即破而出血。

证候表现：青主曰："妇人有一交感，则流血不止者，虽不至于血崩之甚，而终年累月不得愈，未免血气两伤，久则恐有血枯经闭之忧矣。"指性交时引起出血。

治则治法：青主曰："治之法，须通其胞胎之气，引旧日之集精外出，而益之补气补精之药，则血管之伤，可以补全矣。方用引精止血汤。"交感出血，病因繁多，应辨证论治，随症用药。

方药：引精止血汤。

党参15g，山萸肉15g，土白术30g，熟地30g，茯苓9g，芥穗9g，车前子9g（酒炒），黑姜炭3g，黄柏2g。

水煎。连服四剂愈，十剂不再发。

方解：青主曰：“此方用参、术以补气；用地、萸以补精；精气既旺，则血管流通；加入茯苓、车前以利水与窍，水利则血管亦利；又加黄柏为引，直入血管之中，而引夙精出于血管之外；芥穗引败血出于血管之内；黑姜以止其血管之口。一方之中，实有调停曲折之妙，故能怯旧病而除陈苛也。”

药后调护：青主曰：“然服此药必须慎房帏三月，则破者始不至重伤，而补者始不至重损，否则不过取目前之效耳，其慎之哉！宜寡欲。”

5. 郁结血崩

病因病机：青主曰：“妇人有怀抱甚郁，口干舌渴，呕吐吞酸，而血下崩者，人皆以火治之，时而效，时而不效，其故何也？是不识为肝气之郁结也。夫肝主藏血，气结而血亦结矣，何以反至崩漏？盖肝之性急，气结则其急更甚，更急则血不能藏，故崩不免也。”肝气郁结，化火动血，发为崩漏。

证候表现：肝气郁结化火，肝不藏血，冲任不调而崩漏。

治则治法：平肝开郁，清火止血。

青主曰：“治之法，宜以开郁为主。若徒开其郁，而不知平肝，则肝气大开，肝火更炽，而血亦不能止矣。方用平肝开郁止血汤。”

方药：平肝开郁止血汤。

醋白芍 30g，土白术 30g，当归 30g（酒洗），柴胡 3g，酒生地 9g，丹皮 9g，黑芥穗 6g，三七 9g（研末分两次冲服），甘草 6g。

水煎服。一剂呕吐止，二剂干渴除，四剂血崩愈。

方解：青主曰：“方中妙在白芍之平肝，柴胡之开郁；白术利腰脐，则血无积住之虞；荆芥通经络，则血有归还之乐；丹皮又清骨髓之热；生地复清脏腑之炎；当归、三七于补血之中，以行其止血之法，自然郁结散而血崩止矣。”

6. 闪跌血崩

病因病机：闪跌损伤，气滞血瘀，冲任损伤，血不归经，崩漏不已。

证候表现：由跌仆闪挫外伤引起的崩漏。青主曰："妇人有升高堕落，或闪挫受伤，以致恶血下流，有如血崩之状。"

治则治法：化瘀止血为主，而不能妄用补涩。青主曰："倘不知解其瘀痛，而用补涩之品，则瘀血内攻，痛无止时，反致新血不得生，旧血无由化，死不能悟，岂不可伤哉！治之法，须行血以去瘀，活血以止痛，则血自止而愈矣。方用逐瘀止血汤。"

方药：逐瘀止血汤。

酒生地30g，大黄9g，赤芍9g，柴胡3g，醋龟甲9g，牡丹皮3g，炒枳壳15g，当归尾15g，桃仁10粒（研碎）。

水煎服。一剂痛轻，二剂痛止，三剂血亦全止，不必再服矣。

方解：青主曰："此方之妙，妙于活血之中，而佐以下滞之品，故逐瘀如扫，而止血如神。或疑跌闪升坠，是由外而伤内，虽不比内伤之重，而既已血崩，则内之所伤，亦不为轻，何以只治其瘀，而不顾气也？殊不知跌闪升坠，非由内伤而致，以及外伤者可比。盖本实不拨，去其标病可耳，故曰急则治其标。"

7. 血海太热血崩

病因病机：血海热盛，破血妄行。青主曰："子宫即在胞胎之下，而血海又在胞胎之上。血海者，冲脉也。冲脉太寒而血即亏，冲脉太热而血即沸，血崩之为病，正冲脉之火热也。然既由冲脉之热，则应常崩而无有止时，何以行人道而始来，果脾与肝木无恙耶？夫脾健则能摄血，肝平则能藏血。人未入房之时，君相二火，寂然不动，虽冲脉独热，而血亦不至外驰也。及有人道之感，则子宫大开，君相火动，以热招热，同气相求，翕然齐动，以鼓其精房，血海泛滥，有不能止遏之势，肝欲藏之而不能，脾欲摄之而不得，故经水随交感而至，若有声应之捷，是惟火之为病也。"

证候表现：由于血海旺盛，而出血不止。青主曰："妇人有每行人道，经水即来，一如血崩，人以为胞胎有伤，触之以动其血也，谁知是子宫血海因太热而不固乎！"

治则治法：滋阴降火。青主曰："治法必须滋阴降火，以清血海而和子宫，则终身之病，可半载而除矣。"

方药：清海丸。

熟地黄500g，山萸肉300g，山药300g，牡丹皮300g，麦冬300g，五味子60g，白术500g，白芍500g，龙骨60g，地骨皮60g，桑叶500g，玄参500g，沙参300g，石斛300g。

上14味，各为细末，合一处，炼蜜丸桐子大，早晚每服五钱，白滚水送下，半载而愈。

方解：青主曰："此方补阴而无浮动之虑，缩血而无寒凉之苦，日计不足，月计有余，潜移默夺，子宫清凉，而血海自固。倘不揣其本而齐其末，徒以发灰、白矾、黄连炭、五倍子等药末，以外治其幽隐之处，则恐愈涩而愈流，而终必至于败亡也。可不慎与！"

二、调经

1. 经水先期量多

病因病机：青主曰："妇人有先期经来者，其经水甚多，人以为血热之极也，谁知是肾中水火太旺乎！夫火太旺则血热，水太旺则血多，此有余之病，非不足之症也。"经水先期量多的原因多属热，如青主认为是肾中水火太旺，除此之外，尚有因虚经血不摄，或夹痰湿等兼虚兼实之象。

证候表现：月经的经期提前一周以上，经量偏多。

治则治法：虚则固摄，热则清之，滋阴清火，清热凉血。

方药：清经散。

牡丹皮9g，酒白芍9g，熟地黄9g，地骨皮15g，青蒿6g，云茯苓3g，盐黄柏2g。

水煎服。2剂而火自平。

方解：此方虽是清火之品，然仍是滋水之味，火泄而水不与俱泄，损而益也。

2. 经水先期量少

病因病机：水亏火旺。

青主曰："又有妇人先期经来，只一二点者，人以为血热之极也，谁知是肾中火旺而阴水亏乎！夫同是先期之来，何以分虚实之异？盖妇人之经最难调，苟不分别细微，用药鲜有效。先期者，火气之冲；多寡者，水气之验。故先期而来多者，火热而水有余也；先期而来少者，火热而水不足也。"

证候表现：月经的经期提前一周以上，经量偏少。

治则治法：水亏则补水，水足火自平。根据病证不同，随证治之，或化痰，或补血。青主曰："治之法不必泻火，只专补水，水既足而火自消矣，亦既济之道也。方用两地汤。"

方药：两地汤。

玄参 30g，酒生地 30g，酒白芍 15g，麦冬 15g，地骨皮 9g，阿胶 9g。

水煎服。四剂而经调矣。

方解：此方之用地骨、生地，能清骨中之热。骨中之热，由于肾经之热，清其骨髓，则肾气自清，而又不损伤胃气，此治之巧也。况所用诸药，又纯是补水之味，水盛而火自平理也。此条与上条参观，断无误治先期之病矣。

3. 经水后期量多

病因病机：经水后期的原因，多由于血寒，经量少为血寒而虚，经量多为血寒而旺。青主曰："妇人有经水后期而来多者，人以为血虚之病也，谁知非血虚乎！盖后期之多少，实有不同，不可执一而论。盖后期而来少，血寒而不足；后期而来多，血寒而有余。"

证候表现：月经的周期，以每月延后超过一周以上，月经量多。

治则治法：青主曰："夫经本于肾，而其流五脏六腑之血皆归之。故经来而诸经之血尽来附益，以经水行而门启，不遑迅阖，诸经之血乘其隙而皆出也。但血既出矣，则成不足之病。治之法，宜于补中温散之，不得曰后期者，俱不足也。方用温经摄血汤。”

经水后期量多，虽原因诸多，多由于血寒有余，但经量过多，则耗伤五脏六腑之血，易成不足之症，故宜温经摄血。

方药：温经摄血汤。

熟地黄 30g，酒白芍 30g，川芎 15g（酒洗），土白术 15g，柴胡 1.5g，肉桂 1.5g，续断 3g，五味子 1g。

水煎服。三剂而经调矣。

方解：青主曰：“此方大补肝、肾、脾之精与血，加肉桂以祛其寒，柴胡以解其郁，是补中有散，而散不耗气；补中有泄，而泄不损阴，所以补之有益，而温之收功也。此调经之妙药，而摄血之仙丹也。凡经来后期者，俱可用。倘元气不足，加人参一二钱亦可。”

4. 经水先后无定期

病因病机：青主曰：“妇人有经来断续，或前或后无定期，人以为气血之虚也，谁知是肝气之郁结乎！夫经水出诸肾，而肝为肾之子，肝郁则肾亦郁矣。肾郁而气必不宣，前后之或断或续，正肾气之或通或闭耳。或曰：肝气郁而肾气不应，未必至于如此。殊不知子母关切，子病而母必有顾复之情，肝郁而肾不无缱绻之谊，肝气之或开或闭，即肾气之或去或留，有相因而致，又何疑焉！”多由于肝气郁结，肝郁肾亦郁，肝肾郁结，冲任失调。

证候表现：月经的周期不定，或超前，或落后。

治则治法：青主曰：“治法宜舒肝之郁，即开肾之郁也。肝肾之郁既开，而经水自有一定之期矣。方用定经汤。”根据病因辨证治疗，理气开郁，疏肝解郁，补益肾元。

方药：定经汤。

酒菟丝子 30g，酒白芍 30g，当归 30g，大熟地 15g，炒山药 15g，云茯苓 9g，黑芥穗 6g，柴胡 2g。

水煎服。二剂而经水净，四剂而经期定矣。

方解：此方舒肝肾之气，非通经之药也；补肝肾之精，非利水之品也。肝肾之气舒而精通，肝肾之精旺而水利，不治之治，正妙于治也。

5. 月经数月一行

病因病机：青主曰：“妇人有数月一行经者，每以为常，亦无或先或后之异，亦无或多或少之殊，人莫不以为异，而不知非异也。盖无病之人，气血两不亏损耳。夫气血既不亏损，何以数月而一行经也？妇人之中，亦有天生仙骨者，经水必一季一行。盖以季为数，而不以月为盈虚也。”本病以虚损不足、内有痰湿为多见。

证候表现：本病有生理性和病理性的不同，病理性的月经数月一行，指月经一向正常，因于七情、六淫等病变使月经周期发生变化。

治则治法：健脾益肾，解郁清痰，生精益血。青主曰：“不损天然之气血，便是调经之大法。”

方药：助仙丹。

云茯苓 15g，陈皮 15g，土白术 9g，酒白芍 9g，炒山药 9g，酒菟丝子 9g，黑杜仲 3g，甘草 3g。

河水煎服。四剂而仍如其旧，不可再服也。

方解：青主曰：“此方平补之中，实有妙理。健脾益肾而不滞，解郁清痰而不泄，不损天然之气血，便是调经之大法，何得用他药以冀通经哉！”

6. 经水忽来忽断时疼时止

病因病机：多由肝气郁结，又遇风寒侵袭，疏泄不利，经水行而不畅。青主曰：“妇人有经水忽来忽断，时疼时止，寒热往来者，人以为血之凝也，谁知是肝气不舒乎！夫肝属木而藏血，最恶风寒。妇人当行经之际，腠理大开，适逢风之吹，寒之袭，则肝气为之闭塞，而经水之道路亦随之而俱闭。由是腠理经络，各皆不宣，而寒热之作，由是而起。其气行于阳分则生热，其气行于阴分则生寒，然此犹感之轻者也。倘外感之风寒更甚，则内应之热气益深，往往有热入血室，而变为如狂之症。若但往来寒热，是风寒未甚而热未深耳。”

治则治法：青主曰：“治之法，宜补肝中之血，通其郁而散其风，则病随手而效也。所谓‘治风先治血，血和风自灭’，此其一也。方用加味四物汤。”

方药：加味四物汤。

大熟地 30g，酒白芍 15g，当归 15g（酒洗），焦白术 15g，川芎 9g（酒洗），粉丹皮 9g，酒元胡 3g，柴胡 3g，甘草 3g。

水煎服。

方解：此方用四物以滋脾胃之阴血，用柴胡、白芍、牡丹皮以宣肝经之风郁，用甘草、白术、延胡索以利腰脐而和腹痛，入于表里之间，通乎经络之内，用之得宜，自奏功如响也。

7. 经前腹痛

病因病机：一般认为，经前腹痛为实，经后腹痛为虚。经前腹痛的原因可归纳为寒滞、热滞、气滞、血瘀。青主曰：“妇人有经前腹疼，数日而后经水行者，其经来多是紫黑血之块，人以为寒极而然也，谁知是热极而火不能化乎！夫肝属木，而其中有火，舒则通畅，郁则不扬，经欲行而肝不应，则抑拂其气而疼生。然而经满则不能内藏，而肝中之郁火焚烧，内逼经出，则其火亦因之而怒泄。其紫黑者，水火两战之象也；其成块者，火煎成形之状也。经失其为经者，正郁火内夺其权耳。”青主以肝郁化火为论。

治则治法：清肝火，解肝郁。青主曰：“治之法，似宜大泄肝中之火矣，然泄肝之火，而不解肝之郁，则热之标可去，而热之本未除也，其何能益！方用宣郁通经汤。”

方药：宣郁通经汤。

酒白芍 15g，当归 15g（酒洗），牡丹皮 15g，炒栀子 9g，炒白芥子 6g，柴胡 3g，酒香附 3g，醋郁金 3g，酒黄芩 3g，甘草 3g。

水煎。连服四剂，下月断不先腹疼而后行经矣。

方解：此方补肝之血，而解肝之郁；利肝之气，而降肝之火。

8. 经后腹痛

病因病机：青主曰："妇人有少腹疼于行经之后者，人以为气血之虚也，谁知是肾气之涸乎！夫经水者，乃天一之真水也，满则溢，而虚则闭，亦其常耳，何以虚则作疼哉？盖肾水一虚，则水不能生木，而肝木必克脾土，木土相争，则气必逆，故尔作疼。"经后腹痛以虚为主，青主立论，以虚为主，有虚有实，肾气不足为本，肝脾不调为标。

治则治法：疏肝益肾。青主曰："治之法，必须以舒肝气为主，而益之以补肾之味，则水足而肝气益安矣。肝气安而逆气自顺，又何疼痛之有哉！方用调肝汤。"

方药：调肝汤。

炒山药 15g，阿胶 9g（炖化服），当归 9g（酒洗），酒白芍 9g，盐巴戟 3g，山萸肉 9g，甘草 3g。

水煎服。

方解：青主曰："此方平调肝气，既能转逆气于须臾，又善止郁疼于顷刻。经后之症，以此方调理最佳，不特治经后腹疼之症也。"

9. 经前腹痛吐血

病因病机：青主曰："妇人有经未行之前一二日，忽然腹痛而吐血，人以为火热之极也，谁知是肝气之逆乎！夫肝之性最急，宜顺而不宜逆，顺则气安，逆则气动；血随气为行止，气安则血安，气动则血动，亦勿怪其然也。或谓经逆在肾不在肝，何以随血妄行，竟至从口上出也，是肝不藏血之故乎？抑肾不纳气而然乎？殊不知少阴之火急如奔马，得肝火直冲而上，其势最捷，反经而为血，亦至便也，正不必肝不藏血，始成吐血之症，但此等吐血，与各经之吐血有不同者。盖各经之吐血，由内伤而成者也；经逆而吐血，乃内溢而激之使然也。其症既绝有异，而其气逆则一也。"青主认为，此病病机为肝火气逆。

证候表现：本病为"倒经"或"逆行"。指经前一两日，或值经期，或经水过期不潮，而出现周期性的吐血、衄血。

治则治法：清热凉血，引血下行。青主曰："治之法，似宜平肝以顺气，而不必益精以补肾矣。虽然，经逆而吐血，虽不大损夫血，而反复颠倒，未免大伤肾之气，而血又上泄过多，则肾水亦亏矣。必须于补肾之中，用顺气之法也，始为得当。方用顺经汤。"

方药：顺经汤。

当归 15g（酒洗），大熟地 15g，牡丹皮 15g，酒白芍 6g，云茯苓 9g，沙参 9g，黑芥穗 9g。

水煎服。"一剂而吐血止，二剂而经顺，十剂不再发"。

方解：青主曰："此方于补肾调经之中，而用引血归经之品，是和血之法，实寓顺气之法也。肝气不逆，而肾气自顺也。肾气既顺，又何经逆之有哉？"

10. 经水将来脐下先疼

病因病机：青主曰："妇人有经水将来三五日前，而脐下作疼痛，状如刀刺者，或寒热交作，所下如黑豆汁，既而经来，自云无妊，人莫不以为血热之极，谁知是下焦寒湿相争之故乎？夫寒湿之气，乃邪气也。妇人有冲任之脉，居于下焦。冲脉为血海，任脉主胞胎，为血室，均喜正气之相通，最恶邪气之相犯。经水由二经而外出，而寒湿满二经而内乱，两相争而作疼痛，邪愈盛而正气日衰。寒气生浊，而下如豆汁之黑者，见北方寒水之象也。"本病属于痛经的范畴，是指经前小腹疼痛，痛经有时间、部位、疼痛性质的不同，病因繁多，青主在此详论寒湿痛经。

治则治法：青主曰："治之法，利其湿而温其寒，使冲任无邪气之乱，脐下自无疼痛之疚矣。方用温脐化湿汤。"

方药：温脐化湿汤。

土白术 30g，白茯苓 9g，炒扁豆 9g，盐巴戟 15g，炒山药 15g，白果仁 10 枚（捣碎），建莲子 30 枚（捣碎）。

水煎服。然必须经未来前十日服之。四剂而邪气去，经水调，兼可种子。

方解：此方君白术以利腰脐之气；用巴戟、白果以通任脉；扁豆、山药、莲子以卫冲脉，所以寒湿扫除而经水自调，可受妊矣。倘疑腹疼为热疾，妄用寒凉，则冲任虚冷，血海变为冰海，血室反成冰室，无论难于生育，而疼痛之止，又安有日哉？

11. 经水过多

病因病机：青主曰："妇人有经水过多，行后复行，面色萎黄，身体倦怠，而困乏愈甚者，人以为血热有余之故，谁知是血虚而不归经乎！夫血旺始经多，血虚当经缩。今日血虚而反经多，是何言与？殊不知血归于经，虽血旺而经亦不多；血不归经，虽血衰而经亦不少。世之人见经水过多，谓是血之旺也，此治之所以多错耳。倘经多果是血旺，自是健壮之体，须当一行即止，精力如常，何至一行后而再行，而困乏无力耶！惟经多是血之虚，故再行而不胜其困乏，血损精散，骨中髓空，所以不能色华于面也。"此病当与崩漏鉴别。本病为周期性的出血量多，病因多由于血热、虚损，致血不归经，日久耗血伤血，易形成血虚。

治则治法：应当补血摄血，引血归经。青主曰："治法宜大补血而引之归经，又安有行后复行之病哉！方用加减四物汤。"

方药：加减四物汤。

熟地黄 30g，酒白芍 9g，黑芥穗 9g，山萸肉 9g，当归 15g（酒洗），土白术 15g，川芎 6g（酒洗），续断 3g，甘草 3g。

水煎服。青主曰："四剂而血归经矣。十剂之后，加人参三钱，再服十剂，下月行经适可而止矣。"

加减：夫四物汤乃补血之神品，加白术、荆芥补中有利，加山萸、续断止中有行，加甘草以调和诸品，使之各得其宜，所以血足而归经，归经而血自静矣。

12. 经行泄泻

病因病机：青主曰："妇人有经未来之前，泄水三日，而后行经者，人以为血旺之故，谁知是脾气之虚乎！夫脾统血，脾虚则不能统摄血矣。且脾属湿土，脾虚则土不实，土不实而湿更甚焉。所以经水将动，而脾气先不能固，脾经所统之血欲流注于血海，而湿气先乘之矣，所以先泄水而后行经也。”本病指月经前大便稀水，病因为脾气虚衰，脾虚湿生，泄泻益甚。

治则治法：当益气健脾，脾旺湿自去，则泄泻可止。青主曰：“调经之法，不在先治其水，而在先治其血；抑不在先治其血，而在先补其气。盖气旺而血自能生，抑气旺而湿自能除，且气旺而经自能调矣。方用健固汤。”

方药：健固汤。

党参 15g，土白术 30g，茯苓 9g，薏仁 9g，盐巴戟 15g。

水煎。“连服十剂，经前不泄水矣。”

方解：青主曰：“此方补脾气以固脾血，则血摄于气之中矣。脾气日盛，自能运化其湿，湿既化为乌有，自然经水调和，又何至经前作泄哉！”

《女科要旨》

陈修园　著

简介：

《女科要旨》为清代名医陈修园所著。全书共四卷，卷一论调经、种子，卷二论胎前，卷三论产后，卷四论杂病、外科，书中就上述妇产科及常见外科病证做了详细的论述。陈氏根据《内经》之旨、《金匮》之法，提出了个人的见解，综合了前人的心得，讲解病机简明透彻，所选附方切合实用，可作为学习中医妇科的参考书。

陈修园曰：人身之血海，胞也。居膀胱之外，而为膀胱之室。《经》云：冲脉任脉皆起于胞中，是男女皆有此血海。但男则运而行之，女则停而止之。营运者无积而不满，故阳气应日而一举；停止者有积而始满，故阴血应月而一下；此男女天癸之总根也。而妇人一科，专以月事为主。《经》云："任脉通，太冲脉盛，月事以时下，故能有子。"

解读：陈修园说：胞宫，是人身之血海。位于膀胱之外，却为膀胱之室。《内经》云：冲脉、任脉皆起源于胞宫，男女皆有血海。但是男子血海运行不息，女子则运行而有周期的停止。运行者血海不会溢满，故阳气每日充盈盛举；有停止者则有溢满，故阴血每月一下。这就是男女天癸的根本。《内经》云：任脉通畅，冲脉充盛，女子月事每月按时到来，故能孕育子嗣。

脾为阴土，胃为阳土，而皆属信；信则以时而下，不愆其期。虽曰心生血，肝藏血，冲任督三脉俱为血海，为月信之原，而其统主则惟脾胃，脾胃和则血自生，谓血生于水谷之精气也。《经》云：土太过则敦阜。阜者，高也；敦者，浓也；既高而又浓，则令除去，宜用平胃散加大黄、白芍药、枳实、桃仁之类。《经》又云：土不及则卑监。卑者，下也；监者，陷也，坑也。既下而又陷坑，则令培补，宜六君子汤加芎、归、柴、芍及归脾汤之类，此言经水不调以虚实分之也。

解读：太阴脾、阳明胃皆属于信，信则按时行经而不衍期。虽然心主血脉，肝藏血，冲任督脉皆为血海，为月事的来源，而只有脾胃是主统月事，脾胃和调则精血自生，血液是来源于饮食水谷之精气。《内经》云：土气太过则敦盛。应去除其过盛之余气，宜用平胃散加大黄、白芍、枳实、桃仁等。《内经》又云：土气不及则虚少。应培补其不足，宜用六君子汤加川芎、当归、柴胡、芍药及归脾汤之类，此即经水不调分虚实。

又有以阴阳偏胜分之者。许叔微云：妇人病多是月经乍多、乍少，或前、或后，时发疼痛，医者一例呼为经病，不辨阴胜阳，阳胜阴，所以服药少效。盖阴气胜阳气，则胞寒气冷，血不营运，《经》所谓天寒地冻，水凝成冰，故令乍少，而在月后；（或断绝不行。）若阳气胜阴，则血气散溢，《经》所谓夏暑地热，经水沸腾，故令乍多，而在月前。（或一月数下，或崩漏不止。）当“别其阴阳，调其气血，使不相乖，以平为期”。此叔微统论阴阳之道也。而余则以“阴阳”二字，专指脾胃而言。盖脾者，太阴之湿土也，不得阳明燥气以调之，则寒湿盛；而阴独胜，阴道常虚，即《内经》“卑监”之旨也。胃者，阳明之燥土也，不得太阴之湿气以调之，则燥热盛；而阳独胜，阳道常实，即《内经》“敦阜”之旨也。至于用方，以四物汤加香附、茯神、炙草为主，阴胜加干姜、桂、附、吴萸及桃仁、红花之类，阳胜加知、柏、芩、连、门冬之类，平平浅浅中，亦不可废。若求其所以然之妙，《金匮》温经汤一方，无论阴阳、虚实、闭塞、崩漏、老少，善用之无不应手取效。

解读：月经病还有以阴阳偏盛来分治者，许叔微云：月经病多见月经过多、月经过少、经期延后、经期提前，而医者不辨阴阳，故服药多不得效。若阴盛阳衰，则胞宫寒冷，血凝不运，症见月经量少，经期延后，或者经断不行。若阳盛阴衰，则经血满溢，症见月经量多，经期提前，或者一月数次，或者崩漏不止。医者当调其阴阳气血，以平为期。此即为许叔微阴阳之道。而有其他阴阳之症，专治脾胃而言，脾为太阴湿土，若无阳明燥气调和则寒湿盛；阴气独盛，阴道常虚。胃为阳明燥土，若无太阴湿气调和则燥热盛；阳气独盛，阳道常实。至于用方，用四物汤加香附、茯神、炙甘草之类，阴盛加干姜、肉桂、附子、吴茱萸及桃仁、红花之类，阳盛加知母、黄柏、黄芩、黄连、麦门冬之类。《金匮要略》温经汤一方，无论阴阳、虚实、崩漏、老少，善用者无一不取其效。

李氏云：妇人月水循环，纤疴不作而有子。若兼潮热、腹痛，重则咳嗽、汗、呕，或泻。有潮热则血愈消耗，有汗、咳、呕则气往上行，泻则津偏于后，痛则积结于中。是以必先去病，而后可以滋血调经。就中潮热疼痛，尤为妇人常病。盖血滞积入骨髓，便为骨蒸；血滞积瘀，与日生新血相搏，则为疼痛；血枯不能滋养百骸，则蒸热于内；血枯胞络火盛，或夹痰气、食积、寒冷，则为疼痛。凡此诸病，皆阻经候不调，必先去其病，而后可以调经也。

方氏曰：妇人经病，有月候不调者，有月候不通者；然不调不通中，有兼疼痛者，有兼发热者，此分而为四也。细详之，不调中，有趋前者，有退后者，趋前为热，退后为虚。不通中，有血枯者，有血滞者；血滞宜破血，枯宜补也。疼痛中，有时常作痛者，有经前经后作痛者；常时与经前为血积，以经后为血虚也。发热中，有常时发热者，有经行发热者；常时为血虚有积，经行为血虚而有热也；是四者之中，又分为八矣。人之气血周流，忽有忧思忿怒，则郁结不行；经前产后，忽遇饮冷形寒，则恶露不尽；此经候不调，不通作痛，发热所由作也。大抵气行血行，气止血止；故治血病以行气为先，香附之类是也。热则流通，寒则凝塞；故治血病以热药为佐，肉桂之类是也。

萧慎斋曰：按妇人有先病而后致经不调者，有因经不调而后生诸病者。如先因病而后经不调，当先治病，病去经自调；若因经不行而后生病，当先调经，则经调病自除。

解读：李氏云：妇人经水按月循环而至，身体没有疾病而能有子。若兼有潮热、腹痛，严重者则咳嗽、汗出、呕吐，或者泄泻。有潮热者则经血愈消耗，经气上行则见汗出、咳嗽、呕吐，津液偏渗于后则泄泻，邪积于中则疼痛。治疗时必先去其疾病，之后才可以调经滋血。潮热疼痛者，为妇人常见之病。血液积滞入骨髓，则见骨蒸发热；血滞成瘀与新血相搏，则见疼痛，血液枯涸不能滋养百骸，则见蒸热；血枯胞络火盛，或夹痰气、食积、寒冷，则见疼痛。这些疾病，皆会阻碍经期不调，必要先去其病再可调经。

方氏云：妇人月经病，有月经不调者，有月经不通者；于不通不调中，有兼疼痛发热者，以此可以分为四类。详细来讲，月经不调者，有经期提前者，有经期延后者，提前者为热象，延后者为虚象。月经不调者，有血虚血枯者，有血滞不通者；血滞宜行血破血，血枯宜补血。疼痛者，有时常作痛者，有经前经后作痛者，时常作痛与经前作痛为血瘀，经后作痛为血虚。发热者，有平时发热者，有经期发热者，平时发热为血虚有积滞，经行发热为血虚有热；四者之中，又可分为八类。人之气血灌注全身，忽遇忧思愤怒，则心有郁结；经前产后，忽遇饮冷形寒，则见恶露不尽；此种经候不调，属不通则痛，发热由此而生。气为血之帅，气行则血行，气滞则血滞，故治血先行气，用香附之类；血热则流通，血寒则凝塞，故治血病用热药为佐使，用肉桂之类。

萧慎斋云：妇人有先生病而致经期不调者，有因经期不调而生诸病者。如果先生病而后经期不挑当先治其病，病去经自调。若因经不调而后生病者，当先调经，则经调病自除。

《内经》云："二阳之病发心脾，有不得隐曲，女子不月，其传为风消，其传为息贲者，死不治。"马元台注云：二阳，足阳明胃脉也。为仓廪之官，主纳水谷，乃不能纳受者，何也？此由心脾所发耳。正以女子有不得隐曲之事，郁之于心，故心不能生血，血不能养脾，始焉胃有所受，脾不能化，而继则渐不能纳受，故胃病发于心脾也。由是水谷衰少，无以化精微之气，而血脉遂枯，月事不能时下矣。余拟用归脾汤，重加鹿茸、麦门冬，服二十余剂可愈。武叔卿注云：此节当从“隐曲”推解。人有隐情曲意，难以舒其衷，则气郁而不畅；不畅则心气不开，脾气不化，水谷日少，不能变化气血，以入二阳之血海；血海无余，所以不月；余拟用归脾汤，加芍药、柴胡。传为风消者，（风之名，火之化也。消，消瘦也。）发热消瘦，胃主肌肉也；余拟用归脾汤，加丹皮、栀子、地骨皮、芍药。传为息贲者，喘息上奔，胃气上逆也；余用《金匮》麦门冬汤。人无胃气则死，故云“死不治”。此一节为经血本原之论也。

解读：足阳明胃和手阳明大肠为仓廪之官，主纳水谷，若不能主受纳者，多由心脾失职所发。女子遇忧愦之事，郁闷于心，故心不能生血，血不养脾，继则脾不能化，胃不能受纳，故胃病发于心脾。日久则水谷衰少，精微不化，而血脉枯竭，月事不能按时而下。处方则用归脾汤，重则加鹿茸、麦门冬，服二十余剂则愈。武叔卿注云：此种疾病由情绪不畅所致，当用归脾汤加芍药、柴胡。若有火象，见发热消瘦者，用归脾汤加牡丹皮、栀子、地骨皮、芍药。若见胃气上逆，喘息上奔呼吸急促者，用麦门冬汤。人无胃气则死，死不治。

余曰：室女患此，甚于妇人，所以多死。室女乃浑全之人，气血正旺，不应阻塞，竟患经闭不行，若非血海干枯，则为经脉逆转。血海干枯者，宜用当归补血汤加麦冬、白芍各五钱，炙甘草二钱；虚极者加附子一钱以助之。经脉逆者，宜用《金匮》麦门冬汤、芍药甘草汤，加牛膝、茜草之类，兼服四乌鲗骨一藘茹丸以调之。倘或失治，则为吐血、衄血、咳嗽、骨蒸，而成瘵病矣。若肝火炽盛，左胁刺痛，颈生瘰疬，佐以逍遥散，加瓜蒌、川贝母、生牡蛎、青皮之类。若肝木弦，上寸口鱼际，非药所能治，即与婚配则愈，或与加味逍遥散。若体常怯寒，食少腹胀，佐以六君子汤，加干姜之类；归脾汤、八珍汤可以出入互用。

解读：未婚之人患此月经病，多比已婚之妇人严重，未婚之女正气旺盛，气血充盈，不应阻塞不通，若患经闭不行，则为血海干枯或经脉逆转。血海干枯者，宜用当归补血汤加麦冬、白芍各五钱，炙甘草二钱；虚极者加附子一钱。若为经脉逆转，则用《金匮》麦门冬汤、芍药甘草汤，加牛膝、茜草之类，兼服四乌鲗骨一藘茹丸以调理。若见肝火炽盛，左胁刺痛，颈生瘰疬者，佐以逍遥散，加瓜蒌、川贝母、生牡蛎、青皮之类。若见肝木脉弦，则配用加味逍遥散。若见体常怯寒，食少腹胀，佐以六君子汤，加干姜之类；归脾汤、八珍汤亦可相互为用。

月经病用药加减

经血先期而至，加芩、连、知、柏；后期而至，加姜、桂、艾叶。实者加陈皮、枳实；虚者加人参、白术；大实而闭者，加大黄、枳实、桃仁、牛膝，更佐以抵当汤、桃仁承气汤；大虚而枯者，加参、术、鹿茸、牛膝外，更加以人参养荣汤。经行而腹痛拒按者，加延胡索、木香；经已行而腹痛者，加人参、白术、干姜。经水不通、逆行而为吐血、衄血者，加牛膝、泽兰、韭汁、童便。

月经病常用方剂

平胃散：治土气太过，经血不调。《达生篇》：加芒硝能下死胎。

六君子汤：方中参、术、苓、草，脾药也；陈皮、半夏，胃药也；经血生于脾胃，故加归、芍之类，便是调经之的方。

四物汤：妇科总方，时人习用之，方中妙在川芎一味。

新定加味四物汤：方论见上。

十全大补汤、八珍汤：二方气血双补，其用药品虽云板实，却亦平稳可从。

人参养荣汤：五脏兼补，视八珍、十全等高一格，以药品之轻重得法也。

生白芍（一钱五分），人参、当归、陈皮、桂心（徐灵胎《兰台轨范》云：是小桂枝去皮，非肉桂心）、黄芪、茯苓、白术、炙草（各一钱），远志（去骨，五分），五味（十四粒），熟地黄（七钱半）。加生姜三片，红枣二枚，水煎温服。

四乌鲗骨一藘茹丸（《内经》）：调经种子，亦治男子阳痿。

乌鲗鱼骨（四两，去甲，芦茹（一两）。

抵当汤：通瘀猛剂（见《伤寒论》）。

桃仁承气汤：通瘀缓剂（见《伤寒论》）。

蚕沙酒：治月经久闭。按：此方较上二方更为平稳。

蚕沙（四两，炒半黄色），无灰酒（一壶）。上重汤煮熟，去沙，温饮一盏即通。

归脾汤（《内经》）：二阳之病发心脾一节，此方颇合《经》旨。

当归、茯神、人参、炙白术、枣仁、龙眼肉（各二钱），木香、炙草（各一钱）。水煎服。

高鼓峰云：男妇怯弱，不论何症，止以此方去木香，加芍药、麦冬、五味子，服至月余必愈。虽有他方，吾不知也。按：方中全赖木香一味，若去之何以成归脾汤乎？若有寒热往来，可加柴胡、芍药；若潮热骨蒸，加牡丹皮、地骨皮、栀子；若起于怫郁，加贝母、黄连；若腹痛经闭，加桃仁、红花、延胡索之类。

逍遥散：女子善怀，每多忧郁，此方解肝郁也，而诸郁无不兼治。赵养葵谓：五郁皆属于肝也。方从小柴胡汤套出。

越鞠丸：（《丹溪》）解郁总方。《易思兰医案》治寒热虚实一切杂病，皆从此方变化，屡用屡验。

香附（童便制）、山栀、抚芎、苍术、六神曲。以蒸饼为丸，每服三钱，陈米汤送下。

温经汤：治经闭或经行过多，或崩漏不止，或久不受胎，统名带下。

吴萸（三两），当归、川芎、芍药、人参、桂枝、阿胶、牡丹皮、甘草（各二两），生姜（三两，一本二两），半夏（半升，一本一升），麦冬（一升）。上十二味，以水一斗，煮取三升，分温三服。

六味丸："壮水之主，以制阳光。"

桂附八味丸："益火之源，以消阴翳。"二方治妇人经病。无子加香附（童便浸）、川贝母、当归各三两，艾叶（醋炒）二两，多效。

当归补血汤：治血虚发热，症类白虎，但脉不洪长以别之。

黄芪（一两），当归（三钱）。

上水煎服。尤在泾《金匮翼》有生地五钱，甘草二钱，余未知其所本。

麦门冬汤　治火逆上气，咽喉不利，止逆下气。

麦门冬（四钱，不去心），煮半夏（二钱），大枣（二枚），炙甘草（一钱），粳米（三钱半），人参（一钱）。上诸味，清水煎服。

《女科证治准绳》

王肯堂　撰

简介：

《证治准绳》又名《六科证治准绳》或《六科准绳》，明代王肯堂撰，刊于1602年。全书内容以阐述临床各科证治为主。包括《证治准绳·杂病》八卷，《证治准绳·类方》八卷，《证治准绳·伤寒》八卷，《证治准绳·疡医》六卷，《证治准绳·幼科》九卷，《证治准绳·女科》五卷。各详专条。书成后，历代均有刊本，主要有万历初刻本、四库全书本、图书集成本；1949年后有影印本。1957年上海科技出版社出版铅印本。《证治准绳》以“列证最详、论治最精”而著称，收罗广博、编辑严谨、持论平正，是17世纪流传最广的医学著作之一。其中《女科证治准绳》取自陈自明《妇人大全良方》，卷1为治法通论，列通治妇人诸疾方，次为调经门；卷2～3为杂证门；卷4～5为胎前门；卷6为产后门。各门又分病证论述，每证有论有方，所引资料皆有出处。本书为明代妇产科学的代表作。

一、妇科治法通论

（一）养血剂

1. *四物汤*

功效：益荣卫，滋气血。

主治：治月水不调，脐腹痛；妇人经病，或前或后，或多或少，疼痛不一，腰足腹中痛；或崩中漏下，或半产恶露过多，或停留不出；妊娠腹痛下血，胎不安；产后血块不散，或亡血过多，恶露不止。

组成：熟地黄（补血。如脐下痛非此不能除，乃通肾经之药也）、川芎（治风，泄肝木。如血虚头痛，非此不能除，乃通肝经之药也）、芍药（和血理脾。如腹中虚痛，非此不能除，乃通脾经之药也）、当归（和血。如血刺痛，刺如刀割，非此不能除，乃通心经之药也）。上为粗末，水煎服。春倍川芎（一曰春，二曰脉弦，三曰头痛），夏倍芍药（一曰夏，二曰脉洪，三曰泄），秋倍地黄（一曰秋，二曰脉涩，三曰血虚），冬倍当归（一曰冬，二曰脉沉，三曰寒而不食）。

加减：四物汤加茱萸煎服。若入阳脏，少使茱萸，阴脏多使茱萸。一方加香附。

2. 芎归汤

主治：治一切去血过多，眩运闷绝，伤胎去血，产后崩中去血，拔牙去血，金疮去血不止，举头欲倒，悉能治之。

组成：当归、川芎（各等分）。

（二）抑气养血剂

1. 莪术散

功效：抑气养血。

组成：莪术（煨）、川芎、当归（去泥）、郭地黄（酒蒸，洗）、白芷、茴香、杨芍药、甘草（各一两）。

上为细末，每服二钱，盐酒调下。

2. 玉仙散

主治：治妇人诸疾。

组成：香附子（瓦器炒黑色，勿焦）、白芍药（各一两），甘草（一钱）。

上为细末，每服三钱，沸汤下。

（三）理气行血剂

皱血丸

功效：暖子宫，令人有子，调冲任，暖血海，破宿血。

主治：治妇人血海虚冷，百病变生，气血不调，时发寒热，或下血过多，或久闭不通，崩中不止，带下赤白，癥癖块，攻刺疼痛，小便紧满，胁肋胀痛，腰重脚弱，面黄体虚，饮食减少，渐成劳状，及经脉不调，胎气多损，产前产后，一切病患，无不治疗。

组成：菊花（去梗）、茴香、延胡索（炒）、香附（炒，酒浸一宿，焙）、肉桂（去粗皮）、当归、芍药、熟地黄、牛膝、蒲黄、蓬术（各三两）。

上为细末，用乌豆一升，醋煮，候干为末，再入醋二碗，煮至一碗，留为糊，丸如梧桐子大，每服二十丸，温酒或醋汤送下。

（四）理气和血剂

加味五积散

功效：理气和血。

组成：苍术（一两，米泔浸炒），白姜、陈皮（各一两三钱），浓朴（去粗皮，姜汁炒）、半夏（洗）、枳壳（炒）、杨芍药、香附子（炒去毛）、桔梗、人参（去芦）、茯苓（去皮）、川白芷、川芎、当归（去土）、茴香（炒）、木香、肉桂、粉草（各一两）。

上锉碎，生姜、木瓜入盐煎服。

（五）养血润燥剂

卷柏丸

功效：和经络，暖五脏，润肌肤，长发去，除风，令人有子。

主治：治妇人冲任本虚，血海不足，不能流通经络，月水不调，赤白带下，三十六疾，并皆治之。

组成：卷柏（去根、当归（洗焙）、艾叶（炒，各二两），熟地黄（洗焙）、川芎、白芷、柏子仁（微炒）、肉苁蓉。牡丹皮

（各一两）。

上为细末，炼蜜和丸，如梧桐子大，每服五十丸，用温酒或米饮送下，空心食前服。

二、经候总论

（一）辨色

1. 四物加黄芩黄连汤

主治：治经水如黑豆汁。黑色，有热象也。

组成：四物汤（四两），黄芩、黄连（各一两）。

上为末，醋糊丸服。

2. 八物汤

主治：治经水色淡。主气血俱虚也。

组成：四物汤加四君子汤八物者。

（二）审多少

1. 当归饮

阳胜阴，月候多者，当归饮。

功效：抑阳助阴，调理经脉。

主治：经水量多，经期提前。阳胜阴，月候多者，当归饮。

组成：当归（微炒）、地黄（酒蒸，焙）、川芎、白术、白芍药、黄芩（各等分）。

每服三钱，水一盏半，煎至八分，空心温服。

2. 七沸汤

阴胜阳，月候少者，七沸汤。

主治：治荣卫虚，经水愆期，或多或少，腹痛。

组成：当归、川芎、白芍药、蓬术、熟地黄、川姜、木香（各等分）。

每服四钱，水一盏半。煎至八分，温服。

3. 四物加黄芩白术汤

主治：治经水过多。

组成：四物汤（四两），黄芩、白术（各一两）。

4. 经水过多

黄芩（炒）、芍药（炒）、龟甲（炙，各一两），椿树根皮（七钱半），黄柏（炒，三钱），香附（二钱半）。

上为末，酒糊丸，空心白汤下五六十丸。

5. 四物加葵花汤

主治：治经水涩少。

组成：四物汤（四两），葵花（一两），一方：又加红花、血见愁。

6. 四物汤加熟地黄当归汤

主治：治经水少而色和。

组成：四物汤（四两），熟地黄、当归（各一两）。

（三）辨先期后期

1. 先期汤

主治：治经水先期而来，宜凉血固经。

组成：生地黄、川当归、白芍药（各二钱），黄柏、知母（各一钱），条芩、黄连、川芎、阿胶（炒，各八分），艾叶、香附、炙甘草（各七分）。

水二盅，煎一盅，食煎温服。

2. 金匮土瓜根散

主治：治带下经水不利，小腹满痛，经一月再见者。

组成：土瓜根、芍药、桂枝、䗪虫（各七钱半）。

上四味，杵为散，酒服方寸匕，日三服。

3. 过期饮

主治：治经水过期不行。乃血虚气滞之故。

功效：补血行气。

组成：熟地黄、白芍药、当归、香附（各二钱），川芎（一钱），红花（七分），桃仁泥（六分），蓬莪术、木通（各五分），甘草、肉桂（各四分）。

水二盅，煎一盅，食前温服。

4. 滋血汤

主治：治妇人心肺虚损，血脉虚弱，月水过期。

组成：人参、山药、黄芪（各一钱），白茯苓（去皮），川芎、当归、白芍药、熟地黄（各一钱半）。

上作一服，水二盅，煎至一盅，食前服。

（四）调经平剂

1. 简易方当归散

主治：治经脉不匀，或三四月不行，或一月再至。

组成：当归、川芎、白芍药（炒）、黄芩（炒，各一两），白术、山茱萸肉（一两半）。

上为细末，空心温酒调下二钱，日三服。

2. 人参养血丸（《和剂》）

主治：治女人禀受素弱，血气虚损。

功效：补冲任，调经候，暖下元，生血气。

组成：乌梅肉（三两），熟地黄（五两），当归（二两），人参、川芎、赤芍、蒲黄（炒，各一两）。

上为细末，炼蜜丸梧子大。每服八十丸，温酒米饮任下。

3. 逍遥散（《和剂》）

主治：治血虚烦热，月水不调，脐腹胀痛，痰嗽潮热。

组成：当归、白术、白芍药、柴胡、茯苓（各一两），甘草

（炙，半两）。

上㕮咀，每服半两，入姜、薄荷叶煎服。

4. 增损四物汤

主治：治月事不调，心腹疼痛，补血温经，驻颜。

组成：川芎、当归、芍药、熟地黄、牡丹皮、白术（各一钱半），地骨皮（一钱）。

上作一服，用水二盅，煎至一盅，食前服。

5. 滄寮煮附丸

主治：治经候不调，血气刺痛，腹胁膨胀，头晕恶心，崩漏带下，并宜服之。

组成：香附子（擦去皮，不以多少，米醋浸一日，用瓦铫煮令醋尽）。

上醋糊为丸，梧子大，日干，每五十丸淡醋汤下。

一方：香附一斤，艾叶四两，当归二两，制同。名艾附丸。

6. 沉香降气散

功效：顺气道，通血脉。

组成：乌药、木香、香附子、缩砂仁、甘草（各等分）。

上为细末，每服二钱，空心盐汤调下。

7. 严氏抑气散

主治：治妇人气盛于血，变生诸证，头晕膈满。

组成：香附子（四两），茯神、甘草（炙，各一两），陈皮（二两）。

上为末，每二钱，食前沸汤调下。

8. 绀珠正气天香汤

主治：治妇人一切气，气上凑心，心胸攻筑，胁肋刺痛，月水不调。

组成：台乌药（二钱），香附子（八钱），陈皮、苏叶（各一钱），干姜（半钱）。

上㕮咀，每七、八钱，水煎服。

9. 东垣益胃升阳汤

主治：治妇人经候不调，或血脱后脉弱食少，水泄，日二三行。

组成：黄芪（二钱），白术（三钱），炒曲（一钱半），当归身、陈皮、炙甘草、人参（各一钱），升麻、柴胡（各半钱），黄芩（半钱，秋去之）。

上㕮咀，每服半两，水煎。

（五）调经暖剂

1. 大温经汤（《金匮》）

主治：治冲任虚损，月候不调，或来多不已，或过期不行，或崩中去血过多，或经损娠，瘀血停留，小腹急痛，五心烦热，并皆治之。

组成：吴茱萸（汤泡）、牡丹皮、白芍药、肉桂（去粗皮）、人参、当归（去芦）、川芎、阿胶（碎、炒）、甘草（炙，各一钱），麦门冬（去心二钱），半夏（二钱半）。

上作一服，用水二盅，生姜五片，煎至一盅，食前服。

2. 小温经汤（《简易》）

主治：治经候不调，血脏冷痛。

组成：当归、附子（炮，各等分）。

上㕮咀，每服三钱，水一盏，煎八分，空心温服。

3. 温经汤（《和剂》）

主治：治妇人血海虚寒，月水不调。

组成：川芎、当归、芍药、蓬术（各一钱半），人参、牛膝（各二钱），桂心、牡丹皮（各一钱），甘草（半钱）。

水二盅，煎至一盅，不拘时服。

4. 滋血汤

功效：滋养荣血，补妇人。

主治：治血海久冷。

组成：当归（一钱半），川芎、麦门冬（去心）、牡丹皮、人参、芍药、琥珀（另研，各一钱），半夏曲、官桂、阿胶（炒）、酸枣仁、甘草（各半钱）。

上作一服，水二盅，生姜三片，煎至一盅，食前服。

5. 加味吴茱萸汤

主治：治冲任衰弱，月候愆期，或前或后，或崩漏不止，赤白带下，小腹急痛，每至经脉行时，头眩，饮食或少，气满心怯，肌肉不泽，悉皆治之。

组成：半夏（二钱），吴茱萸、当归（各一钱半），麦门冬（去心），干姜、白茯苓、苦梗、南木香、防风、牡丹皮、甘草（各一钱），官桂、北细辛（各半钱）。

6. 桃仁散

主治：治妇人月水不调，或淋沥不断，断后复来，状如泻水，四体虚倦，不能饮食，腹中坚痛，不可行动，月水或前或后，或经月不来，多思酸物。

组成：桃仁、半夏、当归、川牛膝、桂心、人参、蒲黄、牡丹皮、川芎、泽兰叶（各一钱），赤芍、生地黄（各一钱半），粉草（半钱）。

上作一服，水二盅，生姜三片，煎至一盅，食前服。

7. 姜黄散

主治：治血脏久冷，月水不调，脐腹刺痛。

组成：姜黄（片子者）、白芍药（各二钱），延胡索、牡丹皮、当归（各一钱半），蓬术、红花桂心、川芎（各一钱）。

上作一服，水二盅，酒半盅，煎至一盅，不拘时服。

8. 紫石英丸（《本事》）

主治：治妇人病多是月经乍多乍少，或前或后，时发疼痛。

组成：紫石英（细研，水飞），川乌（炮），杜仲（炒去丝），禹余粮（火，醋淬）、远志（去心）、泽泻、桑寄生、桂心、龙骨（别研）、当归、人参、肉苁蓉（酒浸）、石斛、干姜（炮）、五味子、甘草（炙，各一两），牡蛎、川椒（去目并合口者不用，炒出汗，各半两）。

上为细末，炼蜜和丸，如梧桐子大。每服二十丸，食前用米饮汤下。

9. 暖宫丸

主治：治冲任虚损，下焦久冷，月事不调，不成孕育。崩漏下血，赤白带下，并皆治之。

组成：生硫黄（六两），赤石脂（火煅）、海螵蛸、附子（炮去皮脐，各三两），禹余粮（九两，火醋淬）。

上为细末，醋糊为丸，如梧桐子大，每服三十丸，空心用温酒或醋汤送下。

10. 内补当归丸

主治：治血气虚损，月水不调，或崩中漏下，去血过多，肌体羸困，及月水将行，腰腿重痛，并皆治之。

组成：当归（去芦，炒）、阿胶（炒）、白芷、续断、干姜（炮）、川芎、甘草（炙，各四两），熟地黄（半两，焙），附子（炮，去皮脐）、白芍药、肉桂（各二两），吴茱萸（汤泡，焙）、白术（各三两），蒲黄（八钱，炒）。

上为细末，炼蜜和丸，如梧桐子大，每服五十丸，空心用温酒送下。

11. 禹余粮丸

主治：治血虚烦热，月水不调，赤白带下，渐成崩漏。

组成：禹余粮（火，醋淬）、白石脂（各一两），附子（炮，去皮脐）、鳖甲（去裙，醋炙）、桑寄生、白术、浓朴（去粗皮，制）、当归（去芦）、柏叶（炒）、干姜（炮，各一两），白芍药、狗脊（去毛，各七钱半），吴茱萸（汤泡，焙，半两）。

上为细末，炼蜜和丸，如梧桐子大。每服五十丸，空心用温酒或米饮汤送下。

（六）调经破血剂

1. 红花当归散

主治：治妇人血脏虚竭，或积瘀血，经候不调，或断续不定，时作腹痛，腰胯重疼攻刺，小腹紧硬，及室女月水不通，并皆治之。

组成：红花、紫葳、牛膝、白芷、苏木（捶碎，各一钱），桂心（一钱半），当归尾、刘寄奴（各二钱），赤芍（三钱），甘草（半钱）。

上作一服，水一盅，酒一盅，同煎至一盅，空心服。

2. 大延胡索散

主治：治妇人经病，并产后腹痛，或腹满喘闷，或癥瘕癖块及一切心腹暴痛。

组成：延胡索、赤芍、川楝子（去核）、蓬莪术、京三棱（煨）、浓朴（姜制）、当归、黄芩、川芎、桔梗、槟榔（各一钱），木香、官桂（去粗皮）、甘草（各半钱），大黄（二钱）。

上作一服，水二盅，煎至一盅，食前服。

3. 鳖甲丸

主治：治妇人月经不调，肌肉黄瘁，胁下积气结痛，时发刺痛，渐成劳状。

组成：鳖甲（去裙，醋炙）、桂心、三棱（醋煮，炒）、牡丹皮、牛膝（去苗）、琥珀、诃子（取肉）、桃仁（去皮尖双仁者，麸炒）、土瓜根、大黄（煨，以上各等分）。

上为细末，炼蜜为丸，如梧桐子大，每服十五丸，食前用桃仁汤送下。

三、经闭

（一）治血枯之法

1. 东垣、洁古治血枯之法

东垣、洁古治血枯之法，皆主于补血、泻火也。补血者，四物之类。泻火者，东垣分上中下，故火在中则善食消渴，治以调胃承气之类。火在下则大小秘涩，治以玉烛之类。玉烛者，四物与调胃承气等分也。火在上则得于劳心，治以芩、连及三和之类。三和者，四物、凉膈、当归等分也。洁古先服降心火之剂者，盖亦芩、连、三和、玉烛之类，后服五补、卫生者，亦补气之剂也。

五补丸（《局方》）

功效：补诸虚，安五脏，坚骨髓，养精神。

组成：熟地黄、人参、牛膝（酒浸，去芦，焙干），白茯苓，地骨皮（各等分）。

上为细末，炼蜜丸如梧子大。每服三、五十丸，温酒下，空心服。

卫生汤

组成：当归、白芍药（各二两），黄芪（三两），甘草（一两）。

上为末，每服半两，水二盏，煎至一盏，温服，空心。如虚者，加人参一两。

2. 岐伯、河间治血枯之法

岐伯曰：以四乌鲗骨一藘茹，二物并合之，丸以雀卵，大如小豆，以五丸为后饭，饮以鲍鱼汁，利肠中及伤肝也。（《腹中论》王注云：乌鲗鱼骨主血闭，藘茹主散恶血，雀卵主血瘘，鲍鱼主瘀血。）

河间《宣明论方》乌鲗骨、藘茹各等份，雀卵不拘数，和丸小豆大，每服五丸至十丸，煎鲍鱼汤下，食后日三服，压以美膳。

3. 丹溪治血枯大法

血枯经闭者，四物汤加桃仁、红花。阴虚经脉久不通，小便短涩身疼者，四物加苍术、牛膝、陈皮、生甘草作汤。又用苍莎丸加苍耳、酒芍药为丸，就煎前药吞下。

4. 薛氏治血枯大法

薛氏治血枯大法，以补养真元为主。

病因：其为患，有因脾虚而不能生血者，有因脾郁伤而血耗损者，有因胃火而血消烁者，有因脾胃损而血少者，有因劳伤心而血少者，有因怒伤肝而血少者，有因肾水不能生肝而血少者，有因肺气虚不能行血而闭者。

治法：治疗之法，若脾虚而不行者，调而补之；脾郁而不行者，解而补之；胃火而不行者，清而补之；脾胃损而不行者，温而补之；劳伤心血而不行者，静而补之；怒伤肝而不行者，和而补之。肺气虚而不行者，补脾胃；肾虚而不行者，补脾肺。经云：损其肺者，益其气；损其心者，调其荣卫；损其脾者，调其饮食，适其寒温；损其肝者，缓其中；损其肾者，益其精。审而治之，庶无误矣。

（二）治污血有热之闭经方剂七首

1. 万病丸

主治：治经事不来，绕脐痛。

组成：干漆（杵碎，炒烟尽）、牛膝（去苗，酒浸一宿，焙干，各一两）。

上为末，以生地黄汁一升，入二味药末，银器内慢火熬可丸，即丸如桐子大。每服二丸，空心米饮或温酒下。

2. 土牛膝散

主治：治妇人、室女血闭不通，五心烦热。

组成：土牛膝、当归尾（各一两），桃仁（去皮，麸炒，另研）、红花（各半两）。

上为细末，每服二钱，空心温酒下。

3. 当归散

主治：治血脉不通。

组成：当归、穿山甲（灰炒）、蒲黄（炒，各半两），辰砂（另研，一钱），麝香（少许）。

上为细末，研匀，每服二钱，食前热酒调下。

4. 琥珀散

主治：治心膈迷闷，腹脏撮痛，气急气闷，月信不通等疾。

组成：天台乌药（二两），当归、莪术（各一两）。

上为细末，每服二钱，温酒调下，后以食压之。忌生冷、油腻。产后诸疾，炒姜、酒调下。

5. 产宝方

主治：治月经不通，腹中痛。

组成：牛膝（六分），大黄、桃仁（去皮尖，炒）、细辛（各五分），川芎、当归（各四分），水蛭（三分，糯米炒黄）。

上为细末，炼蜜丸梧子大，每服二十丸，空心温酒下。

6. 千金桃仁煎

主治：治血积癥瘕，月水不行。

组成：大黄（湿纸裹蒸）、朴硝、桃仁（制炒，各二两），虻虫（一两，去足翅，炒黑）。

上为细末，醋二升半，银石器中慢火熬膏。

7. 三棱丸

主治：治妇人经脉不通，气痛带下，兼治血瘕。

组成：三棱（醋炒）、川芎、牛膝、延胡索、蓬术（醋炒）、蒲黄、牡丹皮、芫花（醋炒）、白芷、当归、地龙（去土，酒浸炒）、干姜（炮，各一两），大黄（二两，为末，以米醋熬成膏，和药）。

上为细末，以大黄膏和丸如梧子大，每服三五十丸，空心醋汤下，或红花煎酒下。

（三）治污血有寒之经闭方剂七首

1. 红花当归散

主治：治妇人经候不行，或积瘀血，腰腹疼痛，及室女月经不通。

组成：红花、当归尾、紫葳、牛膝、甘草、苏木（细锉，各二两），赤芍（九两），刘寄奴（五两），桂心、白芷（各一两半）。

上为细末，空心热酒调三钱服之，食前、临卧再服。若久血不行，浓煎红花酒下，孕妇休服。一名凌霄花散，即紫葳。

2. 牛膝散

3. 温经汤

4. 桂枝桃仁汤

治妇人月事不通，小腹膨胀疼痛。

5. 牡丹散

6. 通经丸（《本事》）

主治：治妇人、室女月候不通，或成血瘕。（《本草》入鸡子清同丸。畏漆，入肠胃生疮也）

组成：桂心、青皮（去白）、大黄（炮）、干姜（炮）、川椒（炒出汗）、川乌（炮）、蓬莪术、干漆（炒烟尽）、当归、桃仁（制炒，各等分）。

7. 滋血汤

主治：治劳动致脏腑冲任气虚，不能约制经血，以致崩中，或下鲜血，或下五色，连日不止，淋沥不断，形羸血劣，倦怠困乏，月水闭绝。

组成：马鞭草、牛膝、荆芥穗（各二两），当归、肉桂、牡丹皮、赤芍、川芎（各一两）。

上每服四钱，乌梅一个，水二盏，煎一盏，食前服。日进四五服，服至半月或一月，经脉自通。

四、血崩

（一）治疗大法

病机：经云：阴虚阳搏，谓之崩。又云：阳络伤则血外溢，阴络伤则血内溢。又云：脾统血，肝藏血。其为患因脾胃虚损，不能摄血归源。或因肝经有火，血得热而下行；或因肝经有风，血得风而妄行；或因怒动肝火，血热而沸腾；或因脾经郁结，血伤而不归经。

治疗大法：脾胃虚弱者，六君子汤加当归、川芎、柴胡。脾胃虚陷者，补中益气汤加酒炒芍药、山栀。肝经血热者，四物汤加柴胡、山栀、苓、术。肝经风热者，加味逍遥散，或小柴胡汤加山栀、芍药、牡丹皮。若怒动肝火，亦用前药。脾经郁火者，归脾汤加山栀、柴胡、牡丹皮。哀伤胞络者，四君子汤加柴胡、升麻、山栀。故东垣、丹溪诸先生云：凡下血证须用四君子以收功，斯言厥有旨哉。若大去血后，毋以脉诊，当急用独参汤救之。其发热、潮热、咳嗽、脉数，乃是元气虚弱，假热之脉也，尤当用人参之类。

分类：《产宝》分阴崩、阳崩。受热而赤，谓之阳崩；受冷而白，谓之阴崩。

1. 胶艾汤

治阳崩不止，小腹疼痛。

2. 固经丸

主治：治阴崩不止。

组成：艾叶（醋炒）、鹿角霜、伏龙肝、干姜（各等分为末）。

上熔鹿角胶和药乘热丸，食后淡醋汤下五十丸。

（二）开痰剂

1. 旋覆花汤

主治：治半产漏下，脉弦而大。

组成：旋覆花（三两），葱（十四茎），新绛（少许）。

上三味，以水三升，煮取一升，顿服之。（《本草》云：旋覆主留饮结气。）

2. 半夏丸（《直指》）

主治：治下血、吐血、崩中、带下，痰喘急满，虚肿。亦消宿瘀百病。

服药法：圆白半夏，刮净捶扁，姜汁调飞白面作饼，包，炙黄色，去面取半夏作末。米糊为丸，绿豆大，每服十丸，温熟水下。芎归汤、沉香降气汤各半煎送下。止血之要药。

（三）行气剂

1. 备金散

主治：治妇人血崩不止。

组成：香附子（四两，炒），当归尾（一两二钱），五灵脂（一两，炒）。

上为细末，每服五钱，醋汤调，空心服立效。

2. 缩砂散

主治：治血崩。

用缩砂仁不以多少，于新瓦上炒香为细末，米饮调下三钱。

（四）消污血之剂

1. 五灵脂散

主治：治妇人血崩，及治男子脾积气。

五灵脂（不以多少，炒令烟尽，研末）。

上为末，每服一钱，温酒调下。

2. 桂枝茯苓丸

治妇人有癥在脐上动，下血不止。

（五）补养

1. 当归芍药汤

主治：治妇人经脉漏下不止，其色鲜红。

组成：黄芪（一两半），白术、苍术（泔浸，去皮）、当归身、白芍药（各五钱），甘草（炙）、生地黄（各三分），柴胡（二分），熟地黄、陈皮（去白，各五分）。

上十味为粗末，作二服，水煎去滓，热服，空心。

2.《金匮》胶艾汤

主治：治劳伤血气，月水过多，淋沥漏下，连日不止，脐腹疼痛，及妊娠将摄失宜，胎动不安，腹痛下坠，或劳伤胞络，胞阻漏血，腰痛闷乱；或因损动，胎上抢心，奔冲短气，及因产乳冲任气虚，不能约制，延引日月，渐成羸瘦。

3. 柏子仁汤

主治：治妇人忧思过度，劳伤心经，不能藏血，遂致崩中下血不止。

组成：柏子仁（炒）、香附子（炒、去毛）芎　鹿茸（火燎去毛，酒蒸焙）茯神（去皮、木）当归（各一钱半）阿胶　小草（各一钱）　川续断（二钱）　甘草（炙，半钱）。

上作一服，水二盅，生姜五片，煎至一盅，空心服。

（六）补脾升阳剂

益胃升阳汤

方解：治血脱益气，古人之法也。先补胃气以助生长，故曰阳生阴长。诸甘药为之先务，举世皆以为补气，殊不知甘能生血，此阳生阴长之理也。故先理胃气，人之一身，纳谷为宝。

组成：黄芪（二钱），人参（有嗽者去之）、神曲（炒，各一钱半），升麻、柴胡（各五分），白术（三钱），当归身（酒浸）、甘草（炙）、陈皮（各一钱），生黄芩（二钱，泻盛暑之伏金肺逆，秋凉不用）。一方用生地黄。

上为粗末，每服三钱或五钱，如食添再加之，如食减，已定三钱内更减之，不可多服。

（七）升阳剂

1. 调经升阳除湿汤

主治：治女子漏下恶血，月事不调，或暴崩不止，多下水浆之物。

组成：柴胡、防风、甘草（炙）、藁本、升麻（各一钱），羌活、苍术、黄芪（各一钱半），独活、当归（酒浸，各五分），蔓荆子（七分）。

上㕮咀，水五大盏，煎至一大盏，去滓稍热服，空心。

2. 柴胡调经汤

主治：治经水不止，鲜血，项筋急，脑痛，脊骨强痛，不思饮食。

组成：羌活、独活、藁本、升麻（各五分），苍术（一钱），柴胡根（七分），葛根、当归身、甘草（炙，各三分），红花（少许）。

上㕮咀，作一服，水煎去滓，稍热空心服，微汗立止。

3. 独圣散

主治：治妇人血崩不止。

服药法：用防风去芦，不以多少，为细末，酒煮白面清调下二钱，空心食前，日二服，更以面作糊，酒投之极验。

（八）养血行气剂

加减四物汤

主治：治室女二七天癸至，亦有当时未至而后至者，亦有卒然暴下，淋沥不止至有若崩漏者。失血过多，变生诸证，悉宜服之。

组成：川芎、熟地黄（洗焙）、川当归（去芦，酒润、切焙）、白芍药（各一两），香附子（炒去毛，一两半）。

上㕮咀，每服四钱，水一盏半，生姜五片，煎至七分，去滓食前温服。如血色鲜而不止者，去熟地黄加生地黄煎服。

（九）补中去积剂

1. 黄芪当归人参汤

组成：黄芪、人参、麻黄（不去节，实表闭汗）、黄连（镇心惊，各一钱），当归（一钱半），草豆蔻（七分），神曲（消食，去脾胃寒）、桂枝（必先岁气，无伐天和也）、陈皮（各五分），杏仁（九个，研如泥），生地黄（三分，去肾火，大去冬月相火之旺）。

上为粗末，水三大盏，先煮麻黄数沸，去滓入前药，同煎至一大盏，于巳午之前，食消尽服之。

2. 地黄丸

主治：治足三阴亏损，经行数日不止，或兼带下无子。

组成：熟地黄（自制）、山茱萸肉、芜荑仁、白芍药（微炒）、代赭石（各一两），干姜（炮）、白僵蚕（炒）、浓朴（姜制，各三钱）。

上为末，蜜丸桐子大。每服五十丸，空心温酒下，日三服。

（十）凉剂

1. 凉血地黄汤

主治：治妇人血崩不止，肾水阴虚，不能镇守包络相火，故血走而崩也。

组成：生地黄、当归尾（各半钱），黄连、黄柏、知母、藁本、川芎、升麻（各二分），红花（少许）、柴胡、防风、川羌活、黄芩、细辛、荆芥穗、蔓荆子、甘草（炙，各一分）。

㕮咀作一服，水三盏，煎至一盏，去滓空心稍热服。

2. 小蓟汤

主治：治崩漏不止，色明如水，得温则烦闷者。此阳伤于阴，令人下血。

组成：小蓟茎叶（研取汁）、生地黄（研取汁，各一盏），白术（半两，锉）。

上三件，入水一盏，煎减一半，去滓温服。

3. 奇效四物汤

主治：治有热，久患血崩。

组成：当归（头尾俱用）、白芍药、大川芎、熟地黄（洗焙）、大艾叶、阿胶（蛤粉炒如珠子）、黄芩（去黑者，各半两）。

上锉碎，每服四钱，水一盏半，生姜五片，煎七分，空心温服。

4. 金华散

主治：治血室有热，崩下不止，服温药不效者。

组成：延胡索、瞿麦穗、当归、干姜、牡丹皮（各一两），石膏（二两），桂心（别研）、威灵仙（各七钱半），蒲黄（半两）。

上为细末，每服三钱，水一盏半，空心温服，日二。

（十一）温剂

1. 丁香胶艾汤

主治：治崩漏不止。

组成：川芎、丁香（各四分），熟地黄（以泻大洪脉）、白芍药（各三分），阿胶（炒，六分，另后入），当归身（一钱二分），生艾叶（一钱，后入）。

为细末，作一服，水二盏，煎至五沸，去滓，入胶、艾，再上火煎至一大盏，空心，宿食消尽带热服，三服效。

2. 芎䓖汤（一名芎䓖温中汤。）

主治：治带下漏血不止，及风虚冷热，劳损冲任，月水不调，崩中暴下，腰重里急，淋沥不断；及产后失血过多，虚羸腹痛；或妊娠胎动不安，下血，连日小便频数，肢体烦倦，头运目暗，不欲饮食。

组成：芎䓖、黄芪、芍药、干地黄、吴茱萸、甘草（各二两），当归、干姜（各一两）。

上㕮咀，以水一斗，煮取三升，分三服。

3. 断下汤

主治：治冲任气虚，崩中漏下，经脉不调。每遇月候将来，脐腹腰脚先痛，渐减饮食，四肢乏力及带下，三十六疾，悉能疗之。

组成：人参（去芦）、熟地黄（洗焙）、艾叶（醋炒，各一两），乌贼骨（烧灰）、当归（酒洗，各二两），川芎（七钱），干姜（炮，半两），阿胶（蛤粉炒成珠，七钱半）。

上㕮咀，每服五钱，水一盏半，煎至七分，去滓食前温服。

4. 熟附丸

组成：熟附子、木贼（去节）、龙骨（煅）、赤石脂（煅，各半两），川芎　当归（各一两）。

上为细末，醋糊为丸，如梧子大。

5. 鹿茸丸

主治：治经候过多，其色瘀黑，甚者崩下，吸吸少气，脐腹冷极则汗出如雨，尺脉微小，由冲任虚衰，为风冷客乘胞中，气不能固。

组成：鹿茸（燎去毛，酥炙）、赤石脂（制）、禹余粮（制，各一两），艾叶（一方无）、柏叶、附子（炮，各半两），熟地黄、当归、续断（各二两）。

上为细末，酒糊和丸梧子大。每服三十丸，空心温酒下。一方炼蜜丸亦可。

6. 赤龙丹

主治：治崩中不止。

组成：禹余粮（炒）、乌贼骨、鹿茸、龙骨、石燕（煅）、阿胶、当归、干姜（各等分）。

上为末，酒醋糊为丸。每服五十丸，温酒下。

7. 紫金散

主治：治月水过多，崩漏带下，淋沥不断，腰腹重痛，一切五色带疾。

组成：禹余粮（煅赤，醋淬七次，细研水飞挹干，秤三两），白芍药、川芎、熟地黄、附子、当归（各一两），干姜（炮）、肉桂（各半两），赤石脂、龙骨（并煅，各一两，别研）。

上为细末，每服二钱，入麝香少许，米饮空心调下。

8. 白芷暖宫丸

功效：暖血海，实冲任。

主治：治子宫虚弱，风寒客滞，断绪不成孕育，及数堕胎；或带下赤白，漏下五色，虚羸少气，胸腹满痛，心下烦悸，自汗，下血过多。

组成：禹余粮（制，一两），干姜（炮）、芍药、白芷、川椒（制）、阿胶（粉炒）、艾叶（制）、川芎（各七钱半）。

上为细末，蜜丸梧子大。每服四十丸，米饮、温酒、醋汤任下。

（十二）涩剂

牡蛎散

主治：治月水不止，众药不愈者。

服药法：牡蛎火煅研细，用醋调成丸，再煅过通红，候冷研细，出火毒。上用醋调艾末，熬成膏，和丸如桐子大。每服五十丸，醋艾汤下。

十三、燥剂

1. 柏黄散

主治：疗经血不止。

组成：黄芩（一两二钱半），侧柏叶、蒲黄（各一两），伏龙肝（二两）。

上㕮咀，水二升，煎取八合，分为二服。

2. 地榆散

主治：治妇人崩中漏下不止。

组成：地榆（锉）、蒲黄、白芍药、白茯苓、柏叶（微炒）、蟹爪（微炒）、熟地黄、鹿角胶（捣碎，炒令黄燥）、漏芦（各一两），芎䓖、当归（锉炒，各七钱半），伏龙肝（一两半），干姜（炮）、桂心、甘草（锉，炙赤，各半两）。

上锉碎，每服三钱，水一中盏，入竹茹一分，煎至七分，去滓，食前温服。

十四、补涩

1. 鹿茸散

主治：治崩中漏下不止虚损羸瘦。

组成：鹿茸（二两，去毛涂酥，炙微黄），白龙骨、鳖甲（涂酥炙令黄，去裙）、熟地黄、白芍药、白石脂、乌贼鱼骨（炙黄）、续断（各一两），肉苁蓉（一两半，酒浸一宿，刮去皱皮，炙干）。

上为细末，每服二钱，食前粥饮调下。

2. 柏叶散

主治：治妇人崩中漏下，不问年月远近，渐至黄瘦，四肢无力，腹内疼痛，不思饮食。

组成：柏叶、续断、川芎、生地黄、当归、龟甲、鳖甲（各一两半），禹余粮（二两半），阿胶、牡蛎、地榆、赤石脂、艾叶、鹿茸（各一两）。

上为细末，每服二钱，食前粥饮调下。

3. 镇宫丸

主治：治妇人崩漏不止，或下五色，或赤白不定，或如豆汁，或状如豚肝，或下瘀血，脐腹胀痛，头晕眼花，久而不止，令人黄瘦，口干，胸烦不食。

组成：代赭石（火煅，醋淬）、紫石英、禹余粮（制并同上）、香附子（醋煮，各二两），阳起石（火锻，细研）、鹿茸（燎去毛，醋蒸焙）、茯神（去皮、木）、阿胶（锉碎，蛤粉炒成珠）、当归（去芦，酒浸）、蒲黄（炒）、芎䓖（各一两），血竭（半两，别研）。

上为细末，用艾煎醋汁，煮糯米粉糊丸，如梧子大。每服七十丸，空心米饮下。

（十三）血见黑则止

1. 十灰丸

主治：治崩中下血不止。

组成：锦、黄绢、马尾、艾叶、藕节、莲房、油发、赤松皮、棕榈、蒲黄（并煅成灰存性，各等份）。

上研匀，用醋煮糯米糊，和丸如梧子大。每服七十丸，加至一百丸，空心米饮送下。

2. 十灰散

主治：治下血不止。

组成：锦片、木贼、棕榈、柏叶、艾叶、干漆、鲫鱼鳞、鲤鱼鳞、血余、当归（并火煅存性，各等分），麝香（少许）。

上研匀，每服二钱，空心温酒调服。

3. 一笑散

主治：治妇人血崩。

用新绵一口，烧灰研末，空心酒调下，立止。

主治：治妇人经年血崩。

组成：香附子（二两，炒赤），莲壳（五枚，烧存性）。

上为细末，每服二钱，空心陈米饮调下。

4. 香矾散

主治：治血崩。

香附子不以多少，极酸醋浸一宿，炒焦为灰存性。每一两入白矾末二钱，米饮调服，空心，神效。一法，用荷叶汤尤妙。

5. 五灵脂散

主治：治妇人血崩诸药不止者。

五灵脂炒令烟尽为末，每服一钱，温酒调下。一法，每服一钱，水酒、童便各半盏，煎服。名抽刀散。

6. 琥珀散

主治：治崩暴不止。

组成：赤芍、香附子、枯荷叶、男子发（皂荚水洗）、当归、棕榈（炒焦存性）、乌纱帽（是漆纱头巾，取阳气上冲故也）。

上等分，除棕榈外，其余并用粗片，新瓦上煅成黑灰存性三分，为细末。每服五钱，空心童便调下，如人行十里，再一服，七八服即止。若产后血去多，加米醋、京墨、麝香少许。

7. 荆芥散

主治：治妇人崩中不止。

用好麻油点灯，多着灯心，就上烧荆芥焦色，为细末，每服三钱，童便调下。

8. 神应散

主治：治血崩不止。

桂心不以多少，炒极焦存性，为末，每服一二钱，米饮调下。

9. 黑金散

主治：治妇人血气虚损，经候不调，崩中漏下。

组成：鲤鱼皮、黄牛角腮、棕榈皮、补骨脂、乳发（各一两），乌贼鱼骨、熟地黄、干姜（炮）、当归（洗，焙）、木贼（各半两）。

上锉拌入瓷瓶内，盐泥固济，候干，炭火五斤煅通赤，烟尽埋土内令冷，取研细。每服三钱，入麝少许，米饮空心调下。

10. 如圣散

主治：治血山崩。

组成：棕榈、乌梅肉（各一两），干姜（一两五钱，并烧存性）。

上为细末，每服二钱，乌梅酒调下，空心食前服。久患不过三服愈。

主治：治血崩屡效方。

组成：当归、白芍药、干姜、棕榈（各等份）。

上各煅存性，研为细末，醋调，以有节朱箸左搅四十九转，食前服。

11. 乌金散

主治：治血崩不止。

组成：棕榈毛（烧存性，一两），龙骨（煅过，二钱）。

上为细末，研匀，每服二钱，空心好酒调服，二服立止。

12. 梅饮子

主治：治妇人血崩。

盐白梅烧灰存性。

上为末，空心米饮调下。

《医宗金鉴·妇科心法要诀》

吴谦等　编

简介：

《医宗金鉴》系清代吴谦等人所编，是清代学习中医的教科书，也是现代学习中医的一部重要读物，特别是其中各科的心法要诀，简明扼要，提纲挈领，朗朗上口，便于记诵，深受广大读者欢迎。《妇科心法要诀》是其中的一部分，主要论述中医妇科经、带、胎、产四大证，内容涉及妇科病证的病因、症状、诊断、治疗等各个方面。

一、调经门

1. 月经之常

条文：月经三旬时一下，两月并月三居经，一年一至为避年，一生不至孕暗经。

注：女子阴类也，以血为主。其血上应太阴，下应海潮。月有盈亏，潮有朝夕。月经三旬一下与之相符，故又谓之月水、月信也，女子月经一月一行者，其常也。或先或后，乃其病也。然亦有两月一行，谓之并月者；有三月一行，谓之居经者；有一年一行，谓之避年；有一生不行而依然能孕育，谓之暗经者。此所禀之不同，而亦非病，不须治也。

2. 月经异常

条文：经期吐血或衄血，上溢妄行曰逆经，受孕行经曰垢胎，受孕下血漏胎名。

注：妇女月经一月一下，此其常也。若经行而吐血、衄血，下溢妄行者，是谓逆经。有受孕之后，月月行经而产子者，是谓垢胎。有受孕数月，其血忽下而胎不陨者，是谓漏胎。此皆月经之异乎常者也。

3. 愆期前后多少

条文：经来前后为愆期，前热后滞有虚实，淡少为虚不胀痛，紫多胀痛属有余。

注：经来或前或后，谓之愆期，皆属经病。经来往前赶，日不足三旬者，属血热。若下血多，色深红而浊，则为有余之热；若下血少，色浅淡而清，则为不足之热也。经来往后退，日过三旬后者，属血滞。若色浅淡、血少，不胀痛者，则属气虚，血少涩滞，不足之病；若色紫、血多，腹胀痛者，则属气实，血多瘀滞，有余之病也。

4. 经行腹痛

条文：腹痛经后气血弱，痛在经前气血凝，气滞腹胀血滞痛，更审虚实寒热情。

注：凡经来腹痛，在经后痛，则为气血虚弱；经前痛，则为气血凝滞。若因气滞血者，则多胀满。因血滞气者，则多疼痛。更当审其凝滞作胀痛之故，或因虚、因实、因寒、因热而分治之也。

5. 经行泻吐

条文：经行泄泻是脾虚，鸭溏清痛乃寒湿，胃弱饮伤多呕饮，食伤必痛吐其食。

注：经行泄泻，乃脾虚也。若鸭溏冷痛，是寒湿也。经行呕吐，是胃弱也。若呕出涎饮，则是伤饮。若吐出食物，则是伤食。然伤食者多痛而吐食，伤饮者不痛而呕饮也。

6. 错经妄行成吐衄崩

条文：逆行吐血错行崩，热伤阴阳络妄行，血多热去当用补，血少虽虚须主清。

注：妇女经血逆行上为吐血、衄血，及错行下为崩血者，皆因热盛也。伤阴络则下行为崩，伤阳络则上行为吐衄也。若去血过多，则热随血去，当以补为主。如血少热尚未减，虽虚仍当以清为主也。

7. 经水过多兼时下白带

条文：多清浅淡虚不摄，稠黏深红热有余，兼带时下湿热秽，形清腥秽冷湿虚。

注：经水过多，清稀浅红，乃气虚不能摄血也。若稠黏深红，则为热盛有余。或经之前后兼赤白带，而时下臭秽，乃湿热腐化也。若形清腥秽，乃湿瘀寒虚所化也。

8. 调经证治

（1）四君子汤、异功散、六君子汤、香砂六君子汤、七味白术散、参苓白术散、归脾汤、逍遥散、八珍汤、十全大补汤、双和饮、养荣汤、理中汤

条文：补养元气四君子，参苓术草枣生姜。异功加陈兼理气，虚痰橘半六君汤。呕吐香砂六君子，渴泻七味藿葛香。脾泻参苓白术散，薏桔山莲砂扁方。思虑伤脾损心血，归脾归耆枣远香，减参加柴归芍薄，逍遥调肝理脾方。合物八珍兼补血，耆桂十全大补汤，去参苓术双和饮，去芎加陈养荣汤。脾胃虚寒吐且泻，理中减苓加干姜。

注：四君子汤，补养元气虚弱通用之方，即人参、茯苓、白术、炙草，引用枣姜也。异功散是于补气中兼理其气，即四君子汤加陈皮也。六君子汤治脾虚痰饮，即四君子汤加橘红、半夏也。香砂六君子汤治胃虚呕吐，即六君子汤加藿香、砂仁也。七味白术散治脾虚渴泻，即四君子汤加藿香、葛根、木香也。参苓白术散治脾胃虚泻，即四君子汤加薏苡仁、桔梗、山药、莲肉、砂仁、扁豆也。归脾汤治思虑损伤心脾气血，即四君子加当归、黄芪、枣仁、远志、木香也。逍遥散调肝理脾，即四君子汤减人参，加柴胡、当归、白芍、薄荷也。八珍汤于补气中兼补其血，即四君子汤合四物

汤也。十全大补汤大补气血，即八珍汤加黄芪、肉桂也。双和饮平补气血，即十全大补汤减人参、茯苓、白术也。人参养荣汤于补气中专养荣血，即十全大补汤减川芎加陈皮也。理中汤治脾胃虚寒吐泻，即四君子汤去茯苓加干姜也。

（2）四物汤、桂枝四物汤、麻黄四物汤、柴胡四物汤、玉烛散

条文：妇人血病主四物，归芎白芍熟地黄，血瘀改以赤芍，血热易用生地黄，表热有汗合桂草，表热无汗合麻黄，少阳寒热小柴并，阳明热合调胃汤。

注：四物汤，乃妇人经产，一切血病通用之方，故主之也。其方即当归、川芎、白芍药、熟地黄。凡血瘀俱减白芍药，改用赤芍破之；血热俱去熟地黄，易用生地黄凉之。风感太阳卫分，发热有汗，本方合桂枝汤，以桂枝、甘草解之，名桂枝四物汤。寒伤太阳荣分，发热，无汗，本方合麻黄汤，以麻黄、杏仁、桂枝、甘草发之，名麻黄四物汤。邪传少阳半表半里，往来寒热，本方合小柴胡汤，以柴胡、黄芩、半夏、人参、甘草和之，名柴胡四物汤。邪传阳明，里热便结，本方合调胃承气汤，以大黄、朴硝、甘草下之，名玉烛散。

9. 先期证治

芩连四物汤、地骨皮饮、胶艾四物汤、芩术四物汤、桃红四物汤、当归补血汤、圣愈汤、姜芩四物汤、佛手散、芎归汤

条文：先期实热物芩连，虚热地骨皮饮丹，血多胶艾热芩术，逐瘀桃红紫块黏，血少浅淡虚不摄，当归补血归芪先。虚甚参芪圣愈补，血滞姜芩丹附延，逐瘀芎归佛手散，又名芎归效若仙。

注：经水先期而至，属热而实者，用四物汤加黄芩、黄连清之，名芩连四物汤。属热而虚者，用四物汤加地骨皮、牡丹皮凉之，名地骨皮饮。血多无热者，用四物汤加阿胶、艾叶止之，名胶艾四物汤。血多因热者，用四物汤加黄芩、白术和之，名芩术四物汤。若血多有块，色紫稠黏，乃内有瘀血，用四物汤加桃仁、红花破之，名桃红四物汤。先期血少浅淡，乃气虚不能摄血也，用当归

补血汤补之，其方即当归、黄芪也。若虚甚者，则当用四物汤加人参、黄芪补之，名圣愈汤。若血涩少，其色赤者，乃热盛滞血，用四物汤加姜黄、黄芩、牡丹皮、香附、延胡索通之，名姜芩四物汤。逐瘀须用佛手散，即四物汤去生地黄、白芍，又名芎归汤，逐瘀血其效如神也。

10. 过期证治

过期饮

条文：过期血滞物桃红，附莪桂草木香通，血虚期过无胀热，双和圣愈及养荣。

注：经水过期不至，因血气凝滞胀痛者，用过期饮，其方即四物汤加桃仁、红花、香附、莪术、肉桂、甘草、木香、木通也。若过期不至，并不胀痛者，乃无血可行，是血虚也，宜用双和饮、圣愈汤、人参养荣汤。

11. 经行腹痛证治

（1）当归建中汤、加味乌药散、琥珀散

条文：经后腹痛当归建，经前胀痛气为殃，加味乌药汤乌缩，延草木香香附榔。血凝碍气疼过胀，本事琥珀散最良，棱莪丹桂延乌药，寄奴当归芍地黄。

注：经后腹痛或去血过多，乃血虚也，宜用当归建中汤补之，其方即小建中汤加当归也。经前腹胀痛，乃血气凝滞。若胀过于痛，是气滞其血也，宜用加味乌药汤开之，其方即乌药、缩砂、延胡索、甘草、木香、香附、槟榔也。若痛过于胀，是血凝碍气也，宜用琥珀散破之，其方即三棱、莪术、牡丹皮、官桂、延胡索、乌药、刘寄奴、当归、赤芍、生地黄也。

（2）大温经汤、吴茱萸汤

条文：胞虚寒病大温经，来多期过小腹痛，归芎芍草人参桂，吴丹胶半麦门冬。不虚胞受风寒病，吴茱萸汤更加风，藁细干姜茯苓木，减去阿胶参芍芎。

注：凡胞中虚寒，一切经病，皆因经水来多、胞虚受寒所致。

或因受寒过期不行，小腹冷痛者，宜用大温经汤，即当归、川芎、白芍、炙甘草、人参、肉桂、吴茱萸、牡丹皮、阿胶、半夏、麦门冬也。若胞中不虚，唯受风寒为病，宜吴茱萸汤，根据大温病经汤方更加防风、藁本、细辛、干姜、茯苓、木香，减去阿胶、人参、白芍药、川芎，即是吴茱萸汤也。

12. 经行吐泻证治

参苓白术散、理中汤、七味白术散、香砂六君子汤

条文：经泻参苓白术散，鸭溏清痛理中汤，肌热渴泻七味散，呕饮香砂六君汤。

注：经来泄泻，乃脾虚也，宜用参苓白术散。鸭溏清彻冷痛，乃虚寒也，宜用理中汤。肌热渴泻，乃虚热也，宜用七味白术散。呕饮痰水，乃虚湿也，宜用香砂六君子汤。

13. 经行吐衄证治

三黄四物汤、犀角地黄汤

条文：经前吐衄为热壅，三黄四物大芩连；经后吐衄仍有热，犀角地黄芍牡丹。

注：经前吐血、衄血，乃内热壅迫其血，宜用三黄四物汤泻之，其方即四物汤加大黄、黄芩、黄连。经后吐血、衄血，虽仍有热，亦不宜泻，但当用犀角地黄汤清之，其方即犀角、生地黄、赤芍、牡丹皮也。

二、经闭门

1. 血滞经闭

条文：石瘕寒气客胞中，状如怀子不经行。胞闭热气迫肺咳，伤心气血不流通。

注：经曰：石瘕生于胞中，寒气客于子门，子门闭，寒气不得通，恶血当泻不泻，衃以留止，日以益大，状如怀子，月事不以时

下，皆生于女子，可导而下。此论经闭，因寒气客于下，故病石瘕，而不病肺劳也。经曰：月事不来者，胞脉闭也。胞脉者，属心而络于胞中。今气上迫于肺，心气不得下通，故月事不来也。此论胞脉闭，因热气攻于上，故迫肺作咳，病肺劳而不病石瘕也。

2. 血亏经闭

条文：二阳之病发心脾，不月有不得隐曲，血枯其传为风消，息贲者死不能医。

注：二阳者，阳明胃也。女子有隐曲不得之情，则心脾气郁不舒，以致二阳胃病，饮食日少，血无以生，故不月也。血虚则生内热，愈热愈虚，肌肉干瘦如风之消物，故名曰风消也。火盛无制，心乘肺金，金气不行，不能运布，水精留于胸中，津液悉化为痰，咳嗽不已，日久成劳，传为息贲，则不能医矣。息贲者，喘也。

3. 血枯经闭

条文：脱血过淫产乳众，血枯渐少不行经，骨蒸面白两颧赤，懒食消瘦咳嗽频。

注：失血过多，面与爪甲之色，俱浅淡黄白，乃脱血病也。或因过淫精竭，或因产多乳众，伤血血枯，经来渐少，二三月后经闭不行，以致症见骨蒸肌热，面色枯白，两颧红赤，懒于饮食，皮干消瘦，咳嗽频频不已，多成虚损之证。

4. 血滞经闭证治

三和汤

条文：石瘕带表吴茱萸，攻理琥珀散最宜，胞闭三和汤四物，硝黄连薄草芩栀。

注：寒气客于胞中，血留不行而成石瘕。兼表证多者，宜吴茱萸汤温散之；里证多者，宜琥珀散攻之。胞脉闭，上迫于肺，心气不得下通，故月事不来，宜三和汤清之，即四物汤合凉膈散，乃朴硝、大黄、连翘、薄荷、甘草、栀子、黄芩也。如大便不实者，去硝、黄。

5. 血枯血亏经闭证治

六味地黄汤

条文：胃热烁血玉烛散，失血血枯养荣汤。地黄汤治房劳损，萸药苓丹泽地良。乳众血枯经若闭，须用十全大补方。

注：经曰：二阳之病发心脾，女子不月。二阳，胃也。胃热甚，则烁其血，血海干枯，故月事不下，宜以玉烛散泄其胃热，则经血自行。若因素有吐衄之证，或生育过多，则血海干枯，及房劳过伤阴血，乳众伤其血液，皆足以致经闭。失血多者，宜养荣汤主之；房劳过者，以六味地黄汤滋之，即山萸肉、山药、白茯苓、牡丹皮、泽泻、熟地黄也；乳众者，以十全大补汤培补之。

三、崩漏门

1. 崩漏总括

条文：淋沥不断名为漏，忽然大下谓之崩。紫黑块痛属瘀热，久多缘损任冲经。脾虚不摄中气陷，暴怒伤肝血妄行。临证审因虚细辨，虚补瘀消热用清。

【注】妇人经行之后，淋沥不止，名曰经漏。经血突然大下不止，名为经崩。若其色紫黑成块，腹胁胀痛者，属瘀热。若日久不止，及去血过多而无块痛者，多系损伤任、冲二经所致。更有忧思伤脾，脾虚不能摄血者；有中气下陷不能固血者；有暴怒伤肝，肝不藏血而血妄行者。临证之时，须详审其因，而细细辨之。虚者补之，瘀者消之，热者清之。治之得法，自无不愈。

2. 崩漏证治

（1）荆芩四物汤

条文：崩漏血多物胶艾，热多知柏少芩荆。漏涩香附桃红破，崩初胀痛琥珀攻。日久气血冲任损，八珍大补养荣宁。思虑伤脾归脾治，伤肝逍遥香附青。

注：崩血、漏血去血过多者，宜用胶艾四物汤补之，如属热多者，宜用知柏四物汤清之；热少者，宜用荆芩四物汤和之。若漏血涩少，此属血滞，宜用四物汤加香附、桃仁、红花破之。若崩血初起胀痛，此属瘀凝，宜用琥珀散攻之；崩漏日久，气血已亏，冲任伤损者，宜用八珍汤、十全大补汤、人参养荣汤，量补其损伤。若因思虑伤脾者，宜用归脾汤补之；恚怒伤肝者，宜用逍遥散加炒香附、青皮平之。

（2）补中益气汤、益胃升阳汤

条文：气陷补中益气举，保元升柴归术陈，益胃升阳加黄曲，腹痛加芍嗽减参。

注：崩漏日久，脾伤食少，中气下陷，不能载血者，宜用补中益气汤、升阳益胃汤升举之。补中益气汤，即人参、黄芪、甘草（保元汤），加升麻、柴胡、当归、白术、陈皮也。益胃升阳汤即补中益气汤加黄芩、神曲也。若腹痛者，宜加白芍药，有热者用黄芩，无热者用肉桂调之；咳嗽者，肺热也，减人参。

（3）调经升阳除湿汤

条文：夹水水泻不甚弱，调经升阳除湿汤；芪草升柴归苍术，羌独藁本蔓荆防。

注：崩漏下血夹水，或日水泻一二次，形气不甚弱者，宜用调经升阳除湿汤。其方即黄芪、甘草、升麻、柴胡、当归、苍术、羌活、独活、藁本、蔓荆子、防风也，以风药先胜其湿。若形气虚弱者，则当加人参、陈皮，合补中益气汤，补中胜湿可也。

（4）失笑散、地榆苦酒煎

条文：杀血心痛失笑散，蒲黄五灵脂定疼。崩血不已防滑脱，地榆苦酒煎止崩。

注：崩血心腹痛甚者，名曰杀血。心痛乃血滞不散，宜用失笑散。其方即蒲黄、五灵脂也。先定其痛，痛止然后随证治之。若崩血，补之仍然不止者，当防其滑脱，宜用地榆一两，醋煎，露一宿，次早温服立止，止后随症治之，名地榆苦酒煎。

第四部分

妇科名家医案

当今女性因受到生活、工作、家庭等各方面的压力，妇科疾病的发生率越来越高，给广大女性造成了越来越多的困扰，如痛经、崩漏等能严重影响现代女性的生活与工作，而且给她们带来很大的心理压力，甚至造成恶性循环。

现收集数位妇科名家的医案，以求作为当今治疗月经病的一点参考。《当代中医妇科名家治学经验概要》一文中说："当代中医妇科名家，以岭南罗派——罗元恺，龙江韩派——韩百灵，巴蜀王派——王渭川，沪上朱派——朱小南，天津哈派——哈荔田，浙江何派——何子淮，荆楚刘派——刘云鹏，江浙裘派——裘笑梅这八大派系的代表人物造诣最深。"以下为其中几位妇科名家及其他近现代妇科名家之医案，以作借鉴（排序不分先后高低）。

一、朱小南医案

（一）人物简介及学术思想

朱小南（1901—1974 年），原名鹤鸣，江苏南通人，当地名医朱南山长子。幼年读书于本乡，后随父习医，刻苦勤奋，悉心钻研。20 岁时悬壶于上海，临证所涉病种遍及内、外、妇、儿各科；中年以擅治妇科而著称，其论治注重调气血，疏肝健脾补肾。主要著作有《冲任探讨》《奇经八脉在妇科临证间的具体应用》《朱小南医案医话医论》等。

朱老的学术思想渊源于《内经》《金匮要略》，博采《妇人良方》《济阴纲目》《傅青主女科》等医著，尤其是推崇宋代陈自明《妇人良方》和明代武之望《济阴纲目》中治疗妇人病的处方用药。其治病主张务求其本，重视气血、脏腑、经络理论，尤其是调肝和奇经学说的运用。认为妇人以血为主，而肝为藏血之脏，与冲任血海密切相关；奇经盘踞于小腹，又为经带胎产之疾的病变所在，故妇人内伤杂病的治疗非深究奇经难以获效。审证注重诊乳，以察肝气的条达或怫郁；又注重按腹，以辨胎孕或症结。其常谓："妇人病多隐微，必须详问细查，方能确切诊断，则用药无不中鹄。"临床善治崩漏、痛经、不孕、子痛等病证，对药物的使用和配伍具有特殊的见解和心得。其强调指出，治疗妇人病应掌握服药时间，才能提高疗效。如治疗痛经，根据不同的病因类型，其治疗时间也有不同。此外，其治病既不拘一病一方，也不会局限内服汤药，兼用内外合治，或单用简便外治方法而获奇效。

（二）医案

医案1：黄某，23岁。

患者由于经行受寒引起每次经转腹痛颇剧，乃1月间前来就诊，共诊疗4次，痛势见瘥。

初诊：1月14日（第1个月）。患者经水惯后，每次临经腹痛颇剧，腰酸，经来量少不畅，夹有紫红血块。经期将近（1月14日），已有预兆。脉象沉细而带弦，舌苔薄白。辨证：胞宫虚寒，冲任气滞。治则：温经理气。

处方：陈艾叶6g，制香附9g，当归6g，续断9g，白芍6g，熟地黄9g，煨木香4.5g，台乌药6g，川楝子9g，黄芪9g，肉桂2.4g。

二诊：2月24日（第2个月）。患者上月服药后，经来腹痛已减，本月21日经近七日而来，血块已少，经来亦爽，腹痛仅半日，痛势亦缓，业已获效。治宗前方意，养血温中，疏肝理气。

处方：制香附 9g，郁金 9g，丹参 9g，陈艾叶 9g，乌药 6g，川楝子 9g，枳壳 4. 5g，熟地黄 9g，陈皮 6g，吴茱萸 6g，白芍 6g。

三诊：3 月 22 日（第 3 个月）。患者服二诊方后，小腹颇感温暖，本月 21 日经水届期而临，腹已不痛，胸闷、腰酸等症亦减，病亦大好。治拟疏肝理气，以巩固疗效。

处方：制香附 9g，陈皮 6g，乌药 6g，枳壳 4. 5g，熟地黄 9g，白术 6g，煨木香 4. 5g，川楝子 9g，续断 9g，狗脊 9g，陈艾 4. 5g。

四诊：4 月 21 日（第 4 个月）。经调理后患者经水已准，腹痛已减，此次经水又将应期而来，有小腹坠胀等预兆，精神疲倦。治拟调肝肾，健脾胃。

处方：当归 6g，白术 6g，白芍 6g，制香附 9g，续断 9g，紫丹参 9g，仙灵脾 9g，巴戟天 9g，制黄精 9g，新会皮 6g。

服后据患者自述：服药调治过程中，第 1 个月痛势虽差而痛期仍有 2 日，第 2 个月则痛缓而痛期仅半日，第 3 个月不仅痛经愈，而经期亦佳，第 4 个月服药后经水即来，腹亦不痛，精神亦振。

医案 2：陆某，38 岁，已婚。

患者 13 岁月经初潮，周期尚准，20 岁后有痛经，29 岁结婚后经水超前。1957 年因操劳过度，经水淋漓不止，有时量多如冲，严重时卧床浸透棉垫。崩漏年余，初夹血块，色紫红，后渐淡，质稀薄如清水。头眩目花，嗜睡乏力，面目浮肿，有一个时期尚有潮热。曾在医院用激素治疗，仍然无效。

1959 年 1 月前来门诊。患者面色萎黄，面目虚肿如卧蚕，唇色淡白，时常眼前发暗，头晕腰酸，精力不支，时崩时漏，下部流血，已无关拦；脉细软，舌苔薄白。辨证：肝肾虚亏，固摄无权。治则：填补肝肾，塞流固本。

处方：潞党参 9g，焦白术 9g，大熟地 9g，茯苓 9g，牛角腮 9g，杜仲 9g，五味子 4. 5g，淡远志 9g，陈阿胶 9g，炒贯众 9g，乌贼骨 9g。

经上方调经后，崩漏渐停，甚至在一年间，经水已准，期量亦一般，三日净。以后虽曾出现月经超前，量稍偏多，但未再发生血崩及淋沥日久的证候。

医案3：胡某，34岁，已婚。

患者月经17岁初潮，即伴有痛经。婚后经期偏早，而连绵日久方停，逐渐形成崩漏，有时经水超早半月，又如淋沥半月而无净期，兼有黄带连绵，曾行刮宫，术后量不见减。某医院又曾建议子宫切除，本人不愿而要求服中药。

初诊时，经淋已20余日未停，头眩心宕，腰酸肢楚，内热口燥，望其面色，颧红目肿，切脉芤而带数，舌苔黄腻。询其傍晚有否怕冷现象，彼谓："平时素来怕冷，而午后出现潮热。"乃诊断为阴虚火旺型崩漏。治用壮水制火法。

处方：潞党参9g，当归6g，生地黄9g，白芍9g，山萸肉9g，女贞子9g，焦白术6g，青蒿9g，盐水炒黄柏9g，蒲黄炭9g，熟大黄炭3g，陈皮6g。

上方服4剂后，淋沥已停，而黄带连绵。乃用健脾束带法，服后带下亦减，先后调理1年，经水已趋正常。隔3年后随访，3年来经水已准，痛经亦减，未有崩漏现象。证明已获得长期疗效。

医案4：吴某，31岁，已婚。

患者月经一向超早，2年前由上海赴外地后环境变迁，月讯杳然无迹，身体羸瘦，头眩目花，小便频数，腰酸畏寒，精神疲惫。乃于1962年2月初返沪就诊。

初诊：2月16日。患者闭经16个月，面色不华，腰酸神疲，性生活淡薄，眼泡虚浮；脉沉细，舌质淡，苔薄白。辨证：肝肾虚亏，癸源不足。治则：补肝肾，益气血。

处方：紫河车9g，紫丹参9g，巴戟9g，川牛膝9g，木瓜9g，仙灵脾9g，杜仲9g，熟地9g，白芍6g，紫石英9g（先煎），白术9g，黄芪9g。

二诊：2月19日。患者四肢不温，小腹有虚冷感，冲任虚寒之象也。治宜温肾暖宫。

处方：淡附片 6g，肉桂 2.4g，玉竹 9g，鹿角霜 9g，熟地黄 9g，丹参 9g，鸡血藤膏 9g，香附 9g，仙灵脾 9g，巴戟天 9g，川牛膝 9g。

三诊：2 月 21 日。患者小腹虚冷感已瘥，胃口不佳，精力疲乏，脾胃为气血之源，必须重视。治拟健脾益血，充养癸源。

处方：白术 6g，新会皮 6g，茯苓 9g，黄芪 9g，熟地黄 9g（砂仁 2.4g 拌）、丹参 9g，巴戟天 9g，陈艾叶 6g，炒枳壳 4.5g，益母草 9g，泽兰叶 6g。

四诊：2 月 23 日。患者服药后小腹冷痛已愈，胃口渐开，刻下小腹坠胀感，冲任渐趋流利。治拟理气调经。

处方：香附 9g，广郁金 6g，白术 6g，黄芪 6g，当归 6g，黄精 9g，炒枳壳 4.5g，川牛膝 9g，陈皮 6g，茺蔚子 9g，香橼皮 4.5g。

五诊：2 月 25 日。患者腿膝酸软，胸闷不舒，略有白带，腰酸殊甚，肾气不足。治拟固肾宽胸。

处方：鹿角霜 9g，紫河车 9g，陈皮 6g，香附 9g，潞党参 9g，冬术 6g，茯苓 9g，黄精 9g，巴戟天 9g，玫瑰花 3g，月季花 2.4g。

六诊：2 月 27 日。经调理后患者眼泡虚浮已好，面色渐润，腰酸亦瘥，腿膝健朗，病有转机。再当调补肝肾。

处方：巴戟天 9g，黄精 9g，丹参 9g，党参 9g，熟地黄 9g（砂仁 2.4g 拌）、炒阿胶 9g，香附 9g，焦白术 6g，川牛膝 9g，炒枳壳 4.5g，陈皮 6g。

七诊：3 月 1 日。患者服药后精力已充，带下亦少，经水虽尚未来，身体已渐复原。再养血以充源，健脾以培本；经水毋催，当能自调。

处方：菟丝子 9g，蛇床子 9g，党参 9g，熟地黄 9g（砂仁 2.4g 拌）、炒阿胶 9g，枸杞 9g，五味子 4.5g，白术 6g，香附 9g，枳壳 4.5g，陈皮 6g。

八诊：3 月 3 日。患者白带已愈，精神亦好，略有胸闷腹胀。

治拟充养为主，理气为辅。

处方：当归 9g，巴戟天 9g，丹参 9g，焦白术 6g，新会皮 6g，茯苓 9g，香附 9g，合欢皮 9g，陈香橼 3g，玫瑰花 2.4g，月季花 2.4g。

九诊：3 月 5 日。患者诸恙次第就愈，经水虽尚未恢复，病因既除，为期当不远焉。治乃滋其源，调其气。

处方：党参 9g，黄芪 9g，当归 9g，紫河草 6g，鹿角霜 9g，丹参 9g，巴戟天 9g，香附 9g，枳壳 4.5g，红花 6g。

十诊：3 月 8 日。患者昨出鼻红，少许即止，此亦吉兆。血贵流通，逆于上则应导于下，经水即将来届。

处方：仙鹤草 9g，益母草 9g，川牛膝 9g，巴戟天 9g，狗脊 9g，金樱子 6g，黄芪 9g，白术 6g，陈皮 6g，首乌 9g，玉竹 9g。

十一诊：3 月 12 日。患者经停 16 个月，经 20 余日之调理昨晚已转，量少不爽，略有腹胀肢软。宜调经疏通。

处方：当归 9g，川芎 4.5g，熟地黄 9g，焦白术 6g，白芍 6g，巴戟天 9g，狗脊 9g，木瓜 9g，乌药 6g，川牛膝 9g，香附 9g。

十二诊：3 月 16 日。患者服药后经来已畅，历四月而净，现略感膝软弱。证固痊愈，仍当调补气血，以巩固疗效。

处方：党参 9g，黄芪 9g，熟地黄 9g，炒阿胶 9g，仙灵脾 9g，川续断 9g，玉竹 9g，首乌 9g，白术 6g，木瓜 9g，桑枝 9g，新会皮 6g。

患者经调理后，体力恢复，情绪愉快，停一个月又来就诊（4 月），述近感头眩畏寒，胸闷泛恶，小溲频数，按其脉为滑数。嘱妊娠试验，结果二次均为阳性。

医案 5：秦某，39 岁，已婚。

初诊：近 1 年来患者行经超早、量多色淡，胸闷心宕，腰酸肢楚，精神疲乏。诊时，望其面色，萎黄不华。颧部稍有淡红，眼睛无神。据述经水超早，一般早 4 ~ 10 天，量颇多；每逢经期，精神疲乏，心烦不安，心宕失眠。按脉虚细而数；观察其舌，质红苔微黄，舌尖有细微碎痕。辨证：阴虚火旺经水先期。治则：养阴清虚热。

处方：生熟地黄各9g，枸杞9g，丹参9g，白芍6g，阿胶9g，玄参9g，女贞子9g，白术6g，黄芪9g，地骨皮9g，青蒿6g，杜仲9g。

患者先后调治4次，期量渐趋正常。两年后复诊时述这两年来基本稳定。

诠解：经水先期，古人每归之于热，如朱丹溪谓："经水不及期而来者，血热也。"（《丹溪心法·卷五·妇人八十八》）这是容易理解的。因为血热则迫血妄行，经水也就超早而来。尚可以证明这机制的，如妇人生热病，身热持续不解，经水也会超早3~4日而来，在临床上颇多见，说明热能动血而催经水早期。

本案是属阴虚火旺的类型，脉象、舌苔、内热等情况都符合此诊断。而临床上多认为这种证型经量必少，如《傅青主女科》谓："先期而来少者，火热而水不足也。"本案却不然。盖久病后，血虚而气亦亏，气不摄血，经量多而颜色不红，所以处方在养阴清热中酌加芪、术，即为补其气而增强摄血能力之意也。

辨别经水早期实热、虚热：突然超前而经水有浓厚秽臭气味，并伴有带下者，多属前者；经常超前而经水色淡，无秽臭气味，体虚而有热者，多属后者。再同其他症、脉象、舌苔参照，就不难诊断了。

治疗的原则：虚热着重在虚，归、地、芍、玄参等固在常用之列，此外可再加地骨皮、蒿、薇等清虚热药。如量多者则补气药参、芪亦宜酌量加入，阿胶、地榆、赤石脂能制止经量，临经时亦可加1~2味。实热者，宜于生地黄、白芍、牡丹皮、丹参等药中，加入川柏、黄连安心清热即可。如兼有带下的，经净后必须继续治带。往往带下痊愈，经水情况不需服药也能恢复正常。

医案6：吴某，23岁，已婚，工人。

患者结婚两年未育，身体素虚，经事常两个月一转，头眩腰酸，肢软神弱，兼有白带。于1961年7月前来门诊，共诊疗3次，现将当时脉案录后。

初诊：患者经水惯后，本次又2个月一转，瘀下颇多，腰酸殊甚，精神疲乏；脉象沉细，舌淡苔薄白。辨证：肾气不足，血虚气滞。治则：固肾理气，调经养血。

处方：当归6g，制香附9g，杜仲9g，大熟地9g，白芍6g，白术6g，陈皮6g，枳壳4.5g，狗脊9g，巴戟天9g，续断9g。

二诊：患者经水已净，白带连绵，四肢酸痛，气促，腰酸膝软。脉象沉细，舌淡少苔。此乃肾气虚弱，奇经不固。治拟固肾养血，健脾束带。

处方：怀山药9g，菟丝饼9g，金樱子9g，杜仲9g，黄芪9g，白术6g，桑寄生9g，巴戟天9g，陈皮6g，樗白皮12g，海螵蛸9g。

三诊：患者服药后白带已少，精力稍充，腰酸亦瘥，胃纳不佳；脉象虚细，舌质淡苔薄白。脾胃为后天之本，气血之源。纳谷不香，当以健脾为先。

处方：潞党参9g，怀山药9g，焦白术6g，陈皮6g，茯苓9g，巴戟天9g，淡苁蓉9g，当归6g，金樱子9g，覆盆子9g，樗白皮9g。

次年患者来复诊，告知“去岁调理后，1年来月经已准，白带亦少”。

诠解：经水后期一般都归之于血虚、血寒。血虚则血海不充，经水亦随之延迟；血寒则气血阻滞，经水也随之落后。朱老所治本案患者是以肾虚为主，血虚气滞为次，所以一至三诊间，以巴戟天、狗脊、杜仲、川续断、苁蓉等药物为主补益肾气；以当归、地黄、白芍等调经养血；脾胃为气血之源，灌溉脏腑，荣养周身，故以白术、陈皮、茯苓为佐，用以善其后；气滞则加香附、枳壳；带脉不固则加海螵蛸以涩敛固托。月经后期属纯瘀无虚者不多见，倘若一见经期延后，便依仗攻瘀药以催经，如用桃仁、红花、三棱、莪术等，往往无效，反而会引起胸闷、纳呆、头眩不舒等反应，即使能催来1次，过后又复延期，反而对病者健康有碍。而以补肾气及健脾益血以充经水来潮为主，有气滞者酌加一二味行气药，小腹虚寒者再加陈艾、肉桂温宫，奏效快速，效力巩固，而且无流弊。

医案7：刘某，34岁。

初诊：患者多产体虚，已结扎，经期先后无定，本次迟10日而行，行则量少即止，隔10日又复行。胸闷腹胀，纳谷不香，周身骨节酸楚。按脉虚细而弦，舌苔薄白。辨证：肝郁脾虚，气血不调。治则：采用理气解郁、扶土益血法。

处方：当归9g，川芎4.5g，白芍6g，制香附9g，郁金6g，枳壳4.5g，合欢皮9g，丹参9g，巴戟天9g，焦白术6g，汉防己6g，秦艽9g。

二诊：用上方加减法治后，患者脉象虚细而数，舌质绛而苔薄黄。诊后认为多产伤肾，肾水不足以涵木，肝郁化火，阴虚内热。乃采用固肾疏肝、养血清热法。

处方：当归9g，白芍9g，山萸肉9g，女贞子9g，玄参9g，合欢皮9g，制香附9g，白术6g，陈皮6g，柴胡4.5g，青蒿6g。

服药后，患者阴虚火旺的症状日减，而经水已调。

诠解：月经先后无定期是指月经周期时或提前时或错后7天以上，连续3个周期以上者，亦称“经行先后无定期”“经水不定”“经行或前或后”“月经愆期”及“经乱”。本病见于西医学功能失调性子宫出血出现月经先后无定期。中医学认为，本病多因血虚肝郁、脾虚肝旺等因素所致。本案之月经先后无定期即为肝郁所致。肝郁能影响气血，气为血帅，气行则血行，气郁则血滞。朱老在治疗上采用香附、郁金、合欢皮以疏肝理气，当归、丹参、白芍调经养血、舒畅经水，消除因量少而致的腹痛；白术健脾；防己、秦艽疏通经络，活血止痛，解除骨节酸痛之象。服药后经水稍调，骨节疼痛已好，但阴虚火旺之脉象仍显著，皆因患者肝血亏虚，肾水不足，不能涵木，肝郁而偏亢，故应以当归调经养血；山茱萸、白芍、女贞子补肾阴；香附、合欢皮理气解郁；白术、陈皮健胃以充气血之源，合玄参养阴津以清热、柴胡疏肝郁并清热、青蒿清肝经郁热，标本兼治。

医案8：范某，11岁。

患者发育甚早，9岁时乳部已发育，现年11岁6个月，在2个月前经水初转，量颇多，5日净，此次经来，不仅月经过多，而且口鼻出血。

初诊：1959年9月21日。诊时患者由其母陪来，因年小害羞，其母代为陈述：患者为小学五年级学生，身材高长，为班中最高者，现已发育，初潮后每次经来太多，此次更为增加，口鼻亦流出鲜血；内热心烦，脾气急躁；按脉滑数，舌苔薄黄。辨证：冲任伏热，月经过多。治则：经期内用调经清热法。

处方：生地黄12g，蒲黄9g，炒阿胶9g，仙鹤草9g，荆芥炭9g，赤芍6g，牡丹皮6g，白术6g，茯苓6g，盐水炒川柏9g，青蒿9g，地骨皮12g，旱莲草9g。

上方服后，患者口鼻出血首先停止，经量亦渐减少，于第5日经净。

二诊：由于经水太多，故患者经停后感觉头晕目眩，腰酸，肢软，精神疲乏；脉象细软，苔薄。采用补肝肾、益气血法。

处方：黄芪9g，白术6g，陈皮6g，白芍9g，炒阿胶9g，茯苓9g，杜仲9g，续断9g，女贞子9g，金樱子9g，制黄精9g，五味子4.5g。

上方调理后，患者月经过多证象已经好转。

诠解：月经过多突然发生或者偶然发生病因多为血热。正如《万全天人秘科》谓之“经水来太多者，不问肥瘦皆属热也”；同时，李梃在《医学入门》里也提到“来多，或日多五六日以上者，内热血散也”。而本案例恰属于热盛则迫血妄行。本病例的患者发育过早，肾阳偏于亢盛，而冲脉隶于阳明，导致冲任有热，表现为经来量多或兼见口鼻同时出血。治疗方面则以清热为主，摄血为佐。所以初诊用生地黄、赤芍、牡丹皮清热生津、凉血止血、散血中积热，蒲黄凉血止血、活血消瘀，炒阿胶补血止血，旱莲草清上焦之热，仙鹤草、荆芥炭收敛止血，黄柏（味苦，性寒，归肾经）泻火除蒸以清冲任伏热，青蒿、地骨皮清血热。服后热清血止，经水亦恢复正常。由于此次月经量太大，虽然阴血受损，但是当下症状尚不明显，待到经净热退时，气血虚弱的征象也就开始出现，头晕目眩、腰酸肢楚，脉象与舌苔也与热盛时全然不同，出现阴血亏损而导致阴虚火旺的症状，因此复诊时采用补养的方法以充养气血、调补肝肾。此时治疗应以滋阴养血为主，清虚热为佐。方中运用黄芪、白术、陈皮补气健脾，白芍、炒阿胶滋养补血，茯苓、杜仲、续断、女贞子、金樱子补益肝肾，制黄精补气养阴、健脾益肾，以上诸药合用达到补益肝肾气血之功效，使身体恢复。

医案9：吴某，28岁，已婚。

患者婚后2年未孕，平时身体虚弱，时常头眩目花，耳鸣心烦，精神不振，每逢临经超早，经量涩少，色淡，2日即净，近日午后且有潮热。于1960年6月就诊，经治疗后，在很短时期内经量恢复正常。现将4次脉案记录于下：

初诊：1960年6月2日。患者经来超早，量少不爽，头目昏眩，平时有带，兼有潮热。上月12日转。脉象虚细而数，舌质红、苔薄黄。辨证：血海不充，阴虚内热。治则：充血源，清虚热。

处方：当归9g，白芍9g，熟地黄9g，白术6g，陈皮6g，丹参9g，樗白皮12g，巴戟天9g，海螵蛸9g，香附6g，青蒿9g。3剂。

二诊：1960年6月4日。患者服药后白带已止，精力稍充，刻下尚有潮热留恋未清，腰酸心烦。脉细数，舌苔薄黄。证为冲任虚弱，阴虚内热。治拟补肝肾，清虚热。

处方：熟地黄9g，白芍9g，黄芪9g，当归9g，杜仲9g，续断9g，巴戟天9g，狗脊9g，白术6g，茯苓9g，青蒿6g，柴胡3g。5剂。

三诊：1960年6月9日。患者平时经早量少，约20日一转，上月12日转。服药调理后，低热已退，精神亦爽，经水已隔28

日，尚未提前来潮，此佳兆也。营血虚亏，治以调补气血为主。

处方：黄芪 9g，白芍 9g，黄精 9g，熟地黄（砂仁 2.4g 拌）12g，续断 9g，白术 6g，金樱子 9g，杜仲 9g，川芎 4.5g，陈皮 6g，炒阿胶 9g。4 剂。

四诊：1960 年 6 月 13 日。经调理后，患者经水于昨日转，经期已趋准，量亦正常，略有腰酸神疲；舌质淡，苔正常，脉象稍细。治拟扶土益血，调补冲任。

处方：当归 6g，熟地黄（砂仁 2.4g 拌）9g，丹参 9g，巴戟天 9g，菟丝饼 9g，川芎 4.5g，杜仲 9g，续断 9g，白术 9g，白芍 6g，茯苓 6g，陈皮 6g。5 剂。

诠解：月经涩少，如无小腹胀痛及色紫黑瘀块的征象，多属血虚，虚则补之。多因血海不充，经源缺乏，因此经水量少色淡，排血时间缩短。治疗时不宜用攻破之药，应以养癸水、充经源为治本之道。本例经量少而经期超先的，乃是阴虚内热、血亏火旺之象。初诊以当归、熟地黄、白芍、丹参养血，白术、陈皮健脾以助生血，巴戟天固肾，樗白皮、海螵蛸止带，稍佐香附调气，青蒿清虚热。二诊时白带已瘥，故除去治带下的药；而潮热未净，所以增加柴胡以增强青蒿的清虚热能力，再加以黄芪、当归组成的当归补血汤，取其“以有形之血，必借无形之气以生”之意；患者腰酸症状显著，腰为肾之府，因此用杜仲、续断、狗脊、巴戟天补肾气强腰。三诊时潮热已退，虚热已清，故在二诊基础上加入川芎一味，川芎为血中之气药，能化瘀滞、升阳气、开血郁，上行头目，下达血海，补气行血，故药后经水准期而经量恢复正常。四诊患者已基本正常，予以扶土益血、调补冲任的药物巩固治疗。

二、朱南孙医案

（一）人物简介及学术思想

朱南孙，女，汉族，江苏省南通人。上海中医药大学教授、主任医师，系“朱氏妇科”第三代传人。其祖父朱南山、父亲朱小南先生是我国著名的中医妇科学家。朱南孙教授是朱小南的长女。

在临床上，朱南孙教授的学术思想大体可概括为“肝肾为纲，冲任为本，衷中参西，从守合变”。提出了“治肝必及肾，益肾须疏肝”之理论，体现出其肝肾同治的观点。在冲任方面，将妇科病机与冲任损伤紧密结合，针对妇人月经周期冲任盛衰的生理变化，将补充冲任和疏理冲任药分类组合，分别施于月经周期各个阶段。在衷中参西方面，很重视各类西医检查结果，并根据西医学的诊断结果调整其中医辨证处方用药。关于从合守变，“从”者，反治也，即如因精血不足、元气衰惫而引起的经闭，看似应用疏通之法，但是究其根本反而为虚证，应当用补益之法；“合”者，综治也，即临证之时若病有夹杂，则需寒热兼调、七补三消、通涩并举、药理兼用；“守”者，坚守也，即辨证既立，用药需坚定果断；“变”者，变化也，即治法应视病情之转变而灵活应用。且在临证施治之时会根据女性所处时期不同而鉴别用药，如痛经有婚前、婚后之别，而选方用药也不同。[参考文献：孟炜，董莉，谭蕾，等．朱南孙教授学术思想和经验总结．中华中医药学刊，2006，24（12）：2165-2166.]

（二）医案

医案1：叶某，27岁，未婚。

初诊：9月2日。患者14岁月经初潮，次年起经行量多，2年后又恢复正常。近2年前起经转提前，每3周一行，经量偏多。末次月经8月31日，为先期9天而转，量少色暗，乳房微胀，大便溏薄；舌质红，苔薄腻，脉细软。辨证：月经先期脾肾不足，冲任统摄乏力。治则：健脾益肾，调理冲任。

处方：焦潞党参12g，焦白术9g，炒淮山药12g，补骨脂9g，椿根皮12g，煨肉果12g，桑寄生12g，桑螵蛸12g，海螵蛸12g，芡实须9g，莲子须9g，玉米须2g，焦山楂炭12g。7剂。

二诊：9月9日复诊。患者经行9天方净，经量初少，后为中量；伴腹痛隐隐，大便溏薄，日1～2次，纳可。脉细软，舌暗偏红，苔薄腻。脾肾气虚，冲任统摄乏力。治宜健脾益肾，统摄冲任。

处方：焦潞党参15g，焦白术9g，炒淮山药12g，补骨脂9g，椿根皮12g，赤石脂（包）12g，禹余粮12g，牛角腮12g，煨金樱子12g，玉米须12g，芡实须9g，莲子须9g。7剂。

三诊：9月16日。患者经后便溏转实，但时而反复，神疲乏力；舌边尖红，苔薄，脉细软。治宗原法。

处方：焦潞党参12g，焦白术9g，炒淮山药12g，补骨脂12g，椿根皮12g，菟丝子12g，煨金樱子12g，芡实须9g，莲子须9g，玉米须20g，海螵蛸12g，制狗脊12g。14剂。

1个月后复诊，患者经期已准，经量中等，且纳可便调。而予健壮补力膏调治，以资巩固。

诠解：其经者常候也，每月如期一至，太过不及均为不调。古人均认为"阳太过则先期而至，阴不及则后时而来"。不尽然，亦有责之脾虚者。本案患者禀赋不足，脾气素虚，经常便溏，脾气不足，肾气亦虚。脾主统血，肾主封藏，故脾肾均虚则封藏失职，经水不及期而行。治当健脾益肾，统摄冲任。调治3次，服药28剂，周期已准。后予健壮补力膏常服，以资巩固。

医案2：周某，28岁，已婚。

患者17岁月经初潮，周期先后无定，20～40天一转，经量偏多，曾经中药调治，经量减至正常。26岁结婚，婚后即孕，于42天时因故人流。

初诊：6月5日。患者经行无定期，经量中等，无痛经。经期伴小腹坠胀，腰肢酸软，经前后易感冒。末次月经5月6日，今临期未转。妇科检查：子宫前位，较正常略小。舌质偏红，苔腻，脉细弦。辨证：肝肾不足，气血两虚，冲任失调。治则：养肝益肾，调补冲任。

处方：当归身 12g，白芍 9g，生地黄 12g，熟地黄 12g，枸杞 12g，菟丝子 12g，巴戟天 12g，淮山药 12g，山茱萸 9g，川续断 12g，制狗脊 12g，党参 9g，沙参 9g。7 剂。

二诊：6 月 29 日。患者经水落后 10 天已转，适逢第 4 天，经量中等；伴神疲乏力，腰酸肢软，口干便坚；舌质红，苔薄腻，脉细。辨证：肝肾阴虚，冲任不足。治则：滋养肝肾。

上方加女贞子 12g，桑椹子 12g，桑寄生 12g，柏子仁 12g。8 剂。

三诊：6 月 26 日。患者经水 6 天已转，精力较前充沛；舌边尖红，苔薄腻，脉细软。治宗原法。守原方 14 剂。

四诊：7 月 12 日。经期将近，患者尚无行经预感；舌质红，苔薄腻，脉弦细。证属肝肾素虚，冲任气滞，经前予养血疏肝，益肾调经。

处方：当归 9g，丹参 12g，柴胡 6g，延胡索 6g，制香附 9g，川楝子 9g，红藤 15g，蒲公英 15g，川断 12g，狗脊 12g，桑寄生 12g。10 剂。

五诊：7 月 24 日。患者经水 20 日转，量中将净。调治后经期趋准。伴小腹胀痛，下肢酸软，经期又感外邪，鼻塞流涕，纳便尚调。舌质红，苔薄黄腻少津，脉细弦带数。证属肝肾阴虚，外感风热。先宜疏解上邪，祛风清热。

（方药略）

六诊：8 月 7 日。患者感冒已瘥，已是经期第 18 天，无疾苦。舌质红，苔薄，脉细。证属流产后冲任受损，肝肾耗伤。治宜滋养肝肾。

处方：生地黄 12g，白芍 9g，知母 12g，茯苓 12g，生甘草 6g，淮山药 12g，桑椹子 12g，枸杞 12g，菟丝子 12g，川断 12g，狗脊 12g，生米仁 17g。7 剂。

药后患者经水于 8 月 24 日转经量中等，故仍从原意增损调治，周期趋准。随访知其不久获孕。

诠解：本患者初潮迟至，禀赋不足，素体虚弱，婚后即孕，但人流冲任受损，精血匮耗，以致血海盈溢失常。来诊时经水过期10天未转。《万氏妇人科》谓其为虚证，悉从虚证治。先以养肝益肾、调补冲任以充经源，药后冲任得润，果然经转。此后二诊均于经前养血疏肝益肾，经净后则用当归、白芍、生地黄、枸杞、桑椹子滋补阴血，充养冲任；菟丝子、淮山药、狗脊、桑寄生、续断补肝肾。在治疗期间未见经来提前而渐趋正常，后竟怀孕。

医案3：唐某，女，14岁，学生。

初诊：7月29日。患者今年初潮，行经4次，汛潮尚准。此次经转时值盛夏，经期入水游泳以致月经量如冲，10天未净，已用卫生巾3包，小腹胀痛不适，少许血块；纳可便调；脉细滑带，舌暗红，苔薄。辨证：血凝瘀滞，冲任不固。治则：急予祛瘀生新。

处方：蒲黄炭（包）12g，五灵脂（包）12g，熟大黄炭6g，炮姜炭6g，焦茜草炭12g，陈棕炭12g，海螵蛸12g，三七粉（吞）2g。4剂。

二诊：8月4日。患者经血已减，略有瘀下（不用卫生巾），唯感腰酸、神疲、纳呆、便结；脉细数无力，舌偏红，苔薄，根部白腻。辨证：气血耗损，脾肾两虚。治则：健脾和胃，补肾摄冲。

处方：潞党参12g，白术9g，白芍9g，茯苓12g，炙甘草6g，蔻仁3g（后下），巴戟天肉12g，桑寄生12g，桑螵蛸12g，海螵蛸12g，仙鹤草15g，女贞子12g，旱莲草12g。4剂。

三诊：8月9日。患者瘀下已止，精力渐充，大便亦畅，食纳仍少；脉细软，舌偏红，苔薄。经血已净，继予健脾益肾摄冲，以善固本。

处方：潞党参15g，白术9g，白芍9g，茯苓12g，炙甘草6g，陈皮6g，焦谷芽9g，焦麦芽9g，巴戟天12g，肉苁蓉12g，续断12g，杜仲12g，桑螵蛸12g，二至丸6g。7剂。

诠解：天癸始至，肾气初盛，经期涉水，瘀血内阻，血不归经而妄行。治宜澄源塞流，祛瘀止血。取验方将军斩关汤出入，通涩并举，寒热兼施，补而无滞，行中有止。瘀去血止，净后转补脾肾以复其本，缘脾肾为先后天之本，生化之源，冲任之根。经前酌加涩冲之品，如芡莲须、桑螵蛸、海螵蛸等。患者于 8 月 22 日经候如期，量中经畅，恢复正常。

医案 4：沈某，34 岁，已婚，记者。

患者 1984 年婚后当年受孕，因故人流。1986 年 8 月顺产 1 胎，婴儿窒息而夭折。自 1988 年始终经量较少，1989、1990 年二度受孕，均难免流产而行刮宫术。

初诊：1993 年 2 月 17 日。患者月经过少 4 年余，血色暗褐色，每次仅卫生巾 5~6 片，伴头晕神疲。末次月经 1 月 22 日，2 天即净，便调；舌暗，苔薄，脉沉细弱。辨证：肝肾耗损，精血衰少，冲任失调。治则：滋养肝肾，调补精血。

处方：当归 15g，丹参 15g，赤芍 12g，生地黄 12g，熟地黄 12g，制黄精 12g，淮山药 12g，山萸肉 9g，党参 12g，白术 9g，茯苓 12g，炙甘草 6g。7 剂。

二诊：2 月 26 日。患者末次月经 2 月 19 日，时感头晕神疲，夜寐欠安；舌质红，苔薄，脉细。辨证：肝肾不足，气阴两虚。治则：补益肝肾，调补冲任。

处方：当归 12g，生地黄 12g，熟地黄 12g，菟丝子 12g，桑椹子 12g，枸杞 12g，淮山药 12g，山萸肉 9g，太子参 15g，黄芪 12g，巴戟天 12g，肉苁蓉 12g。7 剂。

三诊：3 月 5 日。适逢月中，患者身疲腰酸，夜寐欠安，口干引饮；舌质红，苔薄，脉细。治宗原法，仍以上方出入。

上方去巴戟天、肉苁蓉，加杜仲 12g，续断 12g，狗脊 12g。14 剂。

四诊：3 月 19 日。经期将近，患者身疲腰酸，大便溏薄，夜寐欠安；舌质红，苔薄，脉沉细。辨证：肝肾不足，气阴两虚。治则：益气养阴，调补冲任。

处方：当归 12g，熟地黄 12g，川芎 6g，白术 9g，白芍 9g，党参 15g，黄芪 15g，淮山药 12g，菟丝子 12g，覆盆子 12g，巴戟肉 12g。7 剂。

五诊：3 月 26 日。患者末次月经 3 月 21 日，量较前增多，约用 1 包卫生巾，血色亦转红，4 天净止，伴头痛，小腹隐痛，大便欠实，夜寐梦扰；舌质淡红，苔薄，脉细。辨证：肝肾不足，胞宫虚寒。治则：健脾益肾，调补冲任。

处方：焦潞党参 12g，炙黄芪 12g，焦白术 9g，当归 12g，熟地黄 12g，枸杞 12g，菟丝子 12g，覆盆子 12g，炒淮山药 12g，补骨脂 12g，炒续断 12g，制狗脊 12g。7 剂。

六诊：4 月 7 日。患者症如前述，脉舌详前。仍从原意调治。

上方去焦白术、覆盆子、续断、狗脊，加淮小麦 30g，炙甘草 6g，巴戟天 12g，仙灵脾 12g。7 剂。

七诊：4 月 16 日。患者经行量少，调治好转，便时溏，已临经前；舌质红，苔薄。辨证：肾气不足，肝血耗损，脉络失和。治则：健脾益肾，养血和络。

处方：党参 9g，白术 6g，茯苓 12g，炙甘草 6g，淮小麦 30g，淮山药 12g，当归 12g，熟地黄 12g，制狗脊 12g，炒续断 12g。7 剂。

八诊：4 月 23 日。患者经水 4 月 18 日转，量增多已近正常，3 天净止。经后夜寐欠安，精神疲倦；舌质，苔薄，脉细。经净后仍宜益气养血。

处方：党参 12g，白术 9g，茯苓 12g，炙甘草 6g，当归 12g，熟地黄 12g，砂仁 3g（后下），巴戟天 12g，仙灵脾 12g，谷芽 9g，麦芽 9g，淮小麦 30g。14 剂。

九诊至十一诊，基本如前法增损调治，患者末次月经 5 月 16 日，经量亦为正常，大便已实，诸症亦平。

诠解：经血源于水谷精气，生化于脾，总统于心，藏受于肝，离泄于肾，脏腑安和，血海满盈，经水自调。今患者婚后受妊即行人流术，肝肾耗伤。而后顺产一胎，婴儿夭折，情志受郁，肝脾不和，气血难以复原。继之又两度堕胎，精血日益衰，经源匮乏，以致经行量少、色淡；伴神疲腰酸，大便溏薄，脉沉细弱。经健脾益肾、滋养肝血法调治2个月，脏腑安和，气血渐充，经量已见增加，血色转红，而告痊愈。

医案5：顾某，32岁，已婚，接线员。

初诊：7月24日。患者素有痛经，周期准，结婚10年未孕，婚后渐有经前乳胀；伴头痛，精神抑郁，心烦心悸，便坚，咽痛，面色萎黄；舌红，苔黄腻，脉弦细而数。妇科检查：子宫偏小。1967年盆腔碘油造影示：左侧输卵管通，右侧通而不畅。现周期将近，预兆明显。辨证：肾阴不足，肝郁火旺。治则：清热养阴，疏肝润肠。

处方：生地黄9g，熟地黄9g，牡丹皮6g，赤芍9g，川楝子9g，桑椹子12g，枸杞12g，沙参9g，麦冬6g，全瓜蒌12g，柏子仁12g，枳壳6g。5剂。

二诊：7月31日。药后患者经水准期而转，乳胀即瘥，经量中等，腹痛已缓，大便通润，神疲、胸闷、纳呆；脉细数，舌红，苔黄腻。证属湿蕴中焦，脾运失司。治宜清化。

处方：制川朴2.4g，姜黄连3g，白术9g，米仁12g，全瓜蒌12g，柏子仁2g，枳壳6g，二至丸12g（包煎）。5剂。

三诊：8月5日。患者湿热减轻，诸恙均瘥，纳可便润。证属肝肾阴虚。再予滋养。

处方：生地黄9g，熟地黄9g，枸杞9g，桑椹子12g，沙参9g，麦冬6g，白术6g，全瓜蒌12g，柏子仁9g，丝瓜络12g，路路通12g，枳壳6g。7剂。

以清热养阴法投治之，患者热渐减，8月24日及9月21日两次行经，经前乳胀若失，腹痛亦瘥。

诠解：经前乳胀可伴头痛，性情郁怒，每于经前3~7天，甚或期中即开始有预感。乳头属肝，乳房属胃，故本证病在肝经，一般认为由肝气郁结，疏泄失常所致，治疗亦以疏肝理气为主。但该患者经量偏多，肾阴不足，肝经火旺，如于经前服疏理肝气药，恐使经来提前，经量过多，则阴血愈亏而火更盛。今以增液汤加减，养阴柔肝，并予疏肝清肠之品，腑行通润，郁火自降。

医案6：殷某，40岁，已婚。

初诊：3月17日。患者17岁初潮，经期7天，周期28天，量中，无痛经。28岁结婚后顺产一胎，产后用避孕针及口服避孕药，以致月经量渐减，甚至闭经，已有5年，每需用黄体酮方转。刻下闭经10个月，乳胸小腹作胀，腰疼肢软，神疲乏力；舌质暗，苔薄腻，脉细。辨证：肝肾不足。治则：清养肝肾。

处方：生地黄12g，白术9g，白芍9g，益母草6g，淮山药12g，菟丝子12g，枸杞12g，桑寄生12g，续断12g，狗脊12g，四制香附丸（包）12g。7剂。

二诊：6月27日。上药服用1个月，患者于4月27日经转1次，现又2月未转，无不适；舌质红，苔薄，脉细弦。证仍属肝肾阴虚。治宜清热养阴，活血调经。

处方：当归12g，赤芍12g，川芎9g，生地黄9g，熟地黄9g，续断12g，川牛膝12g，泽兰叶9g，益母草15g，马鞭草15g，鸡血藤15g。5剂。

三诊：7月18日。上药服后患者7月9日行经，量中，3天净。经后头不晕，神疲，胃纳欠佳；脉虚细，舌暗，苔腻少津。辨证：气阴两虚。治则：益气养阴。

处方：太子参12g，赤白芍各9g，生地黄9g，熟地黄9g，当归12g，丹参12g，云茯苓9g，炙甘草4.5g，续断12g，桑寄生12g，鸡血藤15g。7剂。

诠解：本例是用避孕药所引起的经少乃至经闭，初诊时已闭经10个月。曾用活血之剂未效。据临证探讨，西医避孕药是影响了下丘脑-垂体-卵巢轴的功能，抑制卵泡成熟而导致闭经。中医脏腑学说有“肾”主生殖及肾上通于脑、下连冲任而系胞宫的论述，肾的阴阳失调则影响脑-肾-冲任-胞宫轴的生理功能而闭经。所以单用活血化瘀通滞之品攻逐无效，急予图功或能竭蹶一行，但血海涸。临证用大生地、白芍、当归养血，白术、云茯苓、炙甘草、淮山药健脾益气，菟丝子、枸杞滋肾阴，桑寄生、续断、狗脊益肾调冲，四制香附丸则理气调经。香附一味李时珍称之为“气病之总司，妇科之主帅”，临证常在虚性闭经中与补养药同用，以调气行滞，俟血海稍充后使血液流通。经 1 个月调治经转，二诊周期又近，予前法中加入活血化瘀之品，寓通于补，使经知转。三诊正值经后，再予调补肝肾、益气养血，经水自行。

医案 7：莫某，女，33 岁，绍兴人。

患者产后因胎盘滞留造成大出血，闭经 8 个月余，全身毛发脱落，伴见多尿、多饮、神倦乏力、性欲淡漠等症；舌质淡，苔薄白，脉细软。辨证：气血两虚，血枯经闭。治则：益气养血，调理冲任。

处方：西党参 12g，炙黄芪 5g，云茯苓 12g，当归身 9g，白术 9g，白芍 9g，枸杞 12g，淮山药 12g，覆盆子 12g，生地黄 12g，熟地黄 12g，巴戟天 9g，鹿角片 9g，桂枝 6g，鸡血藤 12g，炙甘草 6g。7 剂。

复诊：7 月 3 日。药后患者尚适，精神好转，纳寐亦佳。再守原方。

去覆盆子加仙灵脾 12g，携 14 剂返里继服。数月后，配偶来沪诉，患者服前方 40 剂后，经水来潮，唯较少，性欲亦有所恢复。

诠解：此案颇类西医学所说的席汉综合征。惜有关检查因来沪匆匆而未能进行。此类患者属血枯经闭的范畴，责之为精血不足，气血两亏。用药以圣愈汤合四君子汤双培气血，佐以巴戟天、鹿角片、枸杞、覆盆子填补奇经，桂枝、鸡血藤相伍能温通胞络、补血行血、调理冲任。对这类闭经施治，须投王道之品，决不可“竭泽而渔”。

医案 8：李某，24 岁，未婚。

初诊：3 月 18 日。患者月经初潮 12 岁，经期 7 天，周期 30

天，量中，有痛经。近 3 年经量偏多，腹痛较甚，伴有膜样块物排出。末次月经 3 月 5 日，经后神疲畏寒，腰脊酸楚；舌淡，苔薄腻，脉沉细。辨证：冲任不足，瘀阻气滞。治则：活血理气，养血调冲。

处方：当归 12g，赤芍 9g，白芍 9g，川芎 4.5g，焦山楂 9g，鸡内金 9g，青皮 4.5g，陈皮 4.5g，广木香 15g，紫石英 15g，失笑散（包煎）12g，血竭粉（吞）12g。7 剂。

二诊：3 月 25 日。患者症如上述；舌淡偏暗，苔腻少津，脉细迟。再宗原法进治。

处方：初诊方去鸡内金、广木香、陈皮、紫石英，加入三棱 9g，莪术 9g，参三七粉（包吞）2g。7 剂。

三诊：4 月 1 日。患者月经周期将近，脉舌同上。为防经来腹痛剧、量多，再宗前法，治则：化瘀散膜，止血止痛。

处方：当归 9g，赤芍 9g，白芍 9g，焦山楂 9g，炮姜炭 4.5g，熟大黄炭 4.5g，仙鹤草 15g，益母草 12g，失笑散（包）12g，血竭粉（吞）2g，三七粉（吞）2g。7 剂。

四诊：4 月 8 日。患者周期已至未转，尚无腹痛预感，舌脉同上。再宗前法增进。

处方：上方去当归、赤白芍，加入青皮 6g，净乳香 3g，没药 3g。7 剂。

五诊：4 月 29 日。患者 4 月 16 日行经，落后 11 天，经量较原减少，排出物呈碎块，6 天净；舌暗，苔薄腻，脉弦细。病程历时已久，肝肾阴虚，经后宜扶土养肝益肾。

处方：白术 9g，白芍 9g，生地黄 9g，熟地黄 9g，当归 9g，川芎 4.5g，枸杞 12g，菟丝子 12g，续断 12g，狗脊 12g，桑寄生 12g，太子参 12g。7 剂。

按上法调治 3 个月，患者痛经痊愈，膜块消失，月经正常。

诠解：膜性痛经的病因病机不外气滞瘀阻；以每转腹痛，有大小不等瘀块及膜状块物随经血排出，块下则痛减或消失为主症。本例未及二七经转，肾气未充。冲任不足，经血偏多3年，阴血耗损，经后气血两虚之象较明显，为虚实夹杂证。在治疗上经前应以活血化瘀散膜为主；经期祛瘀止血，通涩并用，旨在化瘀散膜止痛，而不使阴血过于耗损；经后则以益气养血、调补肝肾为法。方中四物汤养血活血，益母草活血化瘀，配仙鹤草养血止血，血竭粉化瘀行血止痛，配参三七粉化瘀血，均为通涩并用对药；失笑散、炮姜炭、熟大黄炭亦为化瘀止血要药；青皮、山楂肉、鸡内金则疏肝和胃消积。

附：朱氏验方

1. 加减固本汤

组成：潞党参9g，焦白术9g，茯苓9g，牛角腮9g，杜仲9g，五味子4.5g，淡远志9g，陈阿胶9g，炒贯众9g，乌贼骨9g。水煎服。

功效：填补肝肾，塞流固本。

临床应用：主治肝虚肾亏的顽固性崩漏。本方系取傅青主固本汤去当归、山萸肉、甘草3味，加入牛角腮、陈阿胶、炒贯众、乌贼骨等化裁而成。朱氏认为当归性温动血，故不用。方中远志既可宁心安神，又止胞宫出血。由于顽固性崩漏流血无度，肝肾均亏，八脉空虚，故加入牛角腮、阿胶类血肉有情、原胶质之品，填补冲任之脉。贯众能清热解毒，与远志同用，其止胞宫出血具有卓效。依朱氏经验，逢久崩久漏者，嘱病家于隆冬封蛰之际，取阿胶、龟甲胶、牛角腮等原味胶质药物，加用健脾和胃之品，熬煎成膏滋药，每日进服，则崩漏未止者可截止，已止者可巩固疗效。

2. 止崩汤

组成：潞党参9g，当归身6g，生地黄9g，白芍9g，山萸肉9g，女贞子9g，焦白术6g，青蒿6g，盐水炒黄柏9g，蒲黄炭9g，熟军炭3g，陈皮6g。水煎服。

功效：补养阴血，清热调经。

临床应用：主治阴虚血亏，内有瘀热的崩漏，伴有头晕腰酸、颧红口燥、午后潮热、脉数、苔黄等症。朱氏认为，崩漏的治疗，虽以补充气血、塞流止血为主，但若辨证为阴虚阳亢，内有瘀热者，纵用补涩法，亦无济于事，必须在补涩之中酌加清理瘀热之品，方能中鹄。《济阴纲目》眉批中谓："愚谓止涩之中须寓清凉，而清凉之中又须破瘀解结。"故朱氏对这一类型的崩漏患者，常在养阴柔肝法中加入清热凉血、祛瘀行滞之功的熟军炭、蒲黄炭两味。尤其是熟军炭是必用之品，既能推陈出新，引血归经，又无腹痛便泻之副作用。如患者兼有便秘，则熟军炭用量加至4.5g。朱氏遇崩漏日久，尚有瘀热未清，应用补涩药无效者，也于补养药中加入熟军炭一味，每能应手而止。

3. 加减艾附暖宫丸

组成：陈艾叶6g，制香附9g，当归6g，续断9g，白芍6g，熟地黄9g，煨木香4.5g，台乌药6g，川楝子9g，黄芪9g，肉桂2.4g。水煎服。

功效：养血温经，理气止痛。

临床应用：治胞宫虚寒，冲任气滞的痛经。本方是由《沈氏尊生书》中的艾附暖宫丸加减而成。方中用黄芪、熟地黄补气血，当归调经，续断调肝肾，香附理气行滞，肉桂、陈艾叶等温宫暖胞。气血因寒而滞，得温而行，通则不痛。如经水夹有瘀块，可加山楂、青皮、红花、枳壳等，化瘀行滞而止痛。

三、钱伯煊医案

（一）人物简介及学术思想

钱伯煊（1896—1986），男，江苏省苏州市人。出身世医家庭，祖上三代业医。16岁师从清末御医曹沧洲之子曹融甫学习，20岁随父习医。22 岁悬壶苏州，尤擅妇科。

钱老的学术思想，一是总结出崩漏三纲，即虚、瘀、热，二是妇科用药选药平和。崩漏的辨证治疗方面，认为固本止漏，治在心脾。如心脾两虚之崩漏，症见经来淋沥不净、漏下色暗、夜寐多梦等，选用归脾汤为主补益心脾，使血归经。用药方面，对过偏、耗散之品严格掌握其用量，且临床配方精当严谨，善于利用药物之间的相互作用，取利祛弊，提高疗效。其认为女子阴血极易耗损，常阴血不足而气分相对偏盛，因此对于血常不足的情况，用药不能过偏，不能过用耗散之品，用量也要严格掌握分寸。且其疏肝不用柴胡，而用旋覆花、佛手；化瘀不用桃仁，而用贯众、昆布、牡蛎；桑寄生、川断为其惯用对药，平补肝肾，两和气血，调经止带。

（二）医案

医案 1：余某，女，22 岁，未婚。

初诊：1962 年 8 月 4 日。患者月经先期，约 20 天一次，已有 3 个月。末次月经于昨日来潮，头晕纳差；舌苔淡黄、根垢边刺，脉象细弦。辨证：气血不足，冲任失调。治则：补气养血，兼调冲任。

处方：党参 6g，白术 6g，山药 9g，扁豆 9g，炙甘草 3g，橘皮 3g，木香 3g，白芍 9g，枸杞 9g，当归 9g，炒谷芽 12g，大枣 3 枚。3 剂。

二诊：8 月 7 日。患者经行 4 天，今日月经已净，唯感头晕，午后头痛，胃纳仍呆，二便如常；舌苔淡黄腻，脉左沉细、右细弦。治拟益气以健胃，养阴以制亢阳。

处方：党参 9g，白术 9g，扁豆 9g，橘皮 3g，清半夏 6g，枸杞 9g，生龙骨 15g，金樱子 9g，磁石 15g，白芍 9g，菊花 3g，炒谷芽 12g。5 剂。

三诊：8 月 30 日。患者少腹坠胀，午后低热，微觉畏寒，遍体酸痛，口干，胃纳渐增；舌苔根黄腻、质微红，脉象浮细。辨证：

近感风邪，营卫不和。宜先去风邪，和营卫，佐以理气调经。

处方：苏梗 6g，荆芥 6g，白蒺藜 9g，赤芍 9g，制香附 6g，川楝子 9g，青皮 6g，泽兰 9g，车前子（包）12g，生姜 6g，大枣 3 枚。2 剂。

四诊：9 月 3 日。药后患者风邪已解，月经于 9 月 1 日至，量一般、色红有小血块，腹部胀坠，口干喜饮，头晕少寐；舌苔根黄垢，脉象细弦。治以育阴潜阳。

处方：干地黄 12g，白芍 9g，川石斛 12g，橘皮 3g，玉竹 9g，枸杞 9g，菊花 3g，磁石 15g，白术 9g，炒谷芽 12g。3 剂。

另：杞菊地黄丸 30 丸，早晚各服 1 丸。

诠解：患者为未婚女青年，综合舌象、脉、症，属气阴两虚之体，气虚则不能摄血，阴虚则冲任不固，故月经先期。治疗方法，补气以健脾胃，养阴以滋肝肾，使气阴渐复，冲任得固，则月经遂得正常。后天脾气不足，故纳呆、苔黄腻；肝肾阴血不足，故头晕、少寐、脉弦细。患者阴血不足，肝阳有欲亢之势。故补气健脾使统摄有权，血流归精，运化得行；滋养肝肾使阴血得充，气阴渐复，冲任得固。方中党参、白术、山药、炙甘草健脾益气，白芍、枸杞滋补肝肾。二诊时综合患者舌质、脉象、症状，考虑患者仍然属于脾气不足，故胃纳仍差、苔黄腻；阴血不足，故舌淡、脉弦细；肝阳仍有欲亢之势，故感头晕、午后头痛。因此以健脾胃、养阴制阳为治疗大法，在上方基础上酌加龙骨、磁石之重镇之品，以防阳亢于上。三诊时患者出现午后低热、微觉畏寒、遍体酸痛、脉象浮细，又感风邪，故酌加苏梗、荆芥等以发散表邪。四诊时患者脉象细弦，舌苔根黄垢，且头晕少寐，治以育阴潜阳。

医案 2：王某，女，15 岁，未婚。

初诊：1976 年 1 月 23 日。患者月经先期，周期 15 ~ 20 天，7 天净，量较多，色鲜红，有血块。末次月经于 1 月 9 日来潮，5 天净；平时夜寐多梦；舌苔薄白腻，脉细滑数。辨证：心脾两虚，冲任不固。治则：补心脾，固冲任。

处方：党参 12g，白术 9g，茯苓 12g，炙甘草 6g，女贞子 12g，山药 12g，生牡蛎 15g，白芍 9g，麦冬 9g，大枣 6 枚。6 剂。

二诊：2 月 12 日。上方服 12 剂，患者月经周期得以正常，于 2 月 7 日来潮，量较前略少，今日行经第 5 天，将净；曾于经前 1 周鼻衄 1 次，出血不多，有时心慌；舌苔薄白腻、边有齿痕，脉细微数。治以补气健脾，养阴清热。

处方：党参 12g，白术 9g，茯苓 12g，甘草 6g，地黄 12g，山药 12g，白芍 9g，麦冬 9g，女贞子 12g，生牡蛎 15g。6 剂。

三诊：2 月 19 日。患者末次月经 2 月 7 日来潮，7 天净，量较前稍见减少；心慌亦见好转，夜寐依然梦多；舌苔薄腻、边有齿痕，脉左软数、右软滑。治以健脾宁心益肾。

处方：党参 12g，白术 9g，茯苓 12g，甘草 6g，地黄 12g，山药 12g，白芍 9g，麦冬 9g，女贞子 12g，夜交藤 12g。6 剂。

四诊：3 月 1 日。服上药后，患者诸恙均见减轻；舌苔黄腻、边有齿痕，脉象软数。仍从前法。

处方：党参 12g，茯苓 12g，麦冬 9g，甘草 6gg，地黄 15g，生白芍 12g，生龙骨 15g，生牡蛎 15g，山药 12g，女贞子 12g，大枣 6 枚。6 剂。

五诊：5 月 7 日。经服上药后，患者月经周期已经正常，上次月经 3 月 17 日来潮，7 天净。末次月经 4 月 14 日来潮，8 天净，量较多，色正常。最近 5 天中，鼻衄 3 次，量较多，自觉月经周期规律时即有鼻衄，不规律时则无鼻衄，即感乳房胀痛，白带较多；舌苔薄腻、边有齿痕，脉细弦数。治以补气养阴，佐以清热。

处方：党参 12g，麦冬 9g，山药 12g，地黄 15g，白芍 9g，牡丹皮 9g，女贞子 12g，生牡蛎 30g，贯众 12g，仙鹤草 12g。9 剂。

六诊：5 月 21 日。患者此次月经延后 7 天，于 5 月 20 日来潮，量多色正，腹痛腰酸，经前乳胀；舌苔薄白，脉细。治以健脾疏肝益肾。

处方：党参 12g，白术 9g，茯苓 12g，炙甘草 6g，山药 15g，旋覆花（包）6g，橘皮 6g，白芍 12g，川断 12g，桑寄生 12g。

诠解：此案属于月经先期，主要是由于心脾两虚，冲任不固，故治以补心脾、固冲任。服药后，月经得以正常，唯经前又见鼻衄，此乃阴虚有热，血热易于妄行，故治以补气健脾、养阴清热。继后鼻衄多次发作，如无鼻衄发作，即感乳房胀痛，此系阴虚肝旺。气火偏盛，气逆则乳房胀痛，阴虚血热则鼻衄。最后月经转为后期，量较多，症见少腹痛、腰酸、经前乳胀等。盖月经量多，由于脾虚不能统血；少腹痛、经前乳胀，为肝失疏泄、气失调达所致。腰为肾之府，肾虚则腰酸。综合以上症状，为肝、脾、肾三经同病，故用补气以健脾、疏肝以理气、养阴以益肾之法为治，使脾健可以统血，肝调可以疏泄，肾强则肝有所养。如此诸恙得安，达到治愈之目的。

医案 3：聂某，42 岁，已婚。

初诊：1962 年 6 月 8 日。患者月经先期 9 年，周期 15~20 天，7~15 天净，色黑量少。今年 2 月中旬，劳累后出血，延续 3 个月之久，量中等，有血块。末次月经 5 月 29 日，量中等，6 天净。从 2 月份起，溲少且频。近来神倦腰痛，时觉口干，大便秘结；舌苔微剥、中黄边白，脉沉细而弱。辨证：气阴两虚，冲任不固，膀胱气化失宣。治则：补气阴，强冲任，兼通膀胱气化。

处方：人参 6g，白术 6g，炙甘草 3g，干地黄 12g，白芍 9g，狗脊 12g，川续断 12g，阿胶 12g，艾叶 9g，车前子（包）12g，小茴香 3g，琥珀末（冲服）1. 5g。6 剂。

二诊：6 月 30 日。患者月经于 6 月 25 日来潮，仅提前 4 天，量少色红；腹胀腰酸，夜来失寐，小溲仍少；舌苔薄白中剥、边有齿痕，脉象沉细。现为经后，治以补脾益肾、疏肝宁心。

处方：人参 6g，白术 9g，茯苓 9g，炙甘草 3g，木香 4. 5g，大腹皮 9g，橘皮 6g，小茴香 3g，炒枣仁 12g，远志 6g，桑寄生 12g，生杜仲 9g。5 剂。

三诊：7 月 17 日。患者月经先期 8 天，今日来潮，量少；头痛腰酸，腹冷便溏，小便溲数；舌苔薄白、中微剥，脉象沉细。治以补气养血，佐以温阳。

处方：党参 9g，白芍 9g，熟地黄 12g，白术 9g，狗脊 9g，木香 3g，小茴香 3g，炙甘草 3g，菟丝子 9g，艾叶 4.5g，炮姜炭 6g，川续断 12g。5 剂。

四诊：11 月 9 日。上方连服 3 月余，近 2 个月来患者月经按月来潮，本次月经 11 月 5 日来潮，2 天净，量少；舌苔薄黄中剥，脉细微数。治以补脾肾、强冲任。

处方：党参 9g，炙甘草 6g，白术 9g，橘皮 3g，川石斛 12g，川续断 12g，狗脊 12g，菟丝子 9g，大腹皮 9g，鹿角胶 9g。3 剂

诠解：此例患者属于月经先期，兼有经漏达 3 个月之久，主要是由于脾气虚弱，统摄失司，以致月经先期，故重用补气健脾之法治疗。因扶脾为益血之源，脾气健旺，而能统血，则月经自调。月经先期 9 年，气血两伤，症见月经量少色黑，尿频、腰痛、神倦、口干、便秘，舌苔微剥、边有齿痕，脉象沉细而弱，表明其气虚已由脾及肾。长期月经先期，阴血耗损，根据“有形之血不能速生，无形之气所当急固”原则，当重在补脾肾之气。为避免气旺阴血相对更虚，又稍佐补血养阴之品，使阳生阴长，阴阳在一个新的水平上达到平衡，形成“阴平阳秘，精神乃治”的生理状态。在这个病例中我们可以看到，脾肾气虚是本证的关键所在，故每次组方均不忘用人参、白术、狗脊、川续断、菟丝子之类以补脾肾之气，兼以地黄、阿胶、白芍之类以生阴血。

医案 4：狄某，女，29 岁，已婚。

初诊：1959 年 6 月 2 日。患者月经不调已 14 年，15 岁初潮，月经不规律，周期 3 个月，15 天净，血量多，下肢痛，曾治疗过一个阶段后月经较规律。于 26 岁曾流产 2 次，均是 3 个多月，之后月经再次不规律至今。现月经周期 45 天~4 个月，5 天净，经前乳房胀痛，腹胀，泛恶呕吐，纳差，经后稍减，末次月经 5 月 18 日；舌苔薄白、中根微垢，脉象细弦。辨证：肝胃不和，气失条达，气

滞则血亦滞。治则：疏肝和胃，以疏气机。

处方：逍遥散加减。当归 9g，白芍 9g，柴胡 6g，白术 6g，茯苓 9g，炙甘草 3g，薄荷 3g，炙香附 6g，川楝子 9g，橘皮 3g。6 剂。

二诊：7 月 7 日。经用疏肝调气之法，患者乳房胀痛已愈，月经逾期 2 周未至，经常泛恶；舌苔薄腻、中微剥，脉象细弦。治以养血调经，兼和肝胃。

处方：生地黄 12g，当归 9g，赤芍 9g，川芎 9g，牡丹皮 9g，丹参 9g，炙香附 6g，川楝子 9g，茺蔚子 9g，泽兰 9g，橘皮 3g，清半夏 6g。6 剂。

另：八珍益母丸 16 丸，早晚各服 1 丸。

三诊：8 月 18 日。患者月经 2 月余未至，后于 7 月 6 日来潮，持续 5 天，腹痛难忍，至排出肉样物后痛势得减，血量较多，色红无块。现月经已过，仍有泛恶干呕，腹部隐痛；舌苔薄白微垢，脉左沉细、右沉弦。辨证：肝气上逆，胃气不和。治则：疏肝和胃。

处方：当归 9g，白芍 9g，柴胡 6g，白术 6g，茯苓 9g，炙甘草 9g，薄荷 3g，炙香附 6g，橘皮 3g，小茴香 3g，川楝子 9g。5 剂。

四诊：8 月 25 日。患者经期将至，少腹作胀；舌苔薄黄，脉左细弦、右沉弦。治以养血理气，兼调冲任，佐以化瘀。

处方：生地黄 12g，当归 9g，白芍 9g，川芎 6g，炙香附 6g，川楝子 9g，牡丹皮 9g，乌药 6g，生蒲黄 6g，五灵脂 2g，泽兰 9g，莪术 6g。6 剂。

五诊：9 月 8 日。患者上次月经于 7 月 6 日来潮，此次月经逾期 8 天，于 9 月 3 日来潮，持续 4 天净，腹部胀痛明显减轻，乳房未胀，腰亦不酸，经净时仍泛恶欲吐；舌苔薄白、中微黄，脉左细弦、右沉弦。治以益气血、调冲任。

处方：八珍益母丸 14 丸，每晚服 1 丸。

患者此次调经后，一直以养血调气之法为治，但月经逾期不至，于 11 月中旬查尿妊娠试验，2 次均阳性，以后又用养肝肾、和脾胃之法，用千金保孕丸、归芍六君汤加减，调至妊娠 5 个月，后于次年6月足月顺产。

诠解：本例患者，女性，29岁，正值青壮年，但其初潮即不规律，月经后期、经期延长、月经量多，说明有冲任不调之体质基础。婚后流产2次，说明其体质仍然较差，冲任不固。身体上的反复流产使气血受损，心理上情绪不畅，故出现肝胃不和之象。在这里钱老选用逍遥散加减，实为妙招。逍遥散名为疏肝之品，实为通过健脾养血以达疏肝之目的。正如《景岳全书·妇人规·经脉类》所说："后期而至者，本属血虚，然有血逆而留滞者，不得不为疏利。"所言与本病机制正合。服汤药间隙加服八珍益母丸，补气养血佐以化瘀，使气血调和，月经渐至正常。西医学认为，月经后期多由卵泡期长，或不排卵所致，均为卵巢的排卵功能障碍，故补虚在本病中是不可或缺的。

医案5：廖某，女，38岁，已婚。

初诊：1976年3月22日。患者月经先后无定期，周期23~37天，12天净，量多，色黑红夹有白带，且有血块；经期少腹胀痛，腰痛。末次月经于2月19日来潮，12天净；平时胸背作痛，少腹左侧胀痛，带多，色黄气秽，大便干结；舌苔薄黄腻、中剥边尖刺，脉象细软。辨证：脾气弱，肝气逆，肾阴虚。治则：健脾疏肝益肾，佐以化瘀止血。

处方：党参12g，茯苓12g，山药12g，旋覆花（包）6g，地黄15g，生白芍12g，生牡蛎12g，昆布12g，贯众15g，佛手6g。6剂。

另：三七末18g，如经行量多，早晚各加服1.5g，开水送下。

二诊：4月9日。患者月经于3月23日来潮，经量明显减少，少腹及腰部隐痛，平时带下仍多，色黄气秽，面浮目肿，气短胸痛，足跟胀痛，大便偏干，2~3日1次；舌苔淡黄中剥，脉象细软。仍从前法，兼清下焦湿热。

处方：党参12g，茯苓12g，山药12g，黄柏6g，知母9g，昆布12g，海藻12g，旋覆花（包）6g，川断12g，贯众12g。6剂。

三诊：4月16日。服上方后，患者诸恙均见减轻，现为经前，神疲乏力；舌苔黄中剥，脉象细软。治以补气养阴，兼顾冲任。

处方：党参12g，麦冬9g，生地黄15g，白芍9g，阿胶珠12g，生牡蛎30g，川断12g，桑寄生15g，贯众15g，椿根皮12g。9剂。

四诊：5月3日。服上方9剂，患者月经于4月20日来潮，4天净，量中等，色转正常，下腹痛减；此次经期感冒，头疼胸背隐痛，食后腹胀，晨起下腹作胀；舌质绛、中微剥、边尖刺，脉左细右软。目前感冒未净，治先祛风清热，兼调肝脾。

处方：桑叶9g，薄荷6g，枳壳6g，桔梗6g，生甘草6g，茯苓12g，扁豆9g，橘皮6g，木香6g，旋覆花（包）6g。3剂。

诠解：本病案属于月经先后无定期，量多，兼有痛经。未记述发病原因，但从症状表现上可以看出病机为气阴两虚、肝气横逆、肾阴虚，兼有下焦湿热，治以健脾疏肝益肾之法。因月经量多，故经前再加三七末，以达化瘀活血、止血止痛之功效，经量明显减少。复诊时见带下色黄气秽，则从前法之清下焦湿热。最后月经渐调，血量亦减少，但又有新病而至，故以祛风清热为先，兼调肝脾为辅。凡治月经先后无定期，必先从调治肝脾着手。因肝主藏血，脾主统血。肝脾不调，则失其藏统之司；肝脾协调，则经候自能复常。钱老初诊时未顾及下焦湿热，应是避免面面俱到，只要抓住主要矛盾的思路。值得一提的是三七末，根据月经量加减，有活血止血、止痛之功效，比之放入汤剂中，既高效，又可灵活掌握，实为点睛之笔。

医案6：刘某，女，36岁，已婚。

初诊；1961年9月18日。患者月经过多已23年，13岁初潮开始，月经即过多，一般7~8天，多则顺腿流，有大血块；经前腰腹俱痛，经期烦躁不安，面色苍白，头晕乏力，浮肿溲频，平时背脊酸痛，天阴尤甚；舌苔薄黄中剥，脉沉弦尺弱。辨证：肝肾两虚，心脾又弱，冲任不固。治则：补肝肾，益心脾，固冲任。

处方：当归9g，白芍9g，干地黄12g，山药9g，白术9g，枸杞9g，桑寄生12g，龟甲胶12g，鹿角胶12g，远志6g，夜交藤9g，枣仁9g，扁豆衣9g。6剂。

二诊：9月25日。患者浮肿稍退，小溲仍频，腹部尚舒；舌苔薄白中剥，脉左细软、右细弦。治以补脾肾、强冲任为法。

处方：黄芪9g，党参9g，白术9g，山药9g，阿胶12g，枣仁9g，鹿角胶9g，扁豆9g，艾叶3g，干荷蒂6g，远志6g。6剂。

三诊：10月5日。患者月经将至，今感腰酸腿软，寐差，溲频；舌苔中黄腻且剥，脉左沉细、右细弦。仍从前法，更进一步。

处方：红人参6g，白术9g，干地黄12g，当归9g，艾叶6g，覆盆子9g，五味子6g，金樱子9g，狗脊12g，升麻4.5g，生牡蛎15g，桑螵蛸12g。6剂。

四诊：10月12日。患者月经于10月6日来潮，量较原来少2/3，色红，血块亦少，3天后月经明显减少，现尚未净，舌苔薄黄腻，脉左沉细、右细弦。治以补气血，摄冲任。

处方：红人参12g，白术9g，干地黄12g，当归9g，白芍9g，阿胶12g，五味子9g，覆盆子9g，升麻3g，生牡蛎15g，赤石脂15g，乌贼骨12g，棕榈炭9g，狗脊12g。6剂。

诠解：本案属月经过多之肝肾两虚兼气虚证，是钱老的经验案例之一。本证型临床常见经期烦躁不安，面色苍白，头晕乏力，浮肿溲频，平时背脊酸痛，天阴尤甚，舌苔薄白中剥，脉沉弦尺弱。属肝肾两虚、心脾气虚证型，临床上治疗宜补肝肾、益心脾、固冲任。初诊中运用当归、白芍补血生精，干地黄、山药补肾益髓，白术、扁豆衣健脾除湿，枸杞、桑寄生、龟甲胶、鹿角胶补益肝肾，远志、夜交藤、枣仁宁心安神；诸药合用，共奏补益肝肾、健脾宁心之效。二诊时患者浮肿稍退，小溲仍频，腹部尚舒，在原方基础上增加艾叶、干荷蒂强冲任、补肝肾。三诊时患者症状大有好转，继续巩固治疗。四诊为月经后，患者月经量较原来减少，所述症状均有好转，故采用补益气血，药到病除。

医案7：从某，女，25岁，未婚。

初诊：1976年2月23日。患者末次月经为1976年1月28日来潮，5天净，经色正常，净后3天，阴道淋沥出血，量少色褐，至今17天未止。自诉是由于春节劳累失眠引起，余均正常。舌苔中剥尖刺，脉象细弦。辨证：劳伤心脾，冲任不固。治则：补心脾，固冲任。

处方：党参16g，白术9g，茯苓12g，玉竹12g，阿胶珠12g，生白芍12g，麦冬9g，夜交藤12g，五倍子3g，侧柏炭12g。6剂。

二诊：3月4日。服药6剂后，患者阴道出血于2月26日得止，后又出血1天，现无不适；舌苔薄腻、边尖刺，两边略有齿痕，脉象细弦。治以补心益肾。

处方：党参15g，白术9g，茯苓12g，玉竹12g，地黄15g，生白芍12g，阿胶珠12g，生牡蛎15g，麦冬9g，侧柏叶12g。6剂。

三诊：4月5日。患者阴道出血净后1周，月经于3月4日来潮，5天净，量中等，色正常，下腹隐痛。月经净后7天，阴道又淋沥出血，9天始净。现小便频数，余均正常。舌根黄腻、中剥边尖刺，脉象细弦。仍从前法。

处方：党参12g，茯苓12g，山药12g，制香附8g，黄芩6g，地黄12g，白芍8g，阿胶珠12g，麦冬9g，覆盆子9g。6剂。

四诊：4月15日。患者此次月经延期9天，于4月13日来潮，今日行经第3天，量中等，于4月5日感受外邪，至今未愈。舌苔薄白，边尖刺，脉细微浮。治当先祛风热，兼顾冲任。

处方：桑叶9g，薄荷3g，荆芥6g，生甘草6g，桔梗8g，杏仁12g，牡丹皮9g，橘皮6g，益母草12g。6剂。

诠解：劳伤心脾，过劳则心脾两伤，脾助统血，又为气血生化之源，水谷精微奉心化赤，故心脾损伤，必然会导致气血两虚。气能摄血，气虚则摄血无力，导致经血非时而下，淋沥不止。因此治疗时当补益心脾气血，调摄冲任。党参、白术、茯苓健脾益气；玉竹、麦冬滋阴；阿胶珠、生白芍补血；夜交藤、五倍子能收敛以安定神志；侧柏炭止血，防血出过多损伤人体正气。服用上方药物，出血得止。然正当月经来潮时，故选用益气养血的阿胶珠、党参、白术、茯苓、生白芍；玉竹、地黄、麦冬重在滋阴，地黄能清热防上诸药温热化火；生牡蛎收敛固涩，侧柏叶止血，两者为防止来经时再次出现崩漏。三诊月经来潮，然经血淋沥不止，小腹隐痛，是为脾肾两虚，故治疗时在前法的基础上予以加减。四诊月经来潮，感受外邪，治当补血调经药物益母草，配以散外邪药物桑叶兼理肺气；桔梗宣肺，杏仁降肺气，一宣一降使肺气调畅；橘皮理气，助上二药之性。本方根据中医学辨证方法，因法选方，因方施治，使疾病向愈。

医案8：张某，女，23岁，未婚。

初诊：1971年6月29日。患者闭经半年，末次月经于1970年12月来潮，量少色褐，之前月经周期30~60天，8天净，量中等，有痛经，经前腰酸，曾服己烯雌酚、当归浸膏、白凤丸、艾附暖宫丸等均无效；现感腰痛，少腹寒痛，白带量多气味腥；舌苔淡黄腻、中裂尖刺，脉细软尺弱。

辨证分析：脉症合参，此属先天肾虚，又因劳倦伤脾，不能运化水谷而生精微，于是营血不足，无以下注于冲脉。冲为血海，血海空虚，以致经闭。

治则：补肝益肾，理气调经。

处方：茯苓12g，山药12g，当归12g，川芎6g，赤芍9g，白芍9g，制香附6g，牛膝9g，焦三仙各12g，川断12g，桑寄生12g。

二诊：7月13日。患者停经半年，服上方8剂，月经于7月9日来潮，今日未净，量多，色始黑后红，经前腹痛；舌苔淡黄、中裂，脉象细软。有月经已行，仍从前法加减。

处方：茯苓12g，木香6g，山药12g，川断12g，桑寄生12g，艾叶3g，乌药6g，当归9g，制香附6g，郁金6g。8剂。

三诊：10月4日。患者8月月经错后来潮，经期腹痛。9月月经先期10天，于9月12日来潮，6天净，量少。9月28日月经又行，2天净，色褐；腰酸，口渴思饮；舌苔黄腻、边尖红，脉象细软。自服补肝益肾、理气调经之剂，月经能自动来潮；但最近2次，经行先期，此乃病久阴虚血热，以致血热妄行。治以养阴清热。

处方：地黄15g，白芍9g，牡丹皮9g，女贞子12g，旱莲草12g，白薇9g，川断12g，枸杞12g，藕节12g，茅根30g。

四诊：11月19日。服养阴清热之药6剂，患者月经周期已得正常，于10月29日来潮，6天净，量中色红，有小血块；下腹冷痛，有时腹胀、腰酸，大便晨泻；舌苔白腻微黄、中有芒刺，脉左软、右细弦。病情又有所好转，但脾肾两虚、下焦虚寒。治以健脾补肾，佐以温经。

处方：白术9g，茯苓12g，木香6g，赤芍9g，白芍9g，山药12g，五味子6g，川断12g，桑寄生12g，艾叶6g，制首乌12g。8剂。

另八珍益母丸20丸，每日早服1丸；艾附暖宫丸20丸，每日晚服1丸。

诠解：经前腰膝酸软，是为肾虚；少腹寒痛，白带量多气味腥，舌苔淡黄腻，是为劳倦伤脾，脾虚内生湿邪，无以化生气血，营血不足，无以充养胞宫。治疗时当脾肾同治。茯苓、焦三仙健脾益气，补益脾气；牛膝、川断、桑寄生补肾阳；山药既能健脾又能补肾，为滋补脾肾的要药。当归、白芍补血，当归在补血的同时又能活血，使补血不留瘀，白芍又可柔肝缓急止痛。川芎、制香附活血行气，调经血；赤芍清热凉血活血，与当归的活血功能同用，防瘀血形成。二诊辨证为气滞血虚，因此在前方的基础上加减。木香、郁金活血行气，疏理肝气；乌药温中止痛。三诊见月经先期，色褐，腰酸，口渴思饮，舌苔黄腻，是为肝肾阴虚，阴虚无以制阳，阳盛则热，中医辨证为阴虚火旺之象。地黄、白芍、牡丹皮、藕节、女贞子、旱莲草、白薇、白茅根清热凉血，白芍补血滋阴柔肝，白薇清虚热，地黄、牡丹皮又可滋阴；川断补肾，防诸药寒凉太过，进一步损伤阴血；枸杞柔肝补血。四诊月经量中色红，有小血块，下腹冷痛，有时腹胀，腰酸，大便晨泻，舌苔白腻微黄、中有芒刺，辨证为肾阳虚导致五更泻，阳虚无以温养，故见下腹冷痛；阳虚则阴盛，阴盛则寒，寒邪内生，寒性凝滞主收引，故现血块。白术、茯苓健脾益气，脾气旺则生化有源，气血足则体健、抗邪力强；川断、桑寄生补肾阳，山药既能补脾又可补肾；白芍、制首乌补血，女子经期当补血；艾叶温经止血消寒凉；赤芍清热凉血，防诸温补药生热损伤阴津；木香理气调经，防诸滋腻药壅滞而阻滞气机。诸药合用，标本兼顾，药效好，消除诸症。

医案9：马某，女，16岁，未婚。

初诊：1958年12月2日。患者初潮15岁，周期尚准，行经11天始净，血量多，色正常，经期腹痛，并常有鼻衄，衄血多时经血即减少。曾闭经6个月，但每月衄血甚多。末次月经于11月15日来潮，量少，仅2天；经后时感头痛，全身疲软，心中烦热，少腹胀滞，腰痛，纳食尚可，二便正常；舌苔薄白，脉左细弦、右细弦数。辨证：肝火上逆，血热妄行，而致逆经。治则：平肝凉血，引血归经。

处方：生地黄9g，牡丹皮6g，白芍9g，泽兰9g，黑山栀6g，菊花6g，制香附9g，当归9g，川楝子9g，益母草12g，荆芥炭4.5g，生牛膝6g。

二诊：12月6日。3剂后患者头痛及腰腹胀渐减，但仍觉全身酸楚，疲惫无力，腰痛，食后腹胀，嗳气时作，大便溏薄，日4~5次；舌光，脉细弦数。治以疏肝益肾，健脾运中。

处方：干地黄12g，当归9g，白芍9g，泽兰9g，牡丹皮9g，女贞子9g，藕节12g，生牛膝9g，益母草12g，地骨皮9g。6剂。

三诊：1959年1月24日。患者月经于1月19日来潮，量不多，色黑无血块，持续3天净，腹部微痛，未有鼻血，遍身酸痛；舌苔薄白，脉弦细数。治以养血清营，导热下行。

处方：生地黄12g，当归9g，白芍9g，丹参9g，地骨皮9g，生牛膝 6g，茅根 15g，藕节 12g。

四诊：1 月 31 日。4 剂后患者诸症均减，鼻衄未作；舌尖有刺，脉弦细数。治以养阴清热。

处方：知柏地黄丸 120g，每晚服 6g。

诠解：女子以肝为先天，肝有藏血之功，肝以疏通为宜。脾有统血之功，可统摄血液在脉管中运行不溢出脉外，同时脾又有运化之功，与肠道运作有密切联系。若肝经火旺，统血之功失司，血热妄行，逆经而上，可见鼻衄；肝气夹火上逆，内扰清窍，可见心烦、头痛；脾运化失司致肠道运动失常，可见腹痛等症。本案的基本病机为肝火上逆，血热妄行，而致逆经。基本治则为平肝凉血，引血归经。一诊方中生地黄清热生津，滋阴养血；牡丹皮养血调经；白芍补血柔肝，平肝止痛；泽兰活血化瘀；黑山栀、菊花清热泻火；制香附、川楝子疏肝理气，调经止痛；当归养血补血；益母草活血祛瘀，调经；荆芥炭止血；生牛膝活血止痛。随后再在此方基础上加减，进一步巩固疗效。

四、王绵之医案

（一）人物简介及学术思想

王绵之（1923—2009），男，汉族，江苏南通一个中医世家的第 19 代传人。主要编著有《中医学概论》《汤头歌诀白话解》《方剂学》等 9 种著作；撰有“方剂学的形成与发展简史”“漫谈方剂教学”“肝炎的辨证论治”等 30 余篇论文。2008 年 12 月被北京市授予“首都国医名师”称号；2009 年 5 月由人力资源和社会保障部、卫生部、国家中医药管理局联合授予首届“国医大师”称号。

王绵之教授从事中医医疗、教学、科研 60 余年，他坚持理论与实践结合，重视中医药学与现代科学结合，主张寓防于治，治病求本，精于脏腑气血辨证与遣药组方，擅治内、妇、儿科疑难病症和外感热病。在多年的医疗实践中，他深切体会到：“对待患者不仅要看到他的生物性，更要看到他的社会性；不仅要把他看成是生物的人，更要把他看成是社会的人”，这样才能根据每个患者的不同特点，遣药组方，达到“药与病合”“药与人合”。这种观点与近年来西方提出的“生物-心理-社会”现代医学模式不谋而合。在其对妇科疾病的治疗中，重视调经以肝脾肾为先，经期活血祛瘀，效捷且不伤好血。

经查阅相关文献，可将王绵之教授治疗月经病的特点总结为：①认为肝为女子先天，女子月经病的基础为肝郁气滞。肝主疏泄，可调节血量，也是调节月经按时而至的最后一个重要环节，肝为先天并不是否认脾肾之重要作用，脾生血功能正常，肾中精气充沛，加之肝之藏血疏泄，月经才会正常。现代社会的女性各方面压力大，极易情绪不畅、郁闷难疏，影响肝之功能，进而影响月经来潮，即认为肝为女子先天也是强调肝对女子月经的重要性。②女子不怕活血，因女子独特的生理特点，血常活方为女子正常生理功能的体现。但是此处的血常活不等于月经量多甚则崩漏，若气血充足，血脉充盈、调和有度，则月经正常，身体发肤皆正常；若气虚无力推动血行，血虚而血海无法充盈或气血俱虚，月经亦可异常且表现都会不同。运用活血药时则需慎重，辨证清晰，活中有补。

有专家学者总结出王绵之教授治疗月经不调的用药经验：①以补血调血为主，注重顾护脾胃。②用药基于女子生理特点及脏腑理论，从肝论治以养血柔肝为主，疏肝理气为辅，柔疏并用；注重疾病过程中肝与脾的关系，肝脾同治。③用药剂量相对稳定，且遵循中药的常规剂量。[参考文献：①张庆，樊永平．王绵之教授治疗月经病的经验环球中医药，2013，6（12）：923-925. ②王璞，王聿成，王嘉伦，等．王绵之教授治疗月经不调处方用药特点探析．浙江中医药大学学报，2015，39（11）：791-793.]

（二）医案

医案1：贺某，女，21岁。

患者痛经数载。每次经前2天即出现心烦易怒，胸胁胀满，乳房胀痛；月经来潮的第 1～2 天，经行不畅，腹痛难忍，经色暗红有块，痛剧则伴呕吐、腹泻，并伴腰痛，每次均需服用止痛片方能缓解。曾服用中药汤剂治疗，效不显；舌质淡红、苔薄白，脉细而弦。诊断为肝郁血虚型痛经，治宜养血疏肝，调经止痛。

处方：柴胡 3g，炒白芍 18g，当归 18g，制香附 12g，桑寄生 18g，怀牛膝 10g，川断 6g，杜仲 9g，茺蔚子 12g，川楝子 9g，制半夏 12g，生姜 5 片。7 剂，水煎服，每日 1 剂。服药期间忌食生冷、辛辣之品。

患者服药第 6 天，月经来潮，经行通畅，未见腹痛，原方再进 5 剂，嘱患者继续服用至经期结束。患者自此以后，痛经消失，随访未复发。

诠解：王老认为本型痛经较为多见，治疗上调经止痛尤重疏肝。具体用药上，虽疏肝为主，但方中疏肝药仅用 1～2 味，且用量亦小，如柴胡仅用 3g，而当归、白芍用量则较大，用到了 18g，其意在顺肝之体阴用阳之性，以重量养血之品养其体，少量疏肝之药以顺其性，则肝血充、肝气条达，月经调畅而痛自愈。

医案 2：王某，女，32 岁。

患者经行不畅，月经先后无定期数年。自诉眩晕烦躁，夜寐不安，小腹凉，腰酸，胸胁胀满，下连左少腹，上涉胸乳；脉弦关部尤甚，左寸小，右尺沉，舌质淡，苔白。诊断为肝郁血虚，治以疏肝养血。

处方：柴胡 3g，川楝子 9g，炒白术 12g，生地黄 18g，当归 18g，赤白芍各 12g，茯苓 18g，酸枣仁 12g，炙远志 6g，陈皮 10g，仙灵脾 9g，红花 9g，生杜仲 12g，牡丹皮 6g。7 剂，每日 1 剂，水煎服。

二诊：患者眩晕减轻，夜寐好转，胸胁较舒；脉转柔和，舌苔根部花剥。此是肝郁渐舒而阴血仍亏，前方去红花、远志、陈皮、杜仲，加生熟地黄各 10g，枸杞 12g，怀牛膝 10g，党参 18g，制香附 12g，鲜生姜 3 片。10 剂，每日 1 剂，水煎服。

三诊：患者月经按期而至，经前、经期症状消失，小腹凉感亦减；脉仍细，舌根剥苔缩小。因患者急于回家，以原法拟1方回家常服。随访述月经周期、色、量、质均已经正常。

医案3：陈某，女，34岁。

初诊：1999年10月5日。患者经行一二日时小腹冷痛难忍，受凉后更甚，得热则舒，经量少，色紫暗，血块较多。腰膝酸冷疼痛，怕冷，四肢不温，小便清长；舌暗苔白，脉沉细。诊断为寒凝血瘀型痛经；治宜温经散寒，祛瘀止痛。

处方：生黄芪25g，艾叶10g，炒小茴香6g，桂枝10g，炒杜仲12g，桑寄生10g，怀牛膝10g，炒白芍15g，炒白术12g，制香附12g，当归20g。7剂，水煎服，每日1剂，服药期间忌服生冷、辛辣之品，注意保暖。

二诊：患者服药后月经已至，小腹仍疼痛，但疼痛较前明显减轻，血块减少，喜温喜按，四肢渐温暖；舌淡苔白，脉细。故在上方基础上去掉桑寄生、怀牛膝，加入丹参12g，炒枳壳10g，炒杜仲改为生杜仲12g。5剂，水煎服。嘱咐患者慎用凉水，尽量注意保温。此后患者只要没有受凉，经行无腹痛，受凉后小腹疼痛不甚，再服上方即无碍。

诠解：此为寒凝血瘀型痛经。王老认为，冲任虚寒、瘀血阻滞而致经来腹痛，所以用艾叶、小茴香、桂枝等温药来温经散寒，通行血脉；用怀牛膝、当归、芍药来活血祛瘀，养血调经。诸药合用，散寒祛瘀则经行痛止。

医案4：宋某，女，27岁。

初诊：1998年6月12日。患者痛经数年，四处延医未见明显疗效。患者经前一二日小腹胀痛剧烈，拒按，伴乳房胀痛；月经量少，经行不畅，多血块，色紫黑，块下痛减轻，平素脾气急躁；舌质紫暗，边尖有瘀点，脉涩。诊断为气滞血瘀型痛经；治宜行气化瘀，止痛养血。

处方：制香附10g，红花6g，桃仁10g，茺蔚子15g，木香6g，炒小茴香 6g，生黄芪 25g，当归 20g，皂角刺 12g，熟地黄 12g，炒白芍 20g。7 剂，水煎服，每日 1 剂。

二诊：服药后患者行经，腹痛较前明显减轻，血量增多，血色转红，血块仍有但减少；舌质暗，舌尖有瘀点，脉涩。在原方基础上去皂角刺，加鸡血藤 12g，炒白术 10g，14 剂，水煎服，每日 1 剂；即服用，停经后仍继续服用。并忌生冷、辛辣。此后，患者又按第 2 方服用 2 月余，痛经消失，随访未再复发。

诠解：此为明显的气滞血瘀型痛经，因此用木香、香附等理气药，加之桃仁、红花、茺蔚子活血化瘀之药行气化瘀，气行血行，再配以归、芍二药养血柔肝，增加血量，去瘀生新，则腹痛与经量少都可自愈。

五、班秀文医案

（一）人物简介及学术思想

班秀文（1920—2014），男，壮族，1940 年毕业于广西省立医药研究所（本科），从医六十余年，擅长治疗内、妇、儿科疑难杂病，对中医经典著作和历代名家学术思想颇有研究，为全国老中医药专家学术经验继承工作指导老师。用药常从脾胃入手，主张辩证审慎、用药精专。对中医妇科造诣尤深，崇尚肝肾之说，喜用花类之品。专著有《班秀文妇科医论医案选》《妇科奇难病论治》《壮乡医话》；曾主编《中医药基础理论》《妇科讲义》《中医妇科发展史》等。

关于班秀文教授的学术思想，有专家学者将其总结如下：①重视情志致病，提倡防治结合。在临床上本着“是以善医者，先医其心而后医其身”之宗旨，在诊疗过程中极重视情志的致病作用及治疗作用，且对于未病之人亦提倡其保持心情舒畅，避免不良情志的刺激，采用中方药与情志调节结合而治，心身同治，效果更佳。②调气和血，兼顾心肝脾三脏。善从气血方面论治，认为七情所致妇科疾病的复杂病机以“气机紊乱”为关键，尤以气郁为常见，且从脏腑分析，七情与五脏相关，由五脏精气所化，情志失调所引起妇人疾患多涉及心、肝、脾三脏。③和其阴阳，以平为期。认为女子质本柔弱且情绪易波动，故常选用平和之药，如玫瑰花等花类药药性平和，以疏以升为主，温而不燥，疏不伤阴，为治疗血脉不通、气机瘀滞所致之各种月经不调、赤白带下、更年期综合征，尤以治疗伴有自主神经功能紊乱的各种妇科病变首选药。④情志久郁，勿忘痰瘀。指出妇女情志久郁，易使气机紊乱。“气为血之帅，气行则血行。”气机不常，气血周流不畅，血停为瘀，津凝为痰，必致络脉瘀阻或湿聚痰生。痰瘀能阻滞气机，影响阳气之升发，使五脏功能不和，经络阻滞不畅，又能阻滞胞脉而损害胞宫，加重或继发妇科诸病。⑤身心并治，综合调理。认为患病女子易于多思而致情志不畅，由此致病，所以特别针对青春期少女、孕妇及更年期妇人各提出不同的情志调摄方法，建议保持乐观积极的心态，正视疾病，调节身心，积极治疗。[刘玉筠，戴铭，董岚，等．班秀文教授从情志论治妇科病经验．中医学报，2013，28（10）：1476-1478.]

（二）医案

医案1：王某，36岁，已婚。

初诊：1991年7月10日。近5个月来患者出现月经紊乱，周期前后不一，经行则流血不止，每需服止血药及肌内注射止血针止血，但时隔不久诸证依然，妇检无异常。诊时阴道流血已半月余，量少、色暗；伴头晕腰痛，四肢无力，畏寒喜暖；舌边红，苔薄白，脉细弦。证属肝肾亏损，冲任不固；治拟补益肝肾，固冲止血。

处方：鸡血藤20g，丹参15g，熟地黄15g，白芍10g，（川）续断10g，阿胶10g，益母草10g，蒲黄炭10g，煅牡蛎30g，甘草6g。每日1剂，水煎服。

3剂后血止，继予圣愈汤加菟丝子、枸杞、补骨脂、桑椹调理善后。翌月经行，色量正常，7天干净。随访半年，未再复发。

诠解：肾藏精，肝藏血，冲任二脉赖肝肾精血滋养。肝肾亏损，冲任不固，则阴道出血沥，漏下不能自止；头为精明之腑，肝开窍于目，腰为肾之外腑，肝肾亏损，经血不足，苗窍失养，故头晕腰痛，四肢无力；阴阳互根，阴损及阳，阳虚则生外寒，故畏寒喜暖，舌苔薄白；漏下量少色暗，乃虚中有瘀之征。由此可见，本病例基本病机为肝肾阴亏，冲任不固。故治宜补益肝肾，固冲止血。方中熟地黄、阿胶、白芍、续断、益母草温补肝肾，固冲止血；鸡血藤、丹参养血活血，祛瘀生新，化中有止，化瘀而不伤正；蒲黄炭、煅牡蛎固摄止血，止中有化，使血止而不留瘀；白芍、甘草合用即芍药甘草汤，既能酸甘化阴，又可缓急止痛。诸药合用，共奏温补肝肾、固冲止血之功。

医案2：某患者，女，26岁，已婚。

初诊：1990年8月21日。患者月经紊乱12年，不孕3年。12岁月经初潮，经行素来不规则，或前或后，行经时间延长，经量多。1989年因阴道流血不止而行诊刮术，术后经乱如故，西医诊断为“功能性子宫出血”。结婚3年，双方同居，性生活正常，未避孕，迄今不孕。末次月经1990年8月17日，经前乳房作胀、腰胀，月经量多，色暗红，有血块，现经量已减少。舌质淡红，苔薄白，脉沉细。中医诊断：崩漏，不孕症。证型：肝肾亏虚。治则：补肾养肝，调经促孕。

处方：六味地黄丸加味。药物组成：熟地黄15g，淮山药15g，吴萸肉6g，茯苓6g，牡丹皮6g，泽泻6g，当归10g，白芍10g，旱莲草20g，益母草10g，甘草5g。每日1剂，水煎服，连服3剂。

二诊：8月31日。一诊方证相应，患者服药已，月经干净。现无不适，舌质淡红，苔薄白，脉细缓。予补肾养肝健脾法。

处方：养精种玉汤。药物组成：菟丝子20g，枸杞10g，覆盆子10g，当归10g，赤芍10g，熟地黄15g，党参15g，白术10g，路路通 10g，仙茅 10g，红花 1g。每日 1 剂，水煎服，连服 4 剂。

三诊：9 月 28 日。患者 9 月 16 日经行。量中等，色暗红，无血块，3 天干净，经行无腰腹疼痛；现舌淡红，苔薄白，脉细缓。治以温肾养肝。

处方：四物汤加味。药物组成：当归 10g，川芎 6g，白芍 10g，熟地黄 15g，菟丝子 20g，枸杞 10g，蛇床子 38，紫石英 20g，红枣 10g。每日 1 剂，水煎服，连服 7 剂。

四诊：10 月 26 日。患者本月 20 日经行，色量正常，4 天干净，现无不适；舌淡红，苔薄白，脉细缓。再用补肾养肝健脾法。予 8 月 31 日方加核桃（连壳）30g，每日 1 剂，水煎服，连服 7 剂。

随访：患者药后即停经受孕，于 1991 年 7 月 28 日足月顺产一女婴，重 2. 9kg，发育正常。

诠解：患者先天肝肾不足，封藏失司，冲任不固，不能制约经血，致经行紊乱，或先或后，经期延长，经量增多。肾虚精少，肝虚血亏，精血不足，冲任脉虚，胞脉失养，故不能摄精成孕。初诊以六味地黄汤滋补肝肾，加当归、白芍养肝和血调经，旱莲草滋养肝肾之阴，全方共奏滋补肝肾之功，使精充血足。二诊肝脾肾并治，班教授认为脾胃为气血生化之源，通过健运脾胃，可以充养先天的不足，使气血充足而经调，经调而能种子。用自拟养精种玉汤，以菟丝子、枸杞、覆盆子平补肾之阴阳，当归、赤芍、熟地黄、红花养血柔肝，党参、白术健脾。其中红花用量仅 1g，取其养血之功，如《本草衍义补遗》曰红花“多用破血，少用养血”。三诊经期已准，唯脉细缓，用四物汤补肝养血，加菟丝子、枸杞滋补肝肾，蛇床子、紫石英温肾暖官。四诊用养精种玉汤以补益肝脾肾。如是肝脾肾同治，阴阳并补，使阴平阳秘，肾精充足，故能摄精成孕。

医案 3：某患者，女，37 岁，已婚。

初诊：1974 年 9 月 5 日。患者月经超前 8~10 天，量多，色暗红，持续4~6天干净。平时带下量多，色白，质稀如水，无特殊气味，经常带卫生纸。现肢倦乏力，精神不振；脉虚细，舌质淡嫩，苔薄白黄。中医诊断：带下。辨证：脾肾阳虚，水湿不化。治则：温肾健脾，运化水湿。

处方：附子汤加减。药物组成：熟附片（先煎）9g，党参12g，云茯苓12g，白术9g，巴戟天9g，茺蔚子15g，柴胡5g，荆芥5g。每日1剂，水煎服，连服3剂。

二诊：9月14日。服药后，患者带下量较少，精神较好，舌脉如上。守上方去荆芥、柴胡，加炒淮山药15g，芡实9g，以增强健脾收敛之效。每日1剂，水煎服，连服3剂。

三诊：9月18日。患者带下正常，但寐而易醒，纳差，大便干结，小便正常；脉沉细，苔薄白，舌边尖有瘀红点。恐温药伤阴之势，加生首乌18g，以冀达到补阳配阴之目的。每日1剂，水煎服，连服3剂。

四诊：9月25日。自服温肾健脾之药后，患者带下正常，精神亦好。现用异功散加味益气补中，理气健脾以善其后。

处方：党参12g，云茯苓9g，白术9g，陈皮3g，淮山药15g，菟丝子12g，益母草9g，炙甘草6g。每日1剂，水煎服，连服3剂。

诠解：《素问·生气通天论》："凡阴阳之要，阳密乃固。"肾主水，脾主湿。患者脾肾阳虚，脾虚失其健运，肾虚气化无权，阳虚则不固密，水湿不化，故带下量多、色白、质稀如水，证属阳虚不化水。以健脾温肾并重之法治之，用附子汤加巴戟天温肾健脾，茺蔚子逐水，酌加荆芥、柴胡疏解。二、三诊效不更方，随症加减。阳气恢复，则湿化水升，带下自愈。

医案4：覃某，女，22岁，某学院工人，未婚。

初诊：1972年12月13日。患者长期以来经行错后，2个月或3个月一行，量少而色红，经将行时乳房及少、小腹胀疼，胀过于痛，按之不减，经行之后则舒。平时腰酸，人寐不佳，余无特殊。

脉弦细，苔薄白，舌边尖有暗黑点。诊断：月经不调。辨证：肝气郁滞，血行不畅。治则：疏肝理气，活血化瘀。

处方：当归 9g，川芎 6g，生地黄 12g，赤芍 9g，桃仁 6g，红花 2g，益母草 9g，柴胡 5g，香附 9g。每日水煎服 1 剂，连服 3 剂。

二诊：1973 年 2 月 23 日。上方服后，患者经前诸症减轻，月经按期来潮，但感头晕耳鸣；脉沉细，苔薄白，舌质淡而边尖有紫暗点。恐化瘀攻伐太过，转以养血为主。

处方：鸡血藤 18g，黄精 18g，艾叶 6g，白芍 9g，归身 9g，阿胶（烊化）9g，柴胡 2g，甘草 5g，红枣 10g。每日 1 剂，水煎服，连服 3 剂。

三诊：3 月 7 日。患者经行周期正常，色量一般；脉细缓，苔薄白，舌边尖瘀点。

处方：守上方加益母草 9g，川杞子 9g。每日水煎服 1 剂，连服 5 剂，以巩固疗效。观察 3 个月，经行正常。

诠解：肝藏血而主疏泄。肝气郁滞，则经脉不利，故经行错后而量少，少腹、小腹胀痛。以桃红四物汤加益母草活血化瘀，柴胡、香附调达肝气，疏通、化瘀并用，故药到病除。二诊时患者头晕耳鸣，恐伐过用，故减去桃仁、红花、赤芍，以甘平微温之鸡血藤代之，取其既能行血，又能补血。三诊时之所以加入益母草、枸杞，前者取其既能化瘀又能止血之功，后者甘平，能调养肝肾，从而达到养中有疏、补中有化、标本兼顾、巩固疗效的目的。

医案 5：莫某，女，31 岁，南宁市某综合厂工人，已婚。

初诊：1974 年 6 月 5 日。患者 1969 年元月结婚，当年 9 月及 1972 年 7 月先后两次流产，每次均行清宫，之后开始经行错后 50~70 天，量中等，色紫黑有块，经行淋沥不畅。如用激素治疗，则超前 3~5 天，经前乳房胀痛，阴道肿痛。平时头晕，少量带下，色白质稀，两侧少腹隐痛，按之则舒。胃纳、二便正常；脉细滑，苔薄白。诊断：月经不调。辨证：冲任亏损，痰湿瘀滞；治则：健脾疏肝，养血调经。

处方：当归身 12g，川芎 3g，云茯苓 12g，法半夏 9g，益母草 9g，素馨花 5g，陈皮 3g，甘草 3g。每日水煎服 1 剂，连服 3 剂。

二诊：6 月 10 日。服上方后，患者脘腹舒适，少腹不隐痛。

处方：药既对症，守方加佛手 9g，去素馨花。每日水煎服 1 剂，连服 3 剂。

三诊：6 月 17 日。患者除腰痛之外，余无不适；脉沉细，苔薄白。拟加重温养之品。

处方：制附子（先煎）9g，云茯苓 12g，白术 9g，党参 18g，白芍 9g，菟丝子 9g，淫羊藿 9g，川断 9g，红枣 9g。每日水煎服 1 剂，连服 3 剂。

四诊：6 月 24 日。患者昨日月经来潮，色量均佳，除腰微胀之外，余无不适。拟补养气血为主。

处方：当归身 12g，川芎 3g，白芍 5g，熟地黄 15g，益母草 9g，桑寄生 15g，党参 12g，北芪 15g，炙甘草 6g。每日水煎服 1 剂，连服 3 剂。

五诊：8 月 28 日。患者两月无经行，倦怠，不想食，晨起欲呕；脉细滑，苔薄白，舌质正常。尿妊娠试验阳性。拟健脾和胃、顺气安胎之法。

处方：党参 15g，云茯苓 9g，白术 5g，陈皮 3g，苏叶（后下）5g，砂仁壳 2g，生姜 6g，红枣 6g，每日水煎服 1 剂，连服 3 剂。

诠解：冲主血海，任主诸阴，二脉为肝之所系。冲脉亏损，故经行错后，色紫黑有块，淋沥不畅。肝脉络阴器，乳房为阳明之所属，经将行则肝火内煽，故阴道肿痛，乳房胀痛。肝木不荣，波及脾土，以致脾不健运，痰湿瘀滞，故两侧少腹隐痛，带下色白质稀。有是证则用是药，故以入冲脉之当归、川芎补血活血；用茯苓、半夏、陈皮温化痰湿，理气和中；素馨花疏调肝气；甘草一味，既能调和诸药，更能“和冲脉之逆，缓带脉之急”。药既对症，疗效可期。二诊之后，转用温肾健脾之法，扶正以固本，先后天并补，气血旺盛，故经调而受孕。

医案6：林某，女，26岁，广西某招待所会计，已婚。

初诊：1978年5月21日。患者18岁月经初潮，一向周期、色量基本正常。去年五一节结婚，后服避孕药，经行紊乱，前后不定，量多少不一，经行时少腹、小腹疼痛剧烈，经色紫暗夹块。自今年元月起停服避孕药，经行时少腹、小腹不痛，但仍错后1周左右，量中等，第1天色暗，第2天色淡红；伴头晕、腰酸，余无不适；脉沉细，苔薄白、舌质淡红。诊断：月经不调，痛经。辨证：肝肾气虚，胞宫寒冷。治则：温肾暖肝，补养冲任。

处方：当归身9g，川芎5g，白芍9g，首乌15g，艾叶6g，菟丝子12g，党参12g，制附子（先煎）9g，蛇床子3g，吴茱萸2g，炙甘草5g。每日水煎服1剂，连服3剂。

二诊：6月16日。服上方后，患者寐纳俱佳，经行无腹痛，量中等，色红，但周期仍错后；脉沉细，苔薄白，舌尖红。拟补益气血以调经。

处方：当归身9g，川芎5g，白芍9g，首乌15g，艾叶6g，吴茱萸1.5g，党参12g，炙北芪15g，益母草15g。每日水煎服1剂，连服6剂。

三诊：8月9日。药已，患者经行不痛，周期正常，色量俱佳。仍守上方，再服3剂。

四诊：11月6日。患者已孕3个月余，六脉平和，既无所苦，不需服药，食养调之。

诠解：患者18岁月经初潮，说明其禀赋本虚；婚后经行紊乱，前后不定，量多少不一，色泽暗淡，乃肝肾亏损、冲任不主血海、任脉不主诸阴之证，其余腰酸、头晕、脉细、舌淡均是不足之候。故以温肾暖肝之法治之。冲任起于胞中而系肝肾，肾精充，肝血足，则冲任得养，血海满溢，其经自调，受孕有期。方中附子、蛇床子二味，为辛温之品，前者能“引补血药入血分，以滋养不足之真阴，引温暖药达下焦”，以散胞宫之寒冷；后者外用则有燥湿杀虫之力，内服则有温肾壮阳之功，凡子宫寒冷者宜之。

医案7：杨某，23岁，未婚。

初诊：1991年7月2日。患者经间期出血3个月。月经尚规则，经量中等，色鲜红，有血块，伴少腹、小腹疼痛，行经期为5天。近3个月以来每于月经干净8~9天后又出现阴道流血，血量少于正常月经量，色暗红，持续5天左右。末次月经为1991年6月16日。自6月30日起阴道有咖啡色分泌物，量不多，迄今仍淋沥不净，伴头晕、心烦、心悸、腰胀，纳寐可，二便正常，形体消瘦；舌淡红，苔薄白，脉虚细略数。诊断：经间期出血，痛经。辨证：肝肾阴虚。治则：滋补肝肾，固涩止血。

处方：熟地黄15g，怀山药15g，山萸肉6g，茯苓6g，当归10g，白芍10g，泽泻6g，牡丹皮10g，旱莲草20g，女贞子10g，煅牡蛎30g。每日1剂，水煎服，连服3剂。

二诊：10月4日。药后患者阴道出血停止，之后月经按期来潮，经间期已无出血。末次月经9月5日，经行腹痛减轻。刻诊头晕，腰胀痛，脚软，疲乏无力，带下量少、色暗红；舌淡红，苔薄白，脉细。予疏肝养肝、健脾活血法以调经。

处方：黄精15g，柴胡6g，当归10g，白芍10g，茯苓10g，白术10g，鸡血藤20g，茺蔚子10g，仙鹤草10g，薄荷（后下）5g，炙甘草6g。每日1剂，水煎服，连服4剂。

诠解：根据患者的症状，辨证为肝肾阴虚。腰为肾之府，肾精虚损，腰不得养。熟地黄、白芍、山茱萸滋补肝肾，同时熟地黄、白芍又能补血，配以补血的当归，兼扶气血；旱莲草、女贞子凉血止血，与固涩止血的牡蛎同用，加强疗效；茯苓、泽泻健脾益气，脾能摄血，上二味药同用，使止血之力增。二诊仍有痛经，而阴道出血止，辨证为血虚不得充养胞宫胞络，不荣则痛，患者生病日久，必会导致情志抑郁不畅，使肝气郁滞。故治疗时重在健脾补血，疏肝柔肝止痛。茯苓、白术健脾益气，黄精、柴胡疏肝养肝，鸡血藤止血活血，仙鹤草止血，薄荷为引经药，引诸药入肝经，疏理肝气。诸药同用，痛经得止。

医案6：杨某，女，53岁，梧州市某小学教师，已婚。

初诊：1977年8月15日。患者经行紊乱，来潮前后不定，量多少不一，色暗红夹紫块，经将行则头晕头痛，心烦不安，寐纳俱差，经中肢节烦疼；平时大便干结，3~5天1次，小便浓秽气味；脉虚细迟，苔薄白，舌质淡。诊断：经绝前后诸证。辨证：肾气衰弱，冲任亏虚。治则：调养肝肾，佐以化瘀。

处方：菟丝子9g，当归9g，白芍9g，覆盆子9g，党参12g，怀山药15g，川杞子9g，泽兰9g，玄参15g，麦冬12g，甘草5g。每日水煎服I剂，连服3剂。

二诊：8月20日。患者头晕、头痛减轻，胃纳转佳，大便两天1次，小便不稠秽。

处方：药既对症，仍守上方去怀山药，加北沙参12g，桑叶6g。每日水煎服1剂，连服3剂。

三诊：9月23日。自服上方之后，患者诸症消失，但大便仍干结，两日1次，每稍劳累则头晕痛。此为营阴未复、精血不足，以润养之剂治之。

处方：太子参15g，玄参12g，肉苁蓉15g，川杞子12g，麦冬12g，石斛9g，覆盆子9g，鸡血藤15g，田七花2g，泽兰9g，红枣9g。每日水煎服1剂，连服3剂。

四诊：10月18日。患者一切虚状消失，以健脾消滞善后。

处方：党参12g，白术12g，云茯苓9g，鸡内金9g，陈皮5g，怀山药15g，田七花4.5g，当归身9g，生谷芽15g，炙甘草3g。每日水煎服1剂，连服3剂。

经此段治疗之后，患者月经停止，诸症不发。观察半年，疗效巩固。

诠解：《素问·上古天真论》云："七七，任脉虚，太冲脉衰少，天癸竭，地道不通。"患者超过七七之年，肾气衰弱，阴阳不和，冲任亏虚，气血失调，故经行前后不定，量多少不一，色暗红而夹紫块；阴阳失调，营血不足，虚火内生，故经将行则头晕头痛，心烦不安，寐纳俱差；虚火内伤阴血，肢节失养，故经期肢节烦痛，平时大便干结，小便秽浊。本案之证的基本病机为肾气衰退、冲任亏虚，故治则为补肝益肾。方药在补养之中，配以鸡血藤、田七花、泽兰活血化瘀；桑叶防止离经之血停滞经隧；泽兰能疏肝气，和营血，化瘀不伤正，为调经之要药；桑叶清热祛风。

六、王渭川医案

（一）人物简介及学术思想

王渭川（1898—1988），男，江苏丹徒人，毕生致力于各科临床，尤擅内科和妇科，在理论上也有较深造诣。着有《王渭川临床经验选》《王渭川妇科治疗经验》等。

在其60余年的医疗实践中，王王渭川先生不断探索总结，把内科各种疾病的治疗归纳为活血通络化瘀、活血化瘀舒筋软坚、补虚化瘀理气、清热化湿消炎、息风通络、疏肝通络消胀等六种治疗方法，简称“内科六法”。经查阅文献，其治疗崩漏的方法也可总结为“治崩六法”，即“益气补中法、温肾通阳法、滋肝补水法、调气疏肝安神法、逐瘀活血法、祛痰除湿法”。其治疗崩漏时，对“塞流、澄源、复旧”三大法的运用得心应手，根据“急则治标，缓则治本”的原则，在暴崩的情况下认为要防气随血脱，宜补气固脱为主，对病情缓者，除主澄源佐以塞流外，还应根据分型论治。除以上治法外，他还根据患者年龄及胎前产后之时总结出了不同的治法方药。且其善用虫类药物，常用的有地鳖虫、蜈蚣、乌梢蛇、水蛭等，且无特殊服法，除蚕蛹需焙干研末冲服外，都为煎汤口服；在配伍方面，注重虫类药与补益药、活血化瘀药、行气药的配伍，体现了中医整体观思想、标本兼治与扶正固本的精神。[参考：①沈中林．王渭川治疗崩漏六法四川中医，1991（2）：41-42. ②徐艳珺．王渭川妇科临证应用虫类药特色．全国中医妇科第七次学术研讨会，2009.]

（二）医案

医案1：刘某，女，30岁，河南某县教师。

初诊：1974年4月23日。患者教学、家务烦劳，饮食渐差，腹胀胸闷，月经先期，量多期长，色淡带下，腥臭如脓，少腹长期疼痛。每次行经往往超前在10日以上。肢体倦怠，面色㿠白，心累，动辄悸动；舌质淡红，脉迟缓。辨证：心脾气虚，湿热蕴结下焦，冲任失固。治则：益气清湿，佐以调冲。诊断：月经先期，量多带下。

处方：潞党参60g，鸡血藤18g，生黄芪60g，桑寄生15g，菟丝子15g，仙鹤草60g，夏枯草30g，蒲黄炭10g，血余炭10g，红藤24g，蒲公英24g，鱼腥草24g，琥珀末6g，槟榔6g，炒北五味子12g，桂圆肉24g，鸡内金10g，广藿香6g，山楂10g。1周6剂，连服2周。疗效：血止带少。

二诊：5月15日。服用上方6剂后，患者月经血已渐止。但仍淋沥，白带减少，少腹痛缓，略显隐痛，精力好转，食欲渐增，胸闷消失，心累减轻，上课时不感气紧；苔薄白，舌质淡红，脉缓。

处方：照初诊方酌减。组成：潞党参30g，鸡血藤18g，生黄芪60g，桑寄生30g，仙鹤草30g，地榆炭10g，红藤24g，蒲公英24g，槟榔6g，炒北五味子12g，广藿香6g。1周6剂，连服2周。患者说：曾经某医院检查，患有盆腔炎。因此，同时服自制王氏银甲丸。疗效：病情好转，略有带下。

三诊：6月2日。服用上方12剂后（同时服银甲丸），患者精力恢复正常，阴道出血全止。但尚有些微白带，已无腥味。患者商量停药，许之。给银甲丸4瓶，连服2个月后，观察疗效。

至8月10日，患者因风湿性关节炎再发，就诊。问其月经情况，她说：自停药后，已按期行经两次，经量已正常，银甲丸服完后，再经原医院检查，盆腔炎已痊愈。

诠解：本案患者舌质淡红，脉迟缓，饮食渐差，腹胀胸闷，肢体倦怠，面色㿠白，月经量多期长，色淡，带下腥臭如脓，且患者自觉心累，动辄悸动。综合患者舌象、脉、症，属脾气虚夹湿之月经先期量多证；治疗方法为补气健脾，固摄冲任。王老的选方从补中益气汤脱胎而出，方中黄芪60g用量重，以益气生血；鸡内金、山楂健脾；仙鹤草合夏枯草起止血作用。患者带下腥臭如脓，少腹长期疼痛，兼夹炎性带下，而夏枯草兼有抗菌作用，患妇科病兼带下具有炎性者，或肾虚肝旺者都可配用。患者自觉心累，动辄悸动，五味子是生脉散中的要药，合鸡血藤以调节患者心悸。银甲丸对于肾炎、肾盂肾炎、盆腔炎、膀胱炎等颇有卓效，凡有带下脓性者都可应用。患者曾经某医院检查患有盆腔炎，因此加服银甲丸。二诊时患者月经血已渐止，但仍淋沥，白带减少，少腹痛缓，略显隐痛，精力好转，心累减轻。因此在初诊方上酌减止血功效的仙鹤草、夏枯草。三诊时患者精力恢复正常，阴道出血全止，患者商量停药，因此许之。

医案2：张某，女，32岁，广东某县百货公司工作，来成都探亲。

初诊日期：1975年5月27日。

现病史：患者月经后期，以往月经量多，因每次经期失血过多，体力渐衰，动则气紧乏力，自汗，胸闷，乳胀，月经量逐渐转少、色淡。面色萎黄，头眩心悸；舌淡苔少，脉迟而细。诊断：月经后期量少。辨证：气血两虚，冲任虚损。治则：补养气血，调益冲任。

处方：王渭川验方。组成：潞党参30g，鸡血藤18g，生黄芪60g，桑寄生15g，菟丝子15g，阿胶15g，鹿角胶15g，炒北五味子12g，砂仁6g，槟榔10g，益母草24g，覆盆子24g，胎盘粉（早晚冲服）6g。1周6剂，连服2周。疗效：好转。

二诊：6月12日。服上方后，患者精神大见好转。过去动则气紧、自汗已消失，头眩心悸减轻，上月月经淋沥未净已尽。但食欲较差，有少量白带，腹微胀；脉濡缓，舌淡白，有薄苔。

处方：王渭川验方。组成：潞党参30g，鸡血藤18g，生黄芪

60g，桑寄生 15g，菟丝子 15g，鹿角胶 15g，炒北五味子 12g，砂仁 6g，龙眼肉 24g，槟榔 10g，益母草 24g，覆盆子 24g，鸡内金 10g，香附 10g，胎盘粉（早晚冲服）6g。1 周 6 剂，连服 2 周。疗效：显著好转。

三诊：7 月 10 日。服上方后，患者月经已来，量正常、色红、带污，精神体力、食欲饮食都与以往正常无异，但腹微胀而隐痛；苔薄白，舌质淡红，脉缓弦。似有血复气虚夹滞之象，予以益气固冲，略予化滞通络。

处方：潞党参 30g，鸡血藤 18g，生黄芪 60g，桑寄生 15g，菟丝子 15g，益母草 24g，覆盆子 24g，炒北五味子 12g，山茱萸 9g，槟榔 6g，山楂 10g，九香虫 10g，胎盘粉（冲服）10g。1 周 6 剂，可连服 4 周。疗效：痊愈，已怀孕。

四诊：8 月 15 日。上方患者仅服用 2 周，因熬药困难，病情好转而停药。现有妊娠反应，经医院检查，已怀孕。患者已产一女，现年 6 岁。其爱人在部队服务，因事急回原单位，嘱开镇吐方，带回广州服。即以四君子汤，加桑寄生、菟丝子、旋覆花。欣然告别而去。

诠解：本案患者由于营血不足，冲任俱虚，血海不冲，故月经不能按时而至，而成月经后期。综合患者舌象、脉、症，属营血不足，冲任虚弱，使气血运行受阻，而形成后期量少。其营血不足之故，大致受以往月经过多，伤失营血而起。月经后期，原因是多方面的，本案患者所表现者，为气血两虚，冲任亦随伤损所导致。由于量少色淡，表现在血虚，血虚影响奇恒之腑，则脑失所养，故出现头眩晕；血不养心，出现心悸、动则气紧、胸痞等症状；其他如舌淡苔少，脉象迟细，俱为气血两虚、冲任不足之象。一诊所开方本人参养营汤、补中益气汤化裁而成。方中人参、黄芪益气；二胶补血；五味子、鸡血藤、龙眼肉营养心肌而不滞腻，故胸痞、心悸旋愈；桑寄生、菟丝子虽为固肾，佐胎盘实属滋养冲任；槟榔行气而不耗气；益母草、覆盆子协助调经。二诊时患者因食欲差，微显腹胀，故去阿胶之腻而佐入鸡内金、制香附以健脾消胀。三诊时因患者病情逐渐好转，专以益气固冲化滞而易其方。四诊时因患者病已基本痊愈而达第2次怀孕，因为妊娠反应较剧，故以安胎和胃处理。

医案3：汪某，女，31岁。

初诊：病发以前，患者胸乳时时作痛。突然崩中暴发，历时6个月，由崩转漏，时作时止，绵绵不绝，血色深褐；口苦，舌燥，溲黄；脉弦涩，舌质深红，苔光薄，舌边青。辨证：阴虚阳亢，由崩转漏。治则：凉血清肝，滋肾固冲。

处方：沙参9g，川楝子9g，生地黄12g，枸杞12g，阿胶珠9g，地榆9g，川贝母9g，槐花9g，生白芍12g，地骨皮12g，女贞子24g，旱莲草24g，仙鹤草60g。

疗效：上方连服6剂后复诊，患者漏下已止。原方续服半月痊愈。

诠解：胸乳作痛，是为气阻于心胸，不通则痛。气滞日久，郁而化火，火热内生，迫血妄行，导致崩漏；血热熏灼，煎灼津液，导致经血色深褐；热盛伤津，则口苦、舌燥、溲黄。因此辨证施治，当清肝热、滋阴凉血。槐花、川楝子清泻肝火，疏解肝郁；生地黄、川贝母、地骨皮、女贞子、地榆、旱莲草清热凉血，生地黄、地骨皮又可滋阴，治血热伤津；肺肾同源，用川贝母是为滋补肾水；沙参滋阴津；地榆又能止血，以消血崩；枸杞、阿胶珠、生白芍补血以治疗崩漏导致的血虚证候；仙鹤草止血。

医案4：李某，女，16岁。

初诊：患者经闭半年，饮食日少，形体消瘦，午后潮热，两颧发赤；情志抑郁，容易发怒，咽干舌燥，头昏耳鸣，腰膝酸软，卧床骨痛；脉弦数，舌红无苔。据其家属叙述，患者病中，报考中学未取，病情加剧。辨证：肝肾阴虚，冲任虚损。治则：滋养肝肾，兼防肝火犯肺。

处方：鲜生地黄60g，石斛12g，地骨皮12g，生白芍12g，枸杞 12g，阿胶珠 12g，沙参 9g，炒川楝 9g，肥知母 9g，当归身 9g，鸡内金 9g，山萸肉 9g，羚羊角（磨冲）1.5g，砂仁 1.5g，黄精 24g。

二诊：上方连服 4 剂后复诊，患者潮热已退，精神好转，能进饮食；舌转淡红，起薄白苔，脉弦细。余症仍重，须防干血成痨。

处方：原方去白芍、阿胶、山萸肉、羚羊角、川楝子，加女贞子、旱莲草各 24g，桂圆肉、胎盘粉各 12g。每日 1 剂，连服半月。

三诊：患者已见津津自润之生理白带，继见少量月经；仍胁痛，微咳；脉弦细，舌苔光薄。速宜育阴清肺，轻疏肝络。

处方：金石斛 12g，川贝母 9g，柏子仁 9g，阿胶珠 9g，百部 9g，海浮石 9g，鸡内金 9g，女贞子 24g，旱莲草 24g，覆盆子 24g，厚朴 3g，熟枣仁 15g，蜂蜜（入药冲服）30g。另服化癥回生丹 3g。上方每日 1 剂，连服两月，随症略有增损，月经按时而至。精神逐渐恢复，获愈。

诠解：女子月经病，多与情志有关，忧思恼怒伤于心脾，导致气血生化乏源而成经闭。情绪抑郁容易发怒，郁怒化火，火易伤阴，同时肝肾主人体精血，气血不足，则精血亦不足，肝肾之阴进一步耗伤，导致肝肾阴虚，冲任虚损。肝在五行属木，肺体属金，木胜侮金，肝火上炎容易犯肺，因此在治疗时加入清泻肝火的川楝子、羚羊角，清肺火的知母、地骨皮，同时两者又有滋补肺肾之阴的功效，清热与滋阴并用，使清火不伤阴。白芍、阿胶、当归、枸杞补血滋阴，使生血有源；当归补血活血，使生血不壅滞。本病本在肝肾阴虚，因此方中用滋补肝肾的药物生地黄、石斛、沙参、山萸肉、黄精。患者饮食差，故加入消食健脾的鸡内金。砂仁温中行气，防诸药寒凉太过进一步损伤正气，及滋腻太过而壅滞。二诊患者潮热退，说明阴虚症状缓解，然而闭经的症状仍然存在，患者病久，正气伤，肾阳虚，防来经时经量多，故去清肝、补血药物，加入滋补肝肾的女贞子、旱莲草，和补肾阳、调冲任的桂圆肉、胎盘粉；旱莲草有凉血止血的功效，防来经时出血太过。三诊生理性白带出，有少量的月经，但是胁痛、微咳，因此选用滋肺阴、清肺热的川贝、百部、海浮石；鸡内金、厚朴消食行气，使补而不滞；女子以血为用，配以阿胶珠、枣仁，补血滋阴并用。

医案5：陶某，女，18岁。

初诊：患者行经期内，涉水受寒，经停5个月，并无白带，少腹胀痛，精神抑郁，胸痞胁痛，不思饮食；脉细涩，舌淡红、苔薄白。辨证：寒凝气滞，血因寒结，瘀阻冲任。治则：活血温宫，调冲化瘀。

处方：潞党参24g，生龟甲24g，熟附片（先煎2小时）9g，鹿角胶15g，桑寄生15g，菟丝子15g，当归9g，丹参9g，土鳖虫9g，槟榔9g，牛膝9g，红泽兰12g。

二诊：上方连服15剂后复诊，患者经仍未行，腹隐痛，白带已见，属经水将潮之兆。原方去鹿角胶、龟甲、丹参、牛膝、桑寄生、菟丝子、槟榔，加于术、川芎各6g，补骨脂、胎盘各12g，女贞子、旱莲草、覆盆子各24g，炒蒲黄15g。每日1剂，连服1个月，月经已至，面色转华，体力增强。原方续服1个月，获治。

诠解：女子经期，血室正开，易感受外邪，该患者在经行期间涉水受寒，寒邪乘虚而入，寒主收引凝滞，导致血气遇寒则凝，故见血瘀。正当上学年龄，每因学习紧张等情志因素的影响，以及停经5个月的忧思必会导致情志抑郁，故见胸痞胁痛；忧思伤脾，脾虚则纳运无权，不思饮食。在治疗时当结合上述因素加以治疗。潞党参健脾益气，助脾运；熟附片温阳散寒，治疗寒凝胞宫；鹿角胶、桑寄生、菟丝子、牛膝温补肾阳以祛胞宫之寒邪，肾为先天之本，肾精为生化天癸的精微物质，肾气得以充养，则经血按时来潮；当归补血活血，调理经血；红泽兰、丹参活血调经，与当归同用共助调经之功效。复诊时见患者经水将潮的现象，然腹隐痛，可见仍有阳虚的症状存在，治疗时当选用补肾益精的补骨脂、胎盘以滋养先天，使经血按时而至。

医案6：张某，女，21岁。

初诊：1975年5月1日。患者经前或行经数小时后，少腹胀痛，拒按，月经量少，经行不畅，继而疼痛剧烈，惨叫声闻于厕外，色紫暗有块，血块排不出时，则更痛；伴有胸痛心悸，头眩晕，食欲差；由于家庭多故，情志抑郁；脉弦数，舌质紫暗。

诊断：痛经。辨证：肝郁气滞血瘀。治则：调肝理气，活血化瘀。

处方：刺蒺藜18g，钩藤10g，女贞子24g，旱莲草24g，当归10g，川芎6g，生地黄10g，生白芍12g，茜草10g，覆盆子24g，延胡索10g，五灵脂10g，生蒲黄10g，水蛭6g，土鳖虫10g，槟榔6g，薤白12g。1周6剂。连服2周。经畅痛止。

二诊：5月16日。服上方4剂后，患者经量转多，经畅行，血块先多后少，腹痛渐减，深按不痛。服至6剂后，月经已停，略有白带，无气味。头已不眩晕昏痛，食欲好转；脉弦缓，舌质淡红。治则：疏肝理气化瘀。

处方：刺蒺藜18g，钩藤10g，生白芍12g，炒川楝子10g，生三七（冲服）2g，炒蒲黄10g，益母草24g，制香附10g，广郁金10g，女贞子24g，旱莲草24g，槟榔6g。1周6剂，连服4周。经期照服，痊愈。

三诊：6月20日。服药后，患者5月27日行经，经前略微有些隐痛，按之不痛，色红不污，无块状物。本月18日，月经又来，色全红，无块，无痛感。胸痛、心悸消失，食欲正常。月经虽来，并未停药。脉微而缓，舌质淡红。前述家庭多故，亦顺利解决。因此，情志愉悦。此痛经一病，已告痊愈。但月事似觉转先期。因连服活血化瘀之药期长，可能影响月经先期。又给予香砂六君子丸与杞菊地黄丸间日换服。半月后停药。时隔3个月，患者带其妹来治病，问其痛经情况，她说近3个月来，按周期行经，腹不痛，一切正常。

诠解：瘀血停滞胞宫，阻滞气机，不通则痛，为实证之疼痛，见少腹疼拒按；瘀血停滞，旧血不去心血无以化生，血不得上荣于头面部和充养心神，故见心悸、头眩晕；久病影响患者情志，导致肝气郁结心胸，阻滞气机，故胸痛。中医学辨证为肝气郁滞，血瘀胞宫。治疗当疏肝理气，活血化瘀。刺蒺藜、钩藤滋阴潜阳，治疗肝气郁滞所导致的肝阳上亢；气滞日久，容易化火煎灼血气，故选用女贞子、生地黄、旱莲草、覆盆子、茜草清热凉血；生白芍、当归补血养血，温补经血；五灵脂、生蒲黄活血化瘀；水蛭、土鳖虫破血逐瘀；槟榔行气导滞；川芎、延胡索活血行气止痛，助活血化瘀药物行郁滞之血。本方重在活血化瘀，消体内瘀血。二诊症见体内瘀血渐消，瘀血所致的腹痛减轻，故仍选用疏肝理气、活血化瘀的药物。三诊见患者瘀血与气滞的症状消失，各种影响疾病发生发展的诱因也已经得到解决，但该疾病为长期积累的结果，服用活血化瘀的药物比较长，之后也当服用香砂六君子丸与杞菊地黄丸分补脾肾。

医案7：米某，女，26岁。

初诊：1978年8月25日。患者痛经数月，经前小腹胀痛，喜按，胸痛，月经量少，颜色先淡后红，黄白带下，味腥；口干，大便干燥，小便色黄，耳鸣心悸；脉细微数，苔黄，舌质红。诊断：痛经。辨证：阴虚气滞，湿热下注。治则：养阴行气，清利湿邪。

处方：逍遥散合银甲煎剂加减。组成：沙参15g，生地黄12g，白芍15g，女贞子20g，旱莲草20g，柴胡9g，炒北五味子12g，苦参20g，鱼腥草24g，板蓝根24g，蒲公英24g，槟榔9g，益母草24g，琥珀末6g。1周6剂，连服2周。

疗效：黄白带转为白带，痛稍减。

二诊：9月14日。上方服8剂后，患者黄白带已转为白带。腰痛，胸腹痛胀，经量仍少。脉细数，舌质淡红。治则：益气养血，疏肝利湿调经。

处方：黄芪24g，白术10g，生地黄12g，白芍15g，枸杞12g，熟地黄12g，柴胡9g，制香附10g，炒五灵脂12g，川楝子10g，荆芥炭 9g，椿根皮 10g，红泽兰 12g，茜草根 12g，益母草 24g。

疗效：痛经已愈，小腹胀、腰痛好转。

三诊：9 月 27 日。上方服 4 剂后，患者经痛已愈，白带减少。嘱续服。后月经一直正常，未见腹痛，纳食好，体重增加。

诠解：经前小腹胀痛是为气滞，喜按则多为虚证；湿热下注，滞留胞宫，导致黄白带下，味腥；热盛伤津，致口干、大便干燥、小便色黄。月经多与先天有关，耳鸣为肾阴虚导致。一诊辨证为湿热下注，阴虚气滞。柴胡、五味子疏解肝郁；沙参益肾阴；女贞子、旱莲草、生地黄清热凉血，治疗湿热内蕴，煎灼津血；苦参、鱼腥草、板蓝根、蒲公英清利湿热；益母草活血调经；琥珀末安神定志养心；白芍补血，女子以血为用，经期失血当补血养血。二诊见热除，黄白带变为白带，仍有湿证；辨证腰痛为肾虚，胸腹痛为气滞胸腹所致。治疗时当理气养血利湿。椿根皮燥湿邪；脾为土脏，喜燥恶湿，湿邪内阻，必损伤脾土，黄芪、白术健脾益气燥湿；柴胡、川楝子疏理肝气，解郁结，用以治疗气滞：月经量少，是为湿滞伤脾，脾失健运，气血生化失司，故白芍、枸杞、熟地黄补血；生地黄、荆芥炭、茜草根止血；五灵脂、红泽兰、益母草活血调经，防止气滞而致血瘀；制香附理气调经，既可助柴胡疏肝气，又能助活血药化瘀结；止血与活血药同用，使止血不留瘀，化瘀不伤正。

七、刘云鹏医案

（一）人物简介及学术思想

刘云鹏，男，首批全国老中医药专家学术经验继承工作指导老师，中医妇科大家。1910 年出生于湖北长阳四代世医之家，从小背读《医学三字经》《濒湖脉学》《药性赋》《汤头歌诀》，稍长即研读《内经》《伤寒》《金匮要略》及温病典籍。20 岁时出师挂牌，和父亲刘哲人同室应诊，遇有疑难，请父亲把关。经过临床反复磨炼，至新中国成立前夕，其已成为声震一方的中医名家。1956年创建荆州市中医院，任首届院长，1958年又创办中医学校，兼任校长。其创建的中医医院如今已建设成为三级甲等、全国示范中医医院，他一手培植起来的中医妇科已成为国家级重点专科。

在临床治疗妇科疾病之时，刘老善于顺应月经周期而用药，疗效极佳，被称为“月经周期性疗法”。比如，经前疏肝解郁、经期活血调经，经期及经前期宜温宜活，所以重在活血通经、去瘀生新，以促使子宫内膜早日脱落，以便新生的子宫内膜生长；经净后养血填精、经间期补肾活血化瘀促排，经后宜养宜补，所以以滋肾养血为主，促进子宫内膜的分泌增生。按照月经周期的不同阶段区别用药。刘老亦重视月经病的心理治疗，因月经病多受情志、生活等因素的影响，故其常叮嘱患者注意心理和生理上的卫生。[陈怡．刘云鹏月经周期性疗法的运用．长春中医药大学学报，2017，33（4）：566-568.]

（二）医案

医案1：于某，女，38岁，已婚，孕$_1$产$_1$。

初诊：2005年9月13日。患者诉闭经半年。近2年来出现月经紊乱，月经每衍期而至，经量明显减少，有时月经3月不潮，需用黄体酮后方至。久服则效果不显。诊见：腰膝酸软，全身乏力，畏寒，精神欠佳，白带量少，阴部干涩；脉沉，舌淡红，苔薄白，边有齿痕。性激素检测示：P1.00ng/mL，T0.59ng/mL，LH6.71mIU/mL，FSH57.34mIU/mL，PRL12.68ug/L，$E_2$7.56pg/mL。诊断为闭经，证属脾肾亏虚。

处方：扶命培土汤加味。组成：肉桂6g，熟附片、黄精、锁阳各9g，党参、黄芪、菟丝子各30g，山药、枸杞各20g，淫羊藿15g，肉苁蓉、巴戟天各12g，紫河车15g，鹿角霜15g，补骨脂9g，紫石英30g。14剂。

二诊：9月27日。患者诉月经尚未来潮，精神较前好转，仍腰酸，怕冷，阴部干涩；脉沉软，舌红，苔灰薄，边有齿痕。守上方加杜仲、续断、桑寄生，再进21剂。

三诊：10月17日。患者诉月经尚未来潮，精神较前好转，腰略酸，无腹痛，无乳胀；白带增多，阴部干涩感减轻；脉沉软，舌红，苔灰黄，边有齿痕。继守上方月余。

四诊：12月2日。患者诉服上药10剂后，11月20日月经来潮，量少，色红，无痛经，5天后干净。现觉四肢乏力，略腰酸，白带量少；脉弦滑，舌红，苔薄，边有齿痕。予上方加杜仲、续断、桑寄生，继续服药调治3个月，月经按月来潮。于2006年3月月经第2天复查，性激素水平恢复正常。

诠解： 患者38岁即出现闭经及更年期症状，FSH升高明显，考虑为卵巢功能早衰。辨证属于脾肾双亏之闭经。《傅青主女科》云："脾为后天，肾为先天，脾非先天之气不能化，肾非后天之气不能生。"故刘老予扶命培土汤益肾补脾，先后天双补，同时加紫石英、鹿角霜、补骨脂温补肾阳以滋先天，加紫河车重补肾精，益气养血，使脾肾得养、精充血旺，经水有源。二诊时仍腰酸，故于前方加用杜仲、续断、桑寄生以益肾壮腰。随后两诊月经虽未潮，但症状改善，故守法守方治疗，月经来潮。经潮后仍服药治疗3个月，使月经周期建立，性激素水平复常。刘老认为，闭经一般病程较长，治疗时疗程长、见效慢，有时需服药数月方能见效，治疗重在守法守方，不能半途而废，无功而返。对于月经复潮后患者，仍需坚持服药巩固疗效，直至月经正常来潮2~3次方为痊愈。

医案2：张某，女，17岁，未婚，学生。

初诊：2004年12月8日。患者月经先期来潮4个月。患者月经初潮12岁，经期6天，月经周期31天，量中，色红，夹血块，经期少腹痛。自2004年8月开始，每半月一行，行经量少，色暗，黏稠，无腰腹疼痛；舌红，苔灰薄，脉数，82次/分。末次月经为2004年12月6日。中医辨证：阴虚有热。治则：滋阴清热，凉血止血。

处方：清经汤合四君子汤加味治疗。组成：牡丹皮 9g，黄柏 9g，地骨皮 15g，生熟地黄各 10g，白芍 12g，茯苓 10g，炒青蒿 9g，党参 15g，白术 9g，甘草 6g，山药 30g，制首乌 20g，苍术 10g。7 剂。

二诊：12 月 23 日。患者诉 22 日晚阴道少量血性分泌物，色暗，无腰腹疼痛，便秘，清晨神疲；舌红，苔薄黄，脉搏 70 次/分。守上方，15 剂。

三诊：2005 年 2 月 3 日。患者末次月经为 2005 年 1 月 8 日，7 天净，前 3 天量极少，后 4 天量中等，色深红，无腰腹疼痛；面色黄，面部痤疮，纳少，精神尚可，大小便正常，白带量多，色白，无阴痒；舌红，苔灰黄，脉洪数，80 次/分。

处方：以清经汤加味治疗。组成：牡丹皮 9g，黄柏 9g，地骨皮 15g，生熟地黄各 10g，白芍 12g，茯苓 10g，炒青蒿 9g，炒栀子 9g，地榆炭 15g，仙鹤草 30g，柏叶炭 12g，金银花 15g，甘草 6g，连翘 12g。14 剂。

四诊：2 月 17 日。患者末次月经为 2005 年 2 月 7～10 日，量少，色暗，无腰腹疼痛；面色及面部痤疮较前好转，精神尚可，夜寐多梦，清晨有腹胀感，纳可，小便黄，大便日 1 次，较干；舌暗红，苔灰黄。脉搏 70 次/分。

处方：仍以清经汤加味治疗。组成：牡丹皮 9g，黄柏 9g，地骨皮 15g，生熟地黄各 10g，白芍 12g，茯苓 10g，炒青蒿 9g，当归 9g，制香附 12g，山药 20g，芡实 15g。14 剂。

诠解：月经先期首当辨其寒热虚实，本案患者月经量少、色暗、黏稠，舌红，苔灰薄，脉数，乃阴虚有热，火旺而水不足，故经期提前、经量少，属虚，刘老予清经汤加味治疗。清经汤是《傅青主女科》调经的主要方剂，其云：此方虽是清火之品，然仍是滋水之味，火泻而水不与俱泄，损而益之也。方中地骨皮、牡丹皮、青蒿皆为清热凉血之品，坚阴泻火，佐黄柏以泻相火；熟地黄、白芍滋肾养阴、柔肝涵木，临证常生地黄、熟地黄同用，以增滋阴泻火之功；少佐茯苓淡渗、和脾、利水且能宁心。全方为清热凉血之剂，且有养血滋阴之效，使热去而阴不伤，血安而经血调。其经量少乃血虚津亏所致，故于方中加入四君子汤益气养血以补其虚，服药20余剂，月经如期而至，未提前，月经仍较少，经期较长。三诊时正值经期前，故继用清经汤治疗，加用炒栀子、地榆炭、仙鹤草、柏叶炭以凉血止血，以防经期延长，加金银花、连翘、甘草清热解毒，月经如期而至，面部痤疮好转。四诊时已值经后，唯腹胀，故继守前法，加用疏肝理气之品以除腹胀，健脾养血之品以补其虚，滋其生化之源。

医案3：某患者，女，22岁，未婚，有性生活史。

初诊：2006年7月3日。月经先后无定期8年。患者近8年来月经先后无定期，时提前，时推后，末次月经2006年6月17日；舌红苔黄，脉搏76次/分。中医辨证：肝郁肾虚，冲任不调。治则：疏肝解郁，清热健脾，益肾固冲。

处方：定经汤加味。组成：柴胡9g，当归9g，白芍15g，茯苓9g，山药20g，菟丝子9g，白术9g，甘草6g，太子参30g，生地黄9g。14剂。

二诊：7月11日。患者现为经前，感乳房隐痛；舌红，苔灰黄，脉数，84次/分。

处方：守上方加味。组成：柴胡9g，当归9g，白芍15g，茯苓9g，山药20g，菟丝子30g，炒荆芥9g，制首乌20g，牡丹皮9g，炒栀子9g，生地黄9g，甘草6g，郁金12g，制香附12g，竹叶9g，木通9g。14剂。

三诊：9月4日。患者上次月经2006年7月16日，末次月经8月20日，7天净，量少，经前便秘，外阴瘙痒；舌暗红，苔黄，脉弦数，76次/分。

处方：柴胡9g，当归9g，白芍15g，茯苓9g，山药20g，菟丝子30g，炒荆芥9g，制首乌20g，牡丹皮9g，炒栀子9g，生地黄9g，甘草6g，竹叶9g，木通9g，茵陈15g，黄柏9g，蒲公英30g。

14 剂。

诠解：月经先后无定期属月经不调中的严重周期紊乱，病情发展严重时可转化为崩漏或闭经，其发病与肝、脾、肾三脏功能失常密切相关，肝主藏血、主疏泄、司血海，脾主统摄、主运化，肾主藏精，肝脾一体，精血同源，肝气郁则疏泄失司，血海失调，肝郁则肾亦郁，肾郁则精血失化，而开阖失司，脾虚则气血不匀，故经血往来断续，前后无定期。本案属肝郁肾虚，冲任不调，治以疏肝解郁、清热健脾、益肾固冲，予定经汤疏肝解郁、补肾调经。定经汤是《傅青主女科》治疗肝气郁结之月经先后无定期的方子，在方中加牡丹皮、炒栀子清热平肝，白术、甘草、太子参健脾益气，生地黄益肾滋阴。二诊时，正值月经前期，感乳胀，故于方中加用郁金、制香附理气活血通经，并针对其兼症治疗。三诊时正值经后期，外阴瘙痒，舌暗红，苔黄，脉弦数，一派湿热之象，故于定经汤中加牡丹皮、炒栀子清其郁热，加入导赤散、茵陈、蒲公英清利湿热以善后。

医案 4：陈某，女，40 岁，已婚。

初诊：2004 年 6 月 18 日。月经 2 月余未潮。患者平素月经规则，经期 3~4 天，月经周期 24~25 天，量多，有血块，无痛经，末次月经 2004 年 4 月 10 日，3 天净，量少，至今月经未来潮。现双乳胀痛，腰背不适，腿疼，头昏痛，时有腹胀，大便干结，1 天一行；白带量中，色黄，有异味，阴痒；舌红，苔黄，脉搏 72 次/分。中医辨证：肝郁气滞。治则：疏肝理气调经。

处方：用刘云鹏经验方调经Ⅰ号方加味治疗。组成：柴胡 9g，当归 9g，白芍 9g，白术 9g，茯苓 9g，甘草 3g，香附 3g，郁金 9g，川芎 9g，益母草 15g，黄芪 30g，山药 20g，牛膝 12g，乌药 12g。7 剂。

二诊：7 月 12 日。患者诉服上方后月经于 6 月 30 日来潮，前 3 天量较多，有少许血块，经期第 1 天腹痛。现月经未净，量减少，腰酸，全身乏力，头昏；舌红，苔灰黄。脉细软，72 次/分。

处方：给予促排卵汤加味治疗。组成：柴胡 9g，赤白芍各 15g，菟丝子 20g，覆盆子 10g，枸杞 20g，女贞子 15g，鸡血藤 15g，牛膝 10g，泽兰 10g，苏木 9g，蒲黄 9g，益母草 15g，刘寄奴 10g，地榆炭 30g，蒲黄炭 30g，贯众炭 30g。7 剂。

诠解：患者平素月经正常，此次月经突然停闭 2 个月，且伴乳痛、腹胀、腰背不适、头昏痛等症，乃因肝郁气滞，气不宣达，血为气滞，运行不畅，阻滞冲任所致，故予调经Ⅰ号方加味。调经Ⅰ号方是刘老调经之经验方，常在经前使用，但见经前乳胀，即可用此方。方中香附、郁金理气调肝，赤芍、川芎、益母草活血通经，乌药理气除腹胀，牛膝活血引药下行，黄芪、山药益气补脾以滋生化之源，此时治脾亦为“治未病”的思想，即“见肝之病，知肝传脾，当先实脾”，服上药后月经来潮。潮后经期延长，淋沥不净，量少色黑，伴腹痛、腰酸，此乃气滞血瘀，冲任不畅，兼见肾虚之象，此时为经后期，用调补肝肾之促排卵汤加味，方中鸡血藤、苏木、泽兰、益母草、刘寄奴、蒲黄活血化瘀、通经止痛，牛膝引血下行，柴胡疏肝理气，菟丝子、覆盆子、枸杞、女贞子益肾固冲，佐以炭药以止血，服药后血止病愈。此案很好地诠释了刘老经前理气、经期活血的分期论治月经病的思想。

医案 5：李某，女，34 岁，已婚。

初诊：2004 年 9 月 29 日。月经量少半年余。患者平素月经周期正常，45 天一行，量中，5 天净，经前乳胀，背酸胀，近半年来月经量减少，2~3 天即净，末次月经为 2004 年 8 月 25 日。现乳房胀痛，白带量多，色黄，有异味，无阴痒，纳可，二便调；舌红，苔黄，脉弦，72 次/分。辨证：气滞血瘀。治则：疏肝理气，活血调经。

处方：调经Ⅰ号方加味。组成：柴胡 9g，当归 9g，白芍 9g，白术 9g，茯苓 9g，甘草 3g，香附 3g，郁金 9g，川芎 9g，益母草 15g，山药 30g，苍术 9g，黄柏 9g。7 剂。

二诊：11 月 22 日。患者上次月经 10 月 5 日，量少，末次月经

11月18日，量较前略多，未净；舌红，少苔，脉搏72次/分。

处方：益母生化汤加味。组成：益母草15g，当归24g，川芎9g，桃仁9g，炮姜6g，甘草6g，香附12g，赤芍15g，熟地黄15g。7剂。

三诊：2005年1月10日。患者末次月经为2004年12月22日，3天净，量较前增多，色鲜红，无血块，偶有腹痛，无腰痛，无乳胀，白带量多，色黄，无阴痒；舌红，苔黄，脉搏72次/分。

处方：益母胜金丹加味。组成：当归12g，川芎6g，熟地黄12g，白芍9g，丹参9g，白术12g，茺蔚子12g，香附12g，益母草15g，苍术9g，黄柏9g。14剂。

诠解：本例属月经过少气滞血瘀型，患者初诊正值经前期，临床表现为月经量少，色暗红，伴经前乳胀、舌红、苔黄、脉弦等，故治疗应疏肝理气、活血调经，方用调经Ⅰ号方加味。调经Ⅰ号方是刘老治疗经前乳胀的经验方，方中柴胡、当归、白芍疏肝理气解郁，白术、茯苓、甘草健脾补虚，香附、郁金理气疏肝，川芎、益母草行气活血调经。全方理气活血，扶脾调经。二诊时患者正值经期，经量较前月多，因此用益母生化汤加味补血行瘀、化瘀生新，使气顺血调，经行如常。三诊时为经后，患者兼见带下量多、色黄，因此在治疗上宜养血益阴填精，故予益母胜金丹加味扶正以固冲，并且在方中加入山药、苍术、黄柏以健脾除湿止带。服药后经来量增多，色转红。此例三诊分别为月经周期的不用阶段，采用不同的治疗方法，充分体现了刘老治疗月经病经前理气、经期活血、经后补肾的分期治疗原则。

医案6：关某，女，38岁，已婚。

初诊：2005年12月25日。经期延长2年。患者近2年来月经10余天干净，经量多，末次月经为2005年1月29日，至今未净；睡眠欠佳，大便干结；舌暗红，苔黄厚，脉弦软，76次/分。辨证：瘀血夹热。治则：活血化瘀，凉血清热。

处方：益母胜金丹加味。组成：当归12g，川芎6g，熟地黄12g，白芍9g，丹参9g，白术12g，茺蔚子12g，香附12g，益母草

15g，蒲公英30g，败酱草30g，黄芩9g，乌药12g，牛膝12g，制首乌20g。10剂。

二诊：2006年1月5日。患者服上方3剂后阴道血止，末次月经为2005年12月29日来潮，量多，色红，6天净；头痛，大便干结；舌暗红，苔黄厚，脉弦软，76次/分。

处方：桃红四物汤加味。组成：桃仁9g，红花6g，赤白芍各15g，川芎9g，生熟地黄各12g，当归10g，升麻9g，甘草6g，槟榔12g。4剂。

三诊：1月20日。患者阴道无出血；舌暗红，苔黄厚，脉弦软，76次/分。

处方：桃红四物汤加味。组成：桃仁9g，红花6g，赤白芍各15g，川芎9g，生熟地黄各12g，当归10g，升麻9g，甘草6g，槟榔12g，牡丹皮9g，炒栀子9g。4剂。

诠解：患者初诊经期延长已经2年，量多，结合其来就诊时的症状，辨证为瘀血内停，阻滞胞宫，瘀积日久化热，则大便干结。因此治疗当以活血化瘀、凉血清热的益母胜金丹加味。又患者出血日久，不能单纯地使用活血化瘀的牛膝、益母草、川芎等药物，还应适当配以止血药物蒲公英、败酱草、黄芩。考虑到患者病久容易损伤气机，旧血不去，新血无以化生，故本病在瘀血夹热的基础上又兼有气血两虚的证候，故在活血化瘀的基础上加以补血药物当归、白芍、熟地黄、制首乌。乌药理气，香附行气，保持全身气机通畅。二诊见患者出血止，且此次月经正常，但仍见瘀血的症状，因此用桃红四物汤以活血补血，升麻升清阳，槟榔润肠且主下气，二者一升一降，清阳升而浊阴自降。三诊见患者有热象，故配伍清热之品。

八、刘奉五医案

（一）人物简介及学术思想

刘奉五（1912—1977），男，北京人，著名中医妇科专家。早年先后师从名医韩一斋、魏寿卿学医，21 岁即悬壶临证。新中国成立后历任北京中医医院妇科主任，兼在北京市中医学校从事妇科教学。著有专著《刘奉五妇科经验》。

刘奉五先生临床上主张妇人病应责之于肝、肾、脾三经及冲任二脉，临证颇有效验。他总结的崩漏、闭经、不孕、痛经、妊娠恶阻、先兆流产、羊水过多及产后病等 16 个病的经验用方，沿用至今。他认为，肝脾肾三脏为妇科之重。肝在生理上能养五脏六腑，脾胃为机体气机升降之枢，肾为先天之本，天癸赖以滋养。不能把冲、任二脉看成是一个独立的经络，而是附属于肝、脾、肾三脏的两条脉络，与肝、脾、肾三脏间接相通。因此，冲、任二脉的生理功能也可以说是肝、脾、肾三脏功能的具体体现。他还认为，五脏功能异常是妇科病证的关键所在。如肝喜条达，肝气郁滞则经血不畅；肝气上逆则经血随冲气而上逆，以致倒经；肝郁化火，内灼津液，则阴血耗竭而致血枯经闭。肾主藏精，若肾气衰竭，必然涉及任脉虚衰，太冲脉也衰弱，地道不通，故形坏而无子。若肾失闭藏，开阖失司，可致崩漏、带下之病。肾不系胎又致胎漏、滑胎之疾。心主血脉，肺主气。血的生成，是通过脾胃的运化将水谷消化后的精微物质上注于肺，与肺气相合，经过心的功能，化赤而为血。汗为心液，肺合皮毛，妇科常见、多发的“血证”病证，以及妇科病证伴见的病理性汗出等，均与心、肺、脾、肝诸脏的功能失调密切相关。综上所述，构成了刘奉五以肝脏为核心，以肝、脾、肾为重点，以五脏为枢机的妇科病理观。他在临床实践中积累了大量经验，将月经失调分类为漏经类月经失调及闭经类月经失调等，也逐渐形成了自己常用的经验方和经验用药，如瓜石汤、四二五合方、凉血衄汤、清肝利湿汤、安胃饮、清眩平肝汤、解毒内消汤等。他还根据师传“小柴生地牡丹皮，能治崩漏”的经验，常用小柴胡汤加生地黄、牡丹皮、青蒿、地骨皮等凉血养阴清热的药物，治疗热入血室。此外，他还根据其临床治疗经验总结出“治肝八法”和“治血八法”，前者包括舒肝调气、清肝泻火、清肝平肝、抑肝潜阳、镇肝息风、养血柔肝、化阴缓肝、暖肝温经，后者包括活血化瘀、破瘀散结、养血活血、清热凉血、养阴化燥、温经散寒、益气养血、滋阴养血。

（二）医案

医案1：苏某，女，29岁，已婚。

初诊：1974年10月28日。主诉：产后闭经1年半。现病史：患者于1972年5月26日妊娠足月分娩。产前10多天发生子痫，抽搐2次，产时神志不清，产后因大出血（休克）而致贫血。产后10天即无乳汁，无法哺乳，以后逐渐出现头发、腋毛、阴毛脱落。倦怠无力，气短，腰酸，纳差，性欲减退，阴道分泌物减少，全身畏寒，下肢不温，记忆力减退，血压也偏低（100/60mmHg）；舌淡，脉沉细无力。妇科检查：外阴经产型，阴道前壁膨出，阴道皱襞小而光，穹窿空，宫颈小、圆，子宫前倾、萎缩，约玉米粒大小，质硬活动，无压痛，附属器（-）。激素水平轻度→中度低落。西医诊断：席汉综合征。中医辨证：产后气血两虚，肾气亏损。治法：益气养血，滋补肾气。

处方：淫羊藿15g，党参10g，当归10g，熟地黄10g，炒白芍10g，菟丝子10g，覆盆子10g，枸杞10g，五味子10g，车前子10g，仙茅10g，怀牛膝10g，川芎5g。

二诊：11月4日。服药8剂后患者自觉食纳、气短、乏力好转，上方加巴戟天、肉苁蓉、黄芪各15g。

三诊：11月16日。继服上方10剂后，患者自觉体力、食纳转佳，但仍小腹隐痛、发凉；舌偏淡，脉沉细。上方再加肉桂3g。

四诊：11月27日。上方服10剂后，患者诸症继续好转，但仍腹隐痛，肢不温；舌微淡，脉沉细。

处方：黄芪、菟丝子、枸杞、淫羊藿、牛膝各15g，党参、当归、覆盆子、五味子、车前子、巴戟天、熟附片、制香附各10g，川芎6g。

五诊：12月25日。服药24剂，患者自觉症状基本消失，于1974年12月15日月经来潮，量中等，色稍暗红，行经6天，无其他不适；毛发未再脱落，阴道分泌物增加，性欲增强，纳眠尚可，二便自调，仍觉下肢发凉；舌偏淡红，左脉缓，右脉弦略滑。上方去熟附片，再服5剂。

六诊：1975年1月29日。患者于同年1月11日在原就诊医院检查，宫颈光、正常大小，子宫软如枣大；阴毛现已稀疏长出，阴道黏膜润滑；4天前来月经，量中等，今日经净。改方药如下，另用5剂研末炼蜜为丸，每丸重10g，每服2丸，以巩固疗效。

处方：黄芪15g，淫羊藿15g，巴戟天15g，肉苁蓉15g，枸杞12g，党参10g，当归10g，白芍10g，熟地黄10g，菟丝子10g，覆盆子10g，五味子10g，车前子（包）10g，仙茅10g，川芎6g。

诠解：本例开始用“四二五合方”，加党参以补气，牛膝补肝肾而通经。服药20余剂后，自觉症状均好转，因其有小腹隐痛发凉等阳虚之证，故加肉桂取其温肾却守而不走的特性，以加强温暖下焦的功用。1个月后诸症均见轻，但仍有四肢不温，故加用熟附片以壮阳温肾。由于阴血已足，再加以助阳温经，可以看出温阳药的使用是在阴血渐复的基础上逐步增加的。故月经得以复潮，子宫也较前增大，最后以丸药巩固疗效。

医案2：卜某，女，14岁。

初诊：1974年3月4日。主诉：月经先期量多4个月余。现病史：患者12岁月经初潮。开始周期不准，半年后月经先期而至，每次提前10多天，量多色红，有少量血块。曾经治疗，近4个月又出现月经先期量多，每月均提前10余天。舌尖红，脉弦滑。西医诊断：月经失调。中医辨证：阴虚血热，冲任不固。治则：养阴清热，固摄冲任。

处方：地骨皮9g，生熟地黄各12g，生白芍9g，黄芩9g，椿根白皮9g，旱莲草12g，川续断9g，生牡蛎24g，乌贼骨12g，生山药15g。

二诊：4 月 26 日。服上方 7 剂后，患者月经周期正常，经量仍多。今日月经来潮，第 1 天下腹胀痛，痛时恶心、头晕；舌质淡、脉弦滑。因兼见气滞血瘀，拟以疏肝理气为法，方药如下。

处方：当归 9g，白芍 12g，柴胡 4.5g，木香 4.5g，香附 9g，延胡索 9g，没药 3g，藿香 9g，陈皮 6g，五灵脂 9g。

三诊：4 月 30 日，服上方 3 剂后，患者月经基本正常，上述症状消失。

1975 年 2 月 10 日随访：月经周期一直正常，行经 6~8 天，量略多，经期偶有头晕，经来小腹微胀，其他情况良好。

诠解：月经先期多由气虚或火热引起，少女天癸将至未充之时皆属少阴肾经。此例患者每次月经提前 10 多天，量多色红，有少量血块，舌尖红，脉弦滑，为热象，属肾阴不足，阴虚有热。刘老选用生地黄、熟地黄、地骨皮、白芍、黄芩壮水制火，山药、川续断健脾固肾，旱莲草、乌贼骨、生牡蛎、椿根白皮养阴固涩止血。服上方 7 剂后，月经周期正常，经量仍多，同时兼见肝胃不和等证，故治疗改为疏肝理气之法。用柴胡疏肝，藿香、陈皮和胃，当归、白芍养血柔肝，木香、香附、延胡索、五灵脂、没药理气活血以调其善后。服上方 3 剂后，月经基本正常，上述症状消失，尔后随访也无异常。

医案 3：李某，女，47 岁。

初诊日期：1975 年 6 月 23 日。主诉：月经先期而至，约 2 年之久。现病史：患者 2 年来月经提前 7~10 天，行经 7~15 天，血量时多时少，色红有块，经前头疼、头晕；伴有恶心、烦急易怒、少寐多梦，有时自觉下午发热，胸胁腹满，五心烦热，口干，便结，腰酸腿软；血压正常，过去有盆腔炎史；舌质淡红，脉细弦。西医诊断：月经不调。中医辨证：肝肾阴虚，血热肝旺。治则：滋补肝肾，清热平肝。

处方：生地黄 12g，白芍 12g，当归 9g，女贞子 9g，旱莲草 9g，黄芩 9g，栀子 9g，桑叶 9g，菊花 9g，生龙齿 24g。

治疗经过：6月28日，服上方5剂后，患者头痛、头晕、心烦急躁减轻。7月13日，月经来潮，行经5天。现症：少腹两侧疼痛，白带量多；脉弦细，舌质暗淡。上方去当归、女贞子、旱莲草、生龙齿，加瞿麦12g，萹蓄12g，木通3g，车前子9g，以清热利湿；延胡索9g，五灵脂9g，川楝子9g，以行气活血止痛。连同前方共服中药20剂，诸症均见轻，月经周期正常，分别于7月13~17日、8月16~22日、9月14~16日3次按期行经。为了巩固疗效，用上方5剂共研细末，炼蜜为丸，每丸重9g，每日2次，每次服1丸；另服加味逍遥丸6g，每日2次。

诠解：本案属于肝肾阴虚，血热肝旺。月经先期而至，行经日长，量时多时少，色暗有块，为阴虚血热之象；经前头痛、头晕、恶心，烦急易怒、少寐多梦、胸胁胀满、潮热，为阴虚肝旺之征；五心烦热、口干、便结、脉细等，均为阴虚内热之象；腰酸腿软为肾精亏虚所致。所以治拟滋补肝肾，清热平肝。方中生地黄、白芍、当归养血柔肝，女贞子、旱莲草滋补肝肾以培本，黄芩、栀子清肝热，桑叶、菊花清热平肝，生龙齿镇肝安神以治其标。服药5剂后，头晕、头痛、心烦急好转，月经按时来潮，行经5天。因过去有盆腔炎史，且见有少腹两侧疼痛，故于前方中去当归、女贞子、旱莲草、生龙齿，加清热利湿之瞿麦、萹蓄、木通、车前子及行气活血止痛之延胡索、五灵脂、川楝子等，共服20剂，在3个月的治疗中按时行经3次，其他症状也消失。

医案4：赵某，女，24岁。

初诊日期：1971年9月1日。主诉：月经先期而至3个月余。现病史：患者既往月经正常，近3个月来，月经先期而至，每次提前10余日，量多、色紫、质稠且有血块，经前腹胀痛、腰痛，心烦急躁，末次月经为8月30日；舌质微红，苔薄白，脉弦滑。西医诊断：月经失调。中医辨证：血热气滞，热迫血行。治则：清热凉血，理气调经。

处方：地骨皮9g，青蒿9g，黄芩9g，生白芍9g，乌药9g，木香3g，川楝子9g。

治疗经过：1972年2月9日，服上方5剂后，患者月经周期已经正常，今日来诊已妊娠48天。

诠解：正常月经周期为28~32天，如提前10天以上称为月经先期。刘老认为本病的发生，主要是由于平素嗜食辛辣油煎食物或郁怒伤肝引动肝火，以致血分蕴热。因为冲为血海，任主胞胎，冲任二脉与月经密切相关，热传冲任，则血热妄行，月经先期而至。血热所引起的月经先期又分实热与虚热两种情况，经量多为实热，量少为虚热。如《傅青主女科》中说："先期而来多者，火热而水有余也；先期而来少者，火热而水不足也。"从临床实际情况来看，血热型者较为多见。对于实热者治以清热凉血，多用清经汤加减治疗。

本案患者月经提前10余天，量多、色紫、质稠且有血块，属于实热迫血妄行，故月经先期而量多；血为热灼，故见质稠而有块；冲任有热，可以影响心肝两经，故见心烦急躁；腹胀痛、腰痛为气滞所致。结合患者脉弦滑、舌质微红，辨为血热气滞。治以清热凉血、理气止痛，用清经汤加减。方中地骨皮、生白芍清血热而平肝，青蒿养阴清热且能清肝，黄芪清血分实热，乌药、川楝子行气疏肝，反佐以辛温之木香行气止痛，防其苦寒太过。

医案5：于某，24岁，未婚。

初诊日期：1974年3月22日。主诉：月经稀发已3年。现病史：3年前，患者因时值经期受寒凉，之后月经周期后错，一般3个月至1年始能来潮1次，量少，色黑，行经1~2天，经期腰腹隐痛；平素疲乏无力，腰酸；舌质淡，脉细缓。中医辨证：肾虚血亏，寒伤冲任。治则：益肾养血，温经散寒。

处方：当归15g，川芎3g，吴茱萸9g，肉桂4.5g，红花9g，半夏6g，木香4.5g，炮姜3g，桃仁3g，仙灵脾15g。

治疗经过：1974年10月27日，上方服药5剂后，患者月经来潮，量较前稍增多。继服上方，隔日1剂，连服2个月。随访观察，月经均能按期来潮，其他诸症亦减轻。

诠解：本案为刘奉五治疗月经后期验案之一。月经后期亦称月经稀发，与闭经的原因相同。轻者月经错后，重者月经稀发，再重者即为闭经。刘老认为月经后期是由于气血运行不畅，冲任受阻所引起的。多因经期过食生冷，或冒雨涉水感受寒凉，寒邪乘虚侵入冲任，血为寒凝，经脉不通所致。本案之月经后期，证属肾虚血亏，寒伤冲任。患者以往月经虽正常，但是素体阳虚，气血不足，因受寒凉，内外寒相结合，客于冲任，血为寒凝，经脉不通，故见月经后期，量少色黑，腰腹隐痛；腰为肾之府，故肾阳虚可见腰酸乏力。以益肾养血、温经散寒为治疗大法，方中当归、川芎、红花、桃仁养血活血，吴茱萸、肉桂、炮姜温经散寒，淫羊藿温肾散寒，半夏、木香降胃气。胃气降，则冲任之逆气也随之下降；逆气降，则血脉通，而经水自下。

医案6：李某，女，22岁，未婚。

初诊：1974年10月7日。主诉：月经稀发，逐渐发胖已4年。现病史：近4年来，患者月经稀发，一般3个月至半年行经1次。有时需经人工周期始能来潮。经量少，色黑质稠，行经1~2天；平素自觉身热喜冷，身体逐渐发胖（体重93.5kg），食少痰多，四肢疲乏，有时头晕，小腹有时胀痛，食纳尚好，二便自调；舌质暗红，脉沉细数。西医诊断：月经稀发，内分泌失调。中医辨证：脾湿痰阻，气滞血瘀。治则：除湿化痰，活血调经。

处方：茯苓12g，白术6g，苍术3g，半夏6g，陈皮3g，柴胡4.5g，防风3g，羌活4.5g，川芎3g，藁本3g。

二诊：10月26日。本方共服18剂，患者药后痰多、气短、乏力、头晕等症均减轻，但仍未来月经。遂改用活血利湿之剂。

处方：益母草15g，泽兰6g，红花6g，桃仁6g，车前子12g，瞿麦12g，萹蓄12g，牛膝12g，滑石块15g，大黄3g。

三诊：10月30日。药后患者月经来潮，量也增多。继服上方，隔日1剂，连服3个月，月经均能按时来潮，量增，色红。

诠解：本案患者属于脾湿痰阻，气滞血瘀。湿痰壅阻，气机闭塞胞宫，故月经稀发；痰湿阻滞则食少痰多；脾不运化，痰湿留于四肢，故见四肢疲乏无力。治疗时先用二陈汤加活络调经之品，燥湿化痰，活络通经。方中二陈汤加白术、苍术健脾燥湿化痰；柴胡、防风、羌活、川芎、藁本活血通经，升阳散湿。药后诸症虽减，但是月经仍未来潮，继而又用泽兰、益母草、红花活血通经，桃仁、大黄破血通经，牛膝引血下行，车前子、瞿麦、萹蓄既能祛湿又能引经血下行，滑石块利五脏之滞结又能除湿，共奏活血利湿通经之效而治愈。

医案7：赵某，女，26岁，未婚。

初诊：1975年4月21日。主诉：月经先期量多已4年。现病史：患者月经初潮为16岁，开始数年月经正常。于1971年曾有月经量多，行经20余天不止，服中药后见好。但自此之后，月经周期提前7~10天，行经7~8天。最近最长行经15天，量多，色黑红，有血块。本次月经为3月底。患者平时身倦无力，心慌气短，头晕，腰痛，白带量多、色白质稀，小腹有时发胀，下肢轻度浮肿。食纳尚可，大便溏薄，小便正常。1974年8月发现有低烧。曾检查抗链“O”、血沉、肝功能、“OT”试验，结果均属正常。胸透：心肺未见异常。舌质淡红，脉沉细涩。诊断：月经不调，低烧待查。中医辨证：脾气虚弱，湿热重。治则：健脾益气，清热除湿。

处方：山药15g，石莲9g，焦白术9g，炙甘草6g，生地黄9g，白芍9g，瞿麦6g，萹蓄9g，车前子9g，萆薢12g，黄芩9g，柴胡4.5g，炒荆芥穗4.5g。

二诊：4月29日。患者4月21日下午即来月经，经行7天，血量仍较多，诸症变化不大；苔脉同前。改用健脾补肾、固冲调经之剂。

处方：党参6g，白术9g，山药15g，莲肉9g，川断9g，熟地黄9g，菟丝子9g，椿根白皮9g，旱莲草9g，乌贼骨12g。

三诊：5月21日。服上药7剂后，患者月经今日来潮，周期正常，诸症均略有好转，但仍有低烧；脉沉细涩，舌暗淡。前方加青蒿9g，地骨皮9g。再服7剂。

四诊：6月14日。月经于5月21～27日来潮，血量减少，血色正常。最近曾晕倒过3次，血压偏高，今日测血压140/90mmHg。白带变稠、色黄，仍有腰酸痛。脉沉涩，舌暗红。

处方：桑叶9g，菊花9g，黄芩9g，瞿麦9g，萹蓄9g，车前子9g，滑石12g，川楝子9g，延胡索9g。

五诊：7月3日。服上方5剂后，患者月经于6月21日来潮，量、色均正常；今日测血压110/70mmHg，仍有低烧；舌暗红，脉沉细。加服加味逍遥丸每日9g，早晚各4.5g，以巩固疗效。

患者原为月经先期量多，经治后1975年4月21日、5月21日、6月21日、7月22日、8月27日各来月经1次，诸症均见好转，血量减少。月经于7月22日来潮，自感腰腹痛，头晕，低烧未愈。继服丸药：滋补肝肾丸每日1丸；加味逍遥丸每日9g，早晚各服4.5g。

六诊：9月27日。患者月经8月27日来潮，行经7天，白带多；低烧已退，头晕，气短，有时腰痛，小腹胀，纳食尚可，二便自调；舌淡红，脉沉细。

处方：党参9g，焦白术9g，山药15g，川断9g，莲肉9g，熟地黄9g，菟丝子9g，乌贼骨12g，柴胡4.5g，炒芥穗4.5g，椿根白皮9g，地骨皮6g。

诠解：本例属脾虚湿盛、肾阳不足、冲任失调共同所致。患者初诊时伴有低烧，白带多，小腹发胀，下肢轻度浮肿，误认为湿热，实际为脾虚所致的虚象。因此治疗上运用健脾益气、清热除湿之法。二诊时正值患者经期，自述月经第7天仍经量较多，故采用健脾补肾、固冲调经，方中党参、白术健脾益气，山药、川断、熟地黄、菟丝子补益脾肾，莲肉、椿根白皮、旱莲草、乌贼骨固冲调经。三诊时针对患者血压较高、曾晕倒等对症治疗，运用桑叶、菊花、黄芩、瞿麦、萹蓄、车前子、滑石、川楝子、延胡索等药清肝潜阳。四诊时，患者月经时间、色、量均归于正常，因此服用加味逍遥丸及滋补肝肾丸巩固治疗。五诊时患者月经已正常，仍有白带量多等情况，故还是采用健脾益气、固冲止带之法。

医案8：李某，24岁。

初诊日期：1974年12月25日。主诉：阴道少量出血已3天。现病史：患者近3天来时值月经中期，阴道有少量出血。经某医院诊断为排卵期出血。经前期半个月即感外阴明显瘙痒，口干渴，月经周期先后不定，经前腹痛，行经第1天腹痛较为剧烈，会阴及肛门部发胀；舌尖红，苔薄黄，脉弦滑。西医诊断：排卵期出血。中医辨证：湿热下注，热伤血络。治则：清热利湿，行气活血。

处方：瞿麦12g，萹蓄9g，木通3g，车前子（包）9g，赤白芍各3g，萆薢12g，延胡索6g，川楝子9g，黄芩6g，柴胡3g，荆芥穗4.5g。

治疗经过：本方共服4剂，患者阴道出血已止。以后随访观察，未再发现月经中期出血现象。

诠解：湿热下注，损伤胞宫胞络，热盛伤津，致经前期外阴瘙痒、口干渴。行经第一天腹痛，会阴及肛门发胀，为气滞之状。湿热内蕴，故瞿麦、萹蓄、木通、车前子、萆薢清利湿热，使湿热随小便而去；赤白芍清血热又能补血；川楝子、黄芩清泄内热；延胡索活血行气，行一身之气机，使身之气机通畅；柴胡疏理肝气，与延胡索同用，加强疗效。本方重在清除下焦之湿热，又兼疏理气机，使湿热得去，气滞得消，经间期出血与腹痛并除。

医案9：邹某，女，46岁。

初诊1975年5月28日。主诉：月经量多、行经日久已半年。现病史：患者既往月经正常，半年前因生气着急后，诱发月经先后无定期，量多，行经日久淋沥不净已半年。此次月经5月26日来潮，量特多，色鲜红，无血块；伴有心慌气短，身倦无力，腰酸腿软，出虚汗，睡眠较差，食纳一般，二便正常；血红蛋白80g/L；

舌质淡，脉弦缓。西医诊断：功能性子宫出血。中医辨证：脾肾不足，冲任不固。治则：健脾补肾，益气固冲。

处方：黄芪24g，党参12g，焦白术12g，炙甘草9g，远志9g，桂圆肉9g，炒枣仁9g，川断12g，熟地黄12g，煅牡蛎30g，乌贼骨12g，阿胶块15g，棕榈炭12g，侧柏炭9g，地榆炭9g，三七粉（分冲）1.5g

二诊：5月31日。服上方3剂后，患者血量明显减少，只有点滴未净，继服上方3剂。

三诊：6月5日。患者自述药后月经于6月2日干净；仍感气短无力，眠差；舌质淡，脉沉弱。拟以健脾补肾、养心安神为法。

处方：黄芪30g，党参15g，白术9g，山药12g，川断12g，熟地黄9g，菟丝子9g，远志9g，炒枣仁9g，桂圆肉9g，五味子9g，何首乌藤30g。

四诊：6月14日。服上方后，患者心慌气短好转，但有轻度面肢浮肿，四肢发胀；苔脉同前。再以健脾养心、升阳除湿法。

处方：黄芪15g，党参9g，白术15g，炙甘草6g，茯苓15g，远志9g，桂圆肉12g，藁本6g，荆芥穗3g，防风4.5g。

五诊：6月23日。近日来，患者自感腰酸，可能是月经先兆。投以下方以预防经血过多。

处方：黄芪24g，党参12g，焦白术12g，远志9g，桂圆肉9g，炙甘草9g，熟地黄12g，乌贼骨12g，炒枣仁9g，川断12g，侧柏炭9g，煅牡蛎30g，地榆炭9g，棕榈炭9g，阿胶块15g，三七粉（分冲）1.5g。

六诊：7月9日。药后患者月经于6月26日至7月2日来潮，行经6天，血量较前减少1/3，精神体力转佳，腰酸腿软好转。予以下方巩固治疗。

处方：黄芪24g，党参12g，焦白术12g，炙甘草6g，远志9g，桂圆肉9g，炒枣仁9g，川断9g，熟地黄12g，乌贼骨12g，煅牡蛎30g，阿胶块15g，地榆炭12g。

诠解：脾主统血，思虑伤脾，导致脾失统摄、冲任虚损，则出血量多，淋沥日久；女子以血为先天，失血过多，精血同源，损伤肾阳，故腰酸腿软，用桂圆肉补肾温阳散寒；血能载气，失血量多，气随之耗伤，同时脾为气血化生之母，脾虚则气血无以化生，则身倦力无，出虚汗；气虚则无力鼓动心阳心血，故出现心慌气短、睡眠较差，用黄芪、党参、白术健脾益气，黄芪兼以固摄冲任；远志、牡蛎安神；枣仁健脾益气，养血安神；熟地黄补血安神；阿胶补血；川断、乌贼骨、棕榈炭、侧柏炭、地榆炭、三七粉用以治疗经血过多，止血；炙甘草健脾益气，同时调和诸药。二诊出血量明显减少，仍有气血两虚的症状，其本在脾肾，根据“缓则治其本”的原则，使用黄芪、党参、白术、山药、炒枣仁健脾益气养血；川断、菟丝子、桂圆肉补肾养肾；熟地黄、远志、何首乌补血养心；五味子酸敛固涩止血。四诊出现面目、四肢浮肿，说明脾肾阳虚仍然存在，治疗以健脾利湿为主。茯苓健脾渗湿利水，藁本、荆芥穗、防风祛风解表、渗利湿邪，使湿从表而解。五诊临近行经期，在固本调经的基础上，加以收敛止血的乌贼骨、地榆炭、棕榈炭、侧柏炭、牡蛎、三七，防止经期出血过多。五诊重在固本滋补脾肾。

医案10：刘某，女，29岁。

初诊：1975年5月17日。主诉：闭经半年之久。现病史：患者自16岁初潮起，月经一直稀行，每年来月经1~3次，曾行人工周期治疗，停药后又闭经，现已闭经半年，结婚6年未孕。自觉胸闷不舒，烦躁易怒，胃脘胀满，纳减，少寐多梦，心慌气短，头晕，心烦热，口干，身体逐渐发胖，曾经妇科检查，除子宫较小外，未发现其他异常。舌质红，脉弦滑。西医诊断：继发性闭经，原发性不孕症。中医辨证：阴虚胃燥，冲逆经闭。治则：清胃化燥，降逆调冲。

处方：瓜蒌24g，石斛12g，栀子9g，连翘9g，泽兰9g，丹参9g，瞿麦12g，萹蓄12g，牛膝12g，益母草12g，车前子9g。

二诊：6月9日。服药7剂后，患者症状减轻，仍有烦热口干，胸闷烦急。上方去栀子、连翘、萹蓄，加枳壳6g，玄参9g，麦冬9g，当归9g，继服。

三诊：6月20日。服药6剂后，患者症状减轻，于6月18~19日行经2天，血量极少，咖啡样色。

四诊：7月3日。服药7剂后，患者症状改善不大，仍有心烦热，胸闷；舌质红，脉弦滑兼数。

处方：瓜蒌30g，玄参9g，麦冬6g，生地黄12g，白芍12g，瞿麦12g，车前子9g，牛膝12g，益母草12g，栀子9g，连翘9g，泽兰9g，丹参9g。

五诊：8月1日。服药后患者7月17日始行经6天，量仍少，诸症减轻。上方去栀子、连翘，加桃仁、红花各6g。

六诊：8月30日。药后患者诸症消失，按月正常行经3次，唯经血量少，加用桃仁、红花后，经量逐渐增多，体胖稍减，现仍感口干，眠差；脉弦滑，苔暗红。仍以前方继服。9月5~9日行经，量较前略多，继服前方以巩固疗效。

诠解：闭经是妇科病中的一个常见症状，一般以停经3个月以上谓闭经，其原因复杂，较为难治。本案患者停经半年，伴少寐多怒、心慌气短、头晕、心烦热、口干、舌质红、脉弦滑，属肝肾阴亏、阴亏肝旺而致闭经，治以滋补肝肾、活血通经，方正切合，故效果显著。一诊时因患者胃脘胀痛，纳减，故清胃降逆，选栀子、连翘、石斛、瞿麦、萹蓄、车前子利尿降虚火，泽兰、益母草、牛膝活血逐瘀、引血下行。二诊时加用养血滋阴之玄参、麦冬、当归，经血渐充而经来。但尚需经血旺、冲任通，则经量自可正常，故以养血滋阴加用活血通经之桃仁、红花调理。

医案11：张某，女，37岁。

初诊时间：1975年3月20日。主诉：闭经5个月。现病史：患者末次月经为1974年10月10日。以后月经未行，曾经治疗，未效。现症见：头晕，健忘，心慌，气短，出虚汗，睡眠不实，多梦，全身乏力，身痛，腿酸易抽筋，阴道分泌物减少；舌质暗淡，脉沉细。西医诊断：继发性闭经。中医辨证：脾虚血亏，心气不足。治则：健脾益气，养血安神。

处方：当归 9g，白芍 9g，川芎 4.5g，熟地黄 9g，桃仁 9g，红花 6g，益母草 9g，党参 15g，莲子肉 9g，山药 12g，生黄芪 30g，远志 9g，牛膝 9g，炒枣仁 9g。

治疗经过：

3 月 24 日：上方服 5 制后，患者精神体力显著好转，出汗减少。上方加桂圆肉 12g，继服 5 剂。

4 月 4 日：患者出汗减少，阴道分泌物增多，月经仍未来潮。上方加附子 9g，肉桂 3g，继服 5 剂。

4 月 21 日：患者药后汗止；舌质暗淡，脉沉细。进一步辨证为肝肾不足，血虚经闭。拟以滋补开肾、养血调经之法。方药：当归 9g，川芎 4.5g，白芍 9g，熟地黄 12g，菟丝子 12g，覆盆子 9g，枸杞 12g，五味子 9g，车前子 9g，党参 9g，生黄芪 30g，仙灵脾 15g，牛膝 9g。

5 月 8 日：服上方 8 剂后，患者月经仍未至；食纳增加，白带略多，易急躁，疲乏无力仍在。上方去覆盆子、枸杞、五味子、车前子、仙灵脾，加莲肉 9g，桂圆肉 12g，炒枣仁 9g，山药 12g，肉桂 3g。

5 月 16~18 日患者因腹泻、大便有黏液、腹痛，曾服用理中散寒除湿之剂。5 月 18 日腹泻之后，有时出汗、身倦。按 5 月 8 日方加减继服，曾加减使用过肉苁蓉、沙参、桂枝。

7 月 20 日：患者月经来潮，色黑，量少；伴头晕，恶心，心跳气短，少腹隐痛。兼见肝胃不和，佐以调理脾胃之剂。方药：生黄芪 45g，党参 9g，茯苓 9g，苍术 9g，远志 9g，桂圆肉 9g，麦冬 9g，藿香 9g，砂仁 6g。

8 月 15 日：仍按上方加减调理。

9 月 15 日：8 月 21 日患者月经来潮，量少；眠食均佳，仍有头晕；脉见沉缓。方药：当归 12g，川芎 6g，生黄芪 30g，党参 15g，白术 12g，山药 12g，炙甘草 6g，远志 9g，桂圆肉 12g，五味子 9g，桂枝 9g，茯苓 9g，柏子仁 9g。

10 月 15 日：服上方 5 剂后，患者月经于 9 月 20 日来潮，血量较以前增多（但仍不如闭经前）；伴有尿频、头晕。上方加菟丝子、覆盆子。

11 月 5 日：患者称 10 月 27 日月经来潮，行经 5 天，血量恢复至闭经前正常量。嘱间断服药，继续观察。患者为闭经 5 个月时来诊（而累积闭经时间为 10 个月），经治疗已正常行经 4 次，周期、经量均恢复正常。

诠解：本案属于脾肾不足，血虚经闭。所以除闭经外，见有头晕、健忘，均为血虚不能上荣之故；血虚不能养心，则神不守合，故睡眠不实而多梦；心气不足故见心慌、气短、出虚汗，因为汗为心之液，心阳不能布于表，卫气不固则出虚汗；脾气不足，故见乏力、身痛、腿酸；血不荣筋则腿酸易抽筋。所以以归脾汤为主方，健脾益气、安神养心，继而配合五子衍宗丸加强补肾，并用四物汤养血，最后以健脾补肾贯彻始终。重用生黄芪、当归补血治其本；另外五味子敛心气，桂枝通心阳，桂圆肉、柏子仁养心血，远志交通心肾、疏通心脾之气机、补充脏腑气血之虚。全程以调理气血冲任之功能，使之经脉畅通，月经始能来潮。

医案 12：苏某，25 岁。

初诊日期：1973 年 7 月 9 日。主诉：经前乳房胀痛，头痛已 4 年。现病史：患者经前头痛已 4 年之久，月经周期正常，量不多，色红，经前 1 周即开始乳房胀痛，头痛。追忆 4 年前因经前期感受风寒后而诱发，经期伴有腰腹胀痛。曾经妇科检查无异常发现。舌苔薄白，脉沉弦缓。西医诊断：经前期紧张症。中医辨证：气血两虚，风邪久羁。治则：益气养血，散风通络。

处方：藁本 9g，白芷 6g，防风 6g，蔓荆子 12g，黄芪 15g，当归 9g，川芎 4. 5g，白蒺藜 12g，木贼草 9g。

治疗经过：7月26日患者复诊，诉上方曾服12剂，7月16日来经1次，经前头痛等症未作。

诠解：本案患者气血两虚，脏腑经络、形体官窍失于濡养，卫气不充，又因经前期受风邪内侵，风邪久羁不散，则出现经行乳胀、经前头痛等病症。故基本治则为益气养血，散风通络。方中藁本、白芷、防风、蔓荆子祛风活络，当归、川芎、木贼、蒺藜养血活血祛风，黄芪补气生血，诸药合用，可达治疗目的。

医案13：钟某，20岁。

初诊日期：1974年9月16日。主诉：行经期间鼻衄已6年。现病史：患者12岁月经初潮，周期提前10天，量少，色黑，行经2天，经期鼻衄，每遇情志影响则衄血量较多，有血块；经前烦躁易怒，头晕。平素白带量多，腰痛，腹痛。末次月经为9月8日，行经1天。舌淡边红，脉弦滑。辨证：肝旺血热，逆经倒行。治则：平肝清经。

处方：白茅根30g，藕节30g，生地黄15g，牡丹皮6g，龙胆草9g，牛膝12g，黄芩9g，枳壳6g，麦冬9g，栀子9g。

治疗经过：11月7日患者复诊，诉服上方后于10月15日月经来潮，未见倒经，月经正常，未见腹痛。随访半年余，未再发生倒经现象。

诠解：本案患者肝气疏泄失常，肝经火旺，故经前头晕、烦躁易怒。本案之证的基本病机为肝旺血热、逆经倒行，基本治则为平肝清经。方中白茅根凉血止血，清热解毒；藕节止血散瘀；生地黄清热凉血，益阴生津；牡丹皮清热凉血，活血散瘀；龙胆草清热燥湿，泻肝定惊；牛膝活血止痛；黄芩清热燥湿，泻火解毒，止血；枳壳破气，行痰，消积；麦冬养阴生津，润肺清心；栀子泻火除烦，清热利湿。

九、哈荔田医案

（一）人物简介及学术思想

哈荔田（1912—1989），回族，河北保定人，著名中医教育家、中医妇科学家。历任天津中医学院（现天津中医药大学）院长、天津市卫生局副局长、中华中医药学会副会长、中华中医药学会妇科学会会长、天津中医药学会会长、卫生部医学科学委员会委员等职。其出身中医世家，父亲哈振冈是当地名医。16 岁随父侍诊。1931 年考入北平华北国医学院，师承施今墨、周介人等名医，在校 4 年学习成绩优异。1935 年毕业后回到天津，悬壶于津门，很快享誉津门。1954 年天津市中医门诊部（今天津中医药大学第一附属医院前身）成立，哈荔田任妇科主任。1955 年被周恩来总理亲自任命为天津市卫生局副局长。1958 年担任天津中医学院首任院长，“文革”后再次成为院长，培养了一大批中医药优秀人才。

哈荔田教授在学术上崇尚易水学派，把“扶正固本”看得特别重要。他认为，扶正固本是中医治病的重要法则，属于八法中的补法。他特别强调脾胃为后天之本的思想，扶正固本的作用在于预防疾病，治疗虚证，挽救危急，调摄康复。他亦认为整体观是妇科辩证的基础，妇科治疗要体现对人体统一性的认识，即以相互联系的观点全面、整体地认识妇女的生理特点和病理变化，是“以病致经”还是“以经致病”，从而确定治疗法则，不能只从经去辨证。他还认为，妇女以血为本，以气为用，而气血的化生、运行、敷布均与脏腑尤其与肝、脾、肾三脏功能活动有关；因此，在治疗妇科疾病时，除了注重扶正固本和整体辨证之外，特别重视调肝、养脾胃和补肾的作用。他认为，肝为女子先天，肝病用药，肝郁宜芳香辛散，肝燥宜甘润柔缓，治疗月经不调、痛经闭经、产后腹痛等多以柴胡疏肝散为主。有专家学者将其调经治法总结为调经“五要”：一是养血要调气；二是调经肝为先，疏肝经自调；三是应扶脾保胃；四是勿忘滋水养火；五是因时、因地制宜。他还强调腹诊、舌诊、脉诊在诊断方面的重要性。此外，他还提出在妇科病各个治疗阶段都应选用气分药以舒畅气机，扩大了气分药的应用范围。

（二）医案

医案1：韦某，31岁，已婚。

初诊：1977年1月30日。患者婚后3年，迄未孕育，常以嗣续为念。近1年来，月事不经，1月二三至，颜色紫红，时夹血块，量一般。素多白带，间或色黄。刻诊正值经期，腰酸背楚，小腹胀坠，头晕，心烦，口干不欲饮；舌红少津，脉弦细数。辨证：肝郁化热，蕴伏于血分，热迫血行，久损及肾。治则：清热凉血，兼益肝肾。

处方：秦当归12g，粉丹皮12g，凌霄花4.5g，黄芩炭9g，细生地15g，东白薇15g，刘寄奴12g，川茜草9g，香附米9g，台乌药6g，海螵蛸12g，炒杜仲12g。3剂，水煎服。

嘱经期过后，即服加味逍遥丸、六味地黄丸各1剂，上下午分服。白带多则以蛇床子9g，淡吴茱萸3g，川黄柏6g，布包，泡水坐浴熏洗，每日2次。

二诊：2月20日。服上药后，患者诸症均感减轻，昨日月经来潮（距上次月经为20天），血块较既往减少，小腹胀坠亦较前为轻，白带已少，心烦、头晕悉减，唯血量仍多，腰膝酸软；舌红少苔，脉弦细。继守原意，并加重补益肝肾之品。

处方：秦当归12g，厚杜仲12g，桑寄生12g，川续断9g，粉丹皮9g，乌梅炭9g，白僵蚕9g，香附米9g，赤芍9g，刘寄奴9g，川楝子9g，延胡索4.5g，川黄柏6g。4剂。药后仍服丸剂，并外用药同前。

三诊：3月21日。患者月汛再潮，此次为28天，月经周期已趋正常，无需再服汤剂，所谓“衰其大半而止”。令其做妇科检查，诸无异常，嘱服丸剂1个月，药同前。

一年后，其母以高血压病来诊，谈及其女，喜形于色，谓自服药后月经一直正常，而今珠胎已结，期将六月。

诠解：本案患者之月经先期，色紫夹块，小腹胀坠，头晕心虚，舌红少津。患者有明显的情志不遂病因，肝气郁滞，郁久化热，导致月经先期，属实热。热盛伤阴可见心烦、口干、舌红少津、脉细数；腰酸背楚是因月经频至，不能归精于肾，肾精不充所致；带脉失约，故带下量多。哈老用牡丹皮、生地黄、黄芩炭、白薇、凌霄花清热凉血；香附、陈皮、茜草、刘寄奴理气活血化瘀以调经；当归、杜仲补虚；海螵蛸固涩止血，并以塞流。经间期宗前法用六味地黄丸、逍遥丸以助其功。二诊重在补益肝肾，以敛肝之乌梅炭，散肝之僵蚕，一敛一散。治疗过程中，或疏或调，或清或补，法随证变，疗效显著。

医案2：周某，28岁，已婚。

初诊：1975年10月14日。患者婚后两载，迄未孕育。询知经期尚准，唯汛至量多，淋沥不已；兼多白带，纳少神疲，夜寐欠佳。刻诊正在经期，已行4日，经量仍多，色淡红无块；伴气短心慌，倦怠无力，腰背酸楚；舌淡红，脉弦缓。辨证：脾肾两虚，带脉失约。治则：健脾益肾，固脉调经。

处方：野党参12g，炙黄芪12g，桑寄生12g，川续断12g，炒白术9g，炒杜仲12g，广陈皮6g，五味子6g，五倍子6g，海螵蛸9g，生侧柏6g，刘寄奴9g，紫丹参9g。5剂，水煎服。嘱经净后外用蛇床子9g，黄柏6g，吴茱萸3g，布包，泡水，坐浴。

二诊：10月19日。患者服药1剂，经量顿减，再剂经止。现带下已少，仍感气短乏力，寐差纳呆；舌淡，脉沉弱。再拟健脾益肾、养心安神法。

处方：党参12g，炙黄芪15g，炒白术9g，云茯苓、川续断、炒杜仲、龙眼肉、桑寄生、远志肉、炒枣仁各9g，五味子、炙甘草各6g，首乌藤15g，炒神曲12g。5剂。外用药同前。

三诊：10月24日。患者诸症悉减，食眠向佳，舌脉亦和，予丸剂缓调。瞩每日上午服妇科金丹1剂，下午服人参归脾丸1剂，连续10天。

四诊：11月9日。今晨患者经汛来潮，色红，量不多，自感腰酸，少腹胀痛。拟益肝肾，养血调经。

处方：秦当归9g，炒杜仲、桑寄生、川续断、狗脊各12g，生侧柏9g，五倍子4.5g，醋柴胡、香附米各9g，延胡索4.5g，川楝子、刘寄奴各12g。5剂。

五诊：11月17日。患者谓此次带经6天，量亦正常，用纸一包多，精神体力转佳，腰酸腿软悉愈。

此后，每当经潮时即以上方增损，预服3~5剂，平日服妇科金丹，每日1剂，缓缓调治。越四月再诊：经汛已五旬未至，神旺体健，时或泛恶，尺脉缕缕不绝，似为孕象，嘱做妊娠试验，果尔。

诠解：对于月经过多的论述分型，历代医家均有详尽的描述，治疗上重在止血固经，临床上要根据其病因病机的不同而辨证施治，辨证重在经色、经质，结合脉症，辨其寒、热、虚、实。本案为月经过多之脾肾两虚证，脾虚则乏化源，症见纳呆神疲，经来绵绵不止，白带量多；肾虚则调摄失常，导致腰背酸楚。初诊方中用党参、白术、黄芪、陈皮等健脾益气，补益气血生化之源；续断、桑寄生、五味子等补肝肾而固摄冲任；刘寄奴、丹参等化瘀；海螵蛸、侧柏叶、五倍子等止血。全方补中有利，行中有止，则月经顺调。二诊患者感气短乏力、寐差纳呆，加用养心安神药茯苓、龙眼肉、远志肉、炒枣仁。三诊患者诸症均好转，改用丸剂缓调。月经不调的治疗分为两步，经期服用汤剂，以养血调经、疏肝理气；平时以丸剂缓调图本。经诸上调理，患者月经恢复正常，太冲脉盛则自然孕育而成。

医案3：曹某，女，24岁，未婚。

初诊：1975年8月21日。5个月前患者外感发热，头痛身疼，自服解热止痛片、银翘解毒片之类，渐觉好转。兹后每有日夕疲困倦息、烦热口干、掌心如灼等症，初未介意，久之始发现为低烧，自试体温，腋下 37.6~37.8℃之间，曾经胸透、心电图及各项常规检查，均无异常发现，西医诊为“低烧待查”，迭服中西药物，时或有效但不巩固。近 3 个月来，行困益加，纳谷不馨，行经量多，色红有块，每次用纸三四包；伴见腰腹胀痛，口干不喜饮。现正值经期，诸症如前；舌红少苔，脉细弦略数。辨证：当属肝肾阴虚，相火妄动，冲任为损者，颇有入怯途之虑。治则：拟滋阴清热、养血固经为法。

处方：秦当归 15g，炒白芍 9g，细生地 9g，棕榈炭 9g，陈阿胶（烊化冲服）9g，生侧柏 12g，紫丹参 9g，淡青蒿 9g，地骨皮 9g，延胡索 4.5g，香附米 6g，炙甘草 6g。3 剂，水煎服。

二诊：8 月 24 日。患者服上方 1 剂经量减少，3 剂经止。此次带经 5 天，用纸两包余，唯潮热未清，脉呈弦细。此血去阴虚，再拟滋养肝肾，以丽奇经。

处方：杭白芍、女贞子、旱莲草、炙鳖甲、地骨皮各 9g，淡青蒿、细生地各 10g，原寸冬 9g，云茯苓 12g，香附米、银柴胡各 6g。6 剂，水煎服。嘱药后每日上午服知柏地黄丸 1 剂，下午服二至丸 20 粒，20 天。

三诊：9 月 17 日。药后低热已退，余恙悉解。昨日汛至，经期正常，色量均可；唯少腹胀痛，食纳尚差；舌淡红、苔薄白，脉弦滑。拟养血调经并益肝肾。

处方：秦当归、杭白芍各 15g，炒杜仲、桑寄生各 9g，刘寄奴 10g，香附米、软柴胡、川芎片各 6g，川楝子 10g，延胡索、广陈皮、粉甘草各 6g，炒神曲 10g。4 剂，水煎服。嘱药后每日上午服八宝坤顺丹 1 剂，下午服二至丸 20 粒，连服 20 天。

历数月，患者见访，谓药后经事一直正常。

诠解：本案例属月经过多之血热，是由于肝肾阴虚所致。患者患病前曾有外感病史，初步推断其病因为外感热毒久未治愈，热毒内陷，损伤肝肾，导致肝肾阴虚，相火妄动，冲任为损者。故初诊采用滋阴清热、养血固经之法。秦当归、陈阿胶养血补血，炒白芍、细生地、棕榈炭补血生精止血，生侧柏凉血止血，紫丹参、淡青蒿、地骨皮清透虚热、凉血止血，炙甘草和解诸药。服上方1剂经量减少，3剂经止。故二诊时去阴虚，再拟滋养肝肾，以丽奇经，并配合知柏地黄丸和二至丸，巩固疗效。药后低热已退，余恙悉解。三诊正值经期，经期正常，色量均可，唯少腹胀痛，食纳尚差，舌淡红，苔薄白，脉弦滑，拟养血调经兼补益肝肾。

医案4：刘某，26岁，未婚。

初诊：1977年10月4日。患者月经失调已有年余，经期错后，色淡量少，间有紫色小块，每次带经仅两天，用纸不过半包。经前乳房作胀，小腹坠胀，腰膝酸软，头晕眼花，心悸少寐，纳谷不香，面色苍暗，形瘦神疲；舌质淡红，舌苔薄黄，按脉沉细略弦。辨证：肝肾不足，气滞血瘀，冲任不调。治则：现正届经期，拟补益肝肾、疏郁通滞、安神养心之法。

处方：秦当归、川续断、紫丹参、刘寄奴各12g，桑寄生、女贞子、杭白芍、川茜草、炒枣仁、远志肉、夜交藤各9g，香附米9g，川芎片6g。4剂，水煎服。

二诊：10月9日。患者月经已止，此次经量增多，色亦转红，用纸一包余，乳胀腹痛均减。唯仍感腰膝酸软，脘痞不舒，纳少寐差；舌苔薄腻，脉沉细而滑。虽获效机，仍当益肝肾固其本，调脾胃增食欲，以助化源。

处方：川续断、秦当归、夜交藤各12g，女贞子、旱莲草、炒白术、香佩兰、云茯苓、紫厚朴、炒神曲、炒枣仁各9g，广陈皮、合欢花、远志肉各6g。6剂，嘱药后改服丸剂，每日上午服八宝坤顺丹一剂，二至丸20粒。连服10天。

三诊：11月12日。患者药后于11月5日经讯再潮，周期已获准日，色量均可，行经5天，用纸一包余，乳胀腹痛均未作。尚觉腰酸，不耐劳乏，食欲欠佳。予人参归脾丸、八宝坤顺丹各15剂，嘱每日各服1剂，白水送下，以善其后。

诠解：本案为哈荔田治疗月经过少验案之一。《叶天士女科》云："形瘦经少，此气血弱也。"本案患者形体消瘦，腰膝酸软，头晕眼花，心悸少寐，纳谷不香，面色苍暗，经量少而色淡，脉细略弦，是因肝肾亏虚，冲任血少，不能下达胞宫所致；经期间有小块，经前乳胀，则因血虚兼瘀、气滞不疏所致。证属虚中夹实，治宜通补兼施。方中当归、白芍养血柔肝；川续断、女贞子、桑寄生滋肾阴，脾、肝、肾得补，则血海充；香附、川芎、丹参、刘寄奴、茜草等理气活血；酸枣仁、远志、夜交藤等养心安神。二诊以白术、茯苓、佩兰等健脾化湿；厚朴、神曲、陈皮调胃增食，胃纳佳则气血化生有源，血气充旺。

医案5：张某，25岁，未婚。

初诊：1973年9月12日。患者半年来月经过多，每次行经7天，用纸两包余。月经周期尚准，唯两次月经中期，阴道有少量出血，色红，每次持续5~6天始净。刻诊正值月经中期，阴道出血已两天；并见腰酸乏力，烦热口干，小腹略觉坠胀；舌边尖红、苔薄白，脉沉细数。辨证：阴虚火旺，冲任不调。治则：滋阴泻火、凉血固冲法。

处方：细生地15g，粉丹皮、女贞子、旱莲草、云茯苓各9g，怀山药12g，知母9g，川柏6g，山萸肉9g，炒地榆15g，棕榈炭9g。3剂。水煎服。

二诊：9月25日。上方服后，患者阴道出血已止，烦热亦除。昨日月经届期来潮，量多如涌，经色殷红；烦躁少寐，头晕耳鸣，腰部酸胀；脉弦细数，舌红，苔薄黄。辨证为热迫血行，冲任气盛；治拟清热固经，凉血止血。

处方：细生地15g，制龟甲15g，陈阿胶（烊化冲服）9g，地骨皮、女贞子各9g，条黄芩、焦山栀各6g，乌贼骨12g，川茜草9g，炒地榆15g，制香附6g，粉丹皮9g，粉甘草6g。3剂。

三诊：9月29日。药后患者经量渐次减少，现尚未净，脉细略数。拟养血固经，以继其后。

处方：秦当归、大生地黄各12g，杭白芍9g，川芎片6g，陈阿胶（烊化冲服）9g，女贞子、旱莲草、桑寄生、川续断各9g，条黄芩6g，棕榈炭12g，粉甘草3g。3剂。

嘱月经过后10天，仍服一诊方5剂，下次经期服二诊方3~5剂，经后仍服三诊方。如此调治3个月，经量正常，经间出血现象迄未反复。

诠解：患者初诊时症状辨证为阴虚火旺，阴不能制阳，虚火内生，烧灼阴津，故见烦热口干，舌边尖红；虚火内生，损伤冲任，血不得摄，故见阴道出血。治疗当以滋阴降火、收摄止血为主。生地黄、粉丹皮、女贞子、旱莲草均可滋阴降火，凉血止血，既能消虚火，又能止血；知母清泻肝肾之虚火，同时兼能滋阴；山茱萸滋补肝肾之阴；云茯苓、怀山药健脾益气，崩漏日久，气血虚损，气能摄血，又能生血，使气得健，血可自生；川柏药味归肾、膀胱经，既能清泻下焦之虚火，又能引诸药归经于肾，更好地治疗肾阴虚火旺；炒地榆、棕榈炭凉血止血，重在治本。二诊时诊查见患者虚火已消，经间期出血已止。然行经时经血量多色红，辨证为血热迫血之证，故治疗当清血热，凉血止血。生地黄、黄芩、山栀、地骨皮重在清泻血中之实火；制龟甲、乌贼骨能固涩止血，重在治标；陈阿胶补血、滋肾；女贞子滋补肝肾；川茜草、炒地榆、粉丹皮重在凉血止血，同固涩药同用，加强止血之功效。制香附为调经之要药，本方止血药比较多，配以香附，使止血不留瘀，经血得调。三诊见经血减少，治疗重在养血调经，调养冲任，在前方的基础上予以加减，配以养血之品，如此治疗后，使经血得以按时而下。

医案6：杨某，女，27岁，未婚。

初诊：1973年4月。患者近2年来每于月经过后10天左右，阴道即见有少量出血，色褐，持续4~5天始止。经期前错，色红，量多，间有小血块；经前小腹胀痛，月经前后带多质稠，腰酸乏力，眠食俱差；舌红，苔黄薄腻，脉弦滑无力。证属肝热血虚，湿热下注。刻诊经期方过，头晕腰酸，带下量多。拟予清热利湿，养血平肝。

处方：秦当归、杭白芍、女贞子、旱莲草各 9g，桑寄生 15g，白蒺藜、杭菊花（后下）各 9g，车前子（包煎）12g，椿根白皮、瞿麦各 15g，黄芩 9g，粉甘草 6g。3 剂，水煎服。另用蛇床子 9g，川黄柏 6g，淡吴茱萸 3g，布包，泡水，坐浴，每日 2 次。

二诊：5 月 6 日。上方续服 8 剂，患者带下止，经间亦未见出血，腰膝乏力诸症皆减轻。今晨月事来潮，量较多，并见腰酸腹坠，脉弦滑略数。再予养阴清热、凉血固经法。

处方：秦当归 15g，杭白芍 9g，大生地 15g，川芎片 4.5g，粉丹皮 9g，炒地榆 15g，川茜草 6g，刘寄奴 9g，制香附 6g，生侧柏 9g，海螵蛸 15g，条黄芩 6g，陈阿胶（烊化冲服）9g。3 剂，水煎服。

三诊：5 月 20 日。上方服 5 剂，患者月经已止，此次经量较上次为少，用纸不足两包。舌红、苔薄白，脉弦缓。嘱每日上午服加味逍遥丸 1 剂，下午服二至丸 20 粒，7 天后仍服一诊方 5 剂，并于下次经潮时服二诊方 3~5 剂。恪守此法调理 4 个月，患者经期、经量近常，经间未再出血。

诠解：患者 27 岁，正值青春，肾气盛，情志易受外界影响波动，肝主疏泄，情志不调则伤肝。经期带多黏稠辨证为湿热内盛证。脾属土，喜燥恶湿，湿热内盛，容易侵扰脾脏，使脾运化食物的功能降低，以及化生气血减少。一诊用黄芩清热燥湿；车前子、椿根白皮、瞿麦利水渗湿、利尿通淋，使湿热随小便而去；热盛伤阴，女贞子、旱莲草、桑寄生滋补肾阴，防外邪损伤先天。经血非时而下，失血，脾失健运则生血乏源，加上秦当归、杭白芍以补血活血，使生血有源；白蒺藜、菊花清肝平肝，使肝热得消。二诊症状减轻，仍有湿热，故将湿热药与调经药物同用，祛邪扶正并重。三诊用逍遥散疏肝理气补血，二至丸补肾精，早晚分服，扶助正气，使疾病得消。

医案7：王某，女，35岁，已婚。

初诊：1969年9月17日。患者月事不经，已历数载。半年前因过度操劳，骤然下血如崩，经住院刮宫并用激素治疗，旬余乃止。曾做宫内膜病理检查，为增殖期子宫内膜。妇科检查，除子宫略大别无异常，诊断为“功能性子宫出血”。此后，每届经潮辄漏下淋沥，延久不去。此次已带经月余，血犹不止，色淡质薄，量多无块；自感乏力，气短懒言，怔忡少寐，腰背酸楚，纳少便溏，面色无华；舌淡苔薄，脉弦沉细。此前，曾用中药治疗，所用药物多为炭类收涩之品，血反增多。揆度此证，良由劳伤心脾、气血两亏、统摄失职所致，一味收涩，徒致横溢，于心脾无助。亟拟两补心脾、益气摄血为主，以炭药止血为辅。

处方：野党参、炙黄芪各15g，全当归、杭白芍、川续断、菟丝饼各9g，熟女贞、桑寄生、桂圆肉各12g，祁艾炭、棕榈炭各9g，黑香附9g。3剂，水煎服。

二诊：9月20日。药后患者血已减少，尚有点滴如漏，心悸气短，脉仍沉细。治从前法。

处方：野党参、炙黄芪各15g，炒白术、桂圆肉、秦当归、远志肉各9g，炒枣仁12g，川续断9g，大熟地、菟丝子、陈阿胶（烊化冲服）各12g，海螵蛸、祁艾炭、云茯苓各9g。3剂，水煎服。

三诊：9月23日。上方服后，患者血止力增，睡眠转好，唯仍腰酸、纳差，脘腹痞闷；脉仍沉细已有缓象，舌质渐润。再议补脾肾、养心血，兼理胃气。

处方：野党参、炙黄芪各15g，炒白术、桂圆肉、秦当归、远志肉各9g，女贞子、川续断、金狗脊（去毛）各12g，炒枳壳、炒稻芽各9g，云茯苓15g。3剂，水煎服。

四诊：9月2日。患者食纳已增，寐安神复，二便如常，体力续有增加，腰已不复酸软，唯遇劳尚感气促心慌，脉已有力。拟益气养营，以丸剂善后。予人参归脾丸30剂，每日上、下午各1剂，白水送下。

此后，患者月经曾3次来潮，周期复准，每次行经5~6天，色量正常。

诠解： 患者于发病前有过劳的诱因，“劳则气耗”，损伤心脾气血，气虚则血失统摄，病久气虚不得补，故下血如崩，迁延日久，色淡质薄。气血损伤、冲任失摄，故一诊采用补益心脾、摄血止血、调补冲任之法，党参、黄芪、全当归、白芍补益心脾气血，续断、菟丝饼、熟女贞、桑寄生、桂圆肉以固肾摄冲任，祁艾炭、棕榈炭、黑香附以止血塞流。二诊患者血已减少，尚有点滴如漏，心悸气短，说明出血症状减轻，心脾两虚仍然存在，故在原方的基础上加炒白术、远志肉、炒枣仁、大熟地、阿胶、茯神以健脾补血、养心安神，海螵蛸收敛止血。三诊见患者止血力增，睡眠转好，唯腰酸、纳差、脘腹痞闷，治以调理脾肾为主。脾运得见，气血生化有源；滋肾以固冲任，则血自循经。四诊唯遇劳尚感气促心慌，崩漏止，予以人参归脾丸恢复正气。

医案8：马某，女，24岁，未婚。

初诊：1971年12月2日。患者素性急躁，1年前与其家人争执动怒，致月经行而骤止，从此月事愆期，色深有块，经量逐月递减，终致经闭不行。于兹五月，腹痛如刺，不欲按揉，触似有块，小腹胀硬如墩，烦躁易怒，胁痛胫肿，大便干结，小便时黄。诊查：舌质暗红，舌薄腻根部腻黄，脉沉细弦。此瘀血内阻，气机失宣，病在血分，堪虑成臌。治则：气血两疏，重在化瘀。

处方：赤芍、三棱、莪术、净苏木各9g，桃红泥、刘寄奴、怀牛膝、全当归各12g，云茯苓、紫厚朴、香附米各9g，川芎片6g，女贞子12g。3剂，水煎服。

二诊：12月5日。服上方后，患者矢气频转，腑行不畅，小腹胀痛略松，胫肿依然，舌脉如前，血仍未至。此系瘀滞日久，上方虽药证不悖，但力有不逮，再依前法，加重攻破之。

处方：全当归、刘寄奴、怀牛膝、赤芍各12g，紫丹参15g，五灵脂12g，生蒲黄、泽兰叶、草红花、川茜草、三棱、莪术、川大黄（另包、后下，便泄后去此味或减半服）、香附米各 9g，瓦楞子 24g。3 剂，水煎服。

三诊：12 月 20 日。药后患者大便畅行，胁腹胀痛续有缓解，月经来潮，唯量少色晦，夹有血块；脉沉弦关上小滞，舌质渐润，苔薄腻。此为胞脉通而未畅，瘀血行而未消；拟养血调经法。

处方：全当归、女贞子、鸡血藤各 12g，旱莲草 9g，泽兰叶 9g，紫丹参 15g，生蒲黄、刘寄奴、净益母草、赤芍各 9g，醋柴胡 6g，香附米 9g，川大黄 6g（另包、后下，便泄后去此味）。5 剂，水煎服。

四诊：12 月 27 日。患者经血畅行，6 天而止。腹痛已除，足肿尽消，二便趋常。嘱每日下午服七制香附丸半剂，上午服通经甘露丸 1 剂，连服 20 日。因其特意来津诊治，拟将返里，嘱其下月前 1 周，服三诊方 4 剂。3 个月后再来复诊，经行如常矣。

诠解：本案因经期郁怒，经行骤止而发病。情志为病，首先病及气分，气机郁滞，血行不畅，经遂不利，则瘀阻，血海不能按时满溢，故经期延迟，经量减少，渐致经闭不行；气血瘀滞，日积月累，凝结成块则为癥，故腹痛如刺，触似有块，小腹胀痛如墩；气郁化火，日久亦化火生热，故烦躁易怒，大便干结，小便时黄；气不行水，则足胫浮肿。对此气血瘀阻之证，医者处以行气活血、化瘀利水之方，药后病情虽略有好转，但病重药轻，故二诊加重剂量，拟活血通经、攻逐破瘀之法，欲使“瘀血行”，“胞脉通”。药后大便通畅，余症减轻。遵《女科经纶》引叶以潜所言“滞者不宜过于宣通，通后又须养血益阴，以使津液流通”。故三诊拟疏肝活血、养血调经之法。方中配伍女贞子、墨旱莲、当归、鸡血藤、丹参等滋补肝肾、养血活血之品，祛瘀而不伤血。四诊时，经血畅行，痛除肿消，为巩固疗效，嘱患者上午服用活血化瘀、理气消癥之通经甘露丸，下午则服调气活血、补肝健脾之七制香附丸。并于下次月经来潮前 1 周服三诊方 4 剂，后痊愈。

医案9：李某，女，28岁，已婚。

初诊：1972年8月6日。患者婚后3年迄未孕育，近两年来，每于经前数天开始头疼，逐日加重，至经潮第1天往往痛如劈裂，苦不可耐，常需注射止痛剂，并口服镇痛、镇静药，以求缓解痛苦。经行第2天后辄痛势递减，经净渐止。发作时伴头晕失眠，泛恶不食，烦躁易怒，目不欲睁，腰酸肢楚，口干咽燥，乳房作胀。平素月经周期或提前或错后，经量中等，色红有块。末次月经在7月10日。就诊时经期将届，正值头痛发作；舌边尖红，苔薄黄少津，脉细弦而数。辨证：肝肾阴虚，水不涵木，肝阳上亢。治则：拟平肝潜阳、滋水涵木、疏风定痛之法。

处方：钩藤、菊花（后下）、白蒺藜各9g，生石决明24g，杭白菊、厚元参、细生地各15g，女贞子9g，香白芷、北细辛各1.8g，生蔓荆子、香附米、紫苏梗、藁本、川芎各6g。2剂，水煎服。

二诊：8月8日。患者药后头痛、头晕均减，烦躁渐安，大便通畅，唯仍乳胀腰酸，小腹坠胀；脉弦细略数，苔现薄润。此经汛欲潮之候。拟予平肝潜阳，佐以养血痛经之法。

处方：钩藤、白蒺藜、菊花各9g，生石决明24g，川芎片、藁本各6g，川荜茇6g，杭白芍15g，全当归12g，女贞子9g，紫丹参15g，怀牛膝9g，香附米、醋柴胡各9g。3剂，水煎服。

三诊：8月20日。上方服后，患者于8月11日月经来潮，量较既往为多。带经6天而止，经潮第1天仅有轻微头痛。现腰酸乏力，睡眠不实，实纳欠佳；舌苔薄白，脉象细弦。治拟滋肾平肝，调理脾胃。

处方：钩藤、白蒺藜各9g，香白芷6g，女贞子、山萸肉、杭白芍各9g，广寄生、川续断、秦当归各12g，炒白术、云茯苓、干佛手各9g，焦三仙各9g。5剂，水煎服。

嘱下次经前10天服二诊方，日服1剂，至经潮后停服。经后再服三诊方5~10剂。如此调理两个周期，头痛未发作，月经恢复正常，停药后观察半年，亦无反复。

诠解：肝有藏血之功，主导胞宫的生理功能，经行时阴血相对不足，故此时感受外邪或内伤易使肝脏功能失司。肝喜条达而恶抑郁，主疏泄而调气机，若女子情志失常，肝气郁结，气郁化火，气火上扰清窍，发为头痛。本案的基本病机是肝气郁而化火，上扰清窍。一诊方中钩藤、菊花、白蒺藜、生石决明清热平肝，疏肝解郁，息风止痉，祛风明目；杭白菊疏散风热，平肝明目；厚元参、细生地清热凉血，养阴生津；女贞子补益肝肾，清虚热；香白芷活血止痛；北细辛行水开窍；生蔓荆子疏散风热，清利头目；香附米理气解郁，调经止痛；紫苏梗理气行气；藁本祛风止痛；川芎解郁止痛。诸药合用可滋肾柔肝，平肝潜阳，活血止痛。二诊方中藁本祛风止痛；川荜茇温中散寒，下气止痛；杭白芍补血柔肝，平肝止痛；全当归补血活血；紫丹参、怀牛膝祛瘀生新，活血调经：醋柴胡疏肝。本方药物合用可疏肝解郁，养血活血，通经止痛。三诊方中山萸肉、广寄生、川续断补肝益肾；炒白术健脾益气，燥湿利水；云茯苓健脾和胃，宁心安神；干佛手疏肝解郁，理气和中。此方可滋肾平肝、调理脾胃，防止复发。

医案10：穆某，女，33岁，已婚。

初诊：1976年1月5日。患者经潮身肿，经后渐消，已有年余。月经先期量多，带经日常，色暗红无块，带多无臭，经前腰酸腹胀，刻诊已行经4天，肢面浮肿，下肢按之而不起；畏寒无汗，头疼身痛，食欲不振，溲勤稍黄；脉沉弱、右关略滑，舌淡少苔。辨证：脾阳不振，寒湿凝滞，兼感风邪。治则：健脾燥湿，佐以辛散风邪之法。

处方：野党参12g，带皮茯苓15g，白术12g，紫苏6g，防风6g，川芎片4.5g，汉防己9g，当归9g，川萆薢9g，生黄芪15g，陈皮6g。2剂，水煎服。

二诊：1月10日。前方服后患者畏寒身痛已解。昨日虽月经已净，但肿不消，下肢沉重无力，白带量多，溲勤便秘，脉沉弱。拟予温经散寒，健脾利湿。

处方：炒白术 18g，带皮茯苓 18g，怀山药 18g，广陈皮 6g，桑白皮 6g，汉防己 12g，冬葵子 9g，车前子（布包）9g，制附子 4.5g，肉苁蓉 9g，生黄芪 12g。3 剂，水煎服。

三诊：1 月 13 日。服药后患者肿消大半，仅两胫轻肿，气短，脉沉弱，舌心光剥。仍步前法，兼顾胃阴。

处方：汉防己 9g，炒白术 18g，带皮茯苓 18g，怀山药 18g，麦冬 12g，石斛 12g，广陈皮 9g，车前子（布包）9g，冬葵子 9g，生黄芪 12g，桑白皮 6g，甘草 3g，制附子 4.5g。3 剂，水煎服。

四诊：1 月 15 日。患者浮肿尽退，气力、食欲均有增加，唯感身楚不适，口干；脉沉，舌心光剥。前方减陈皮、桑皮，加天花粉 9g，肥玉竹 12g。服 6 剂，诸症若失。嘱日服人参归脾丸 2 剂，连服半个月。观察 8 个月，月经正常，肿无反复。

诠解：脾主运化，可把饮食水谷转化为水谷精微和津液，并把水谷精微吸收、转输到全身各脏腑中。脾在水液的代谢过程中起输转作用，水液的上腾下达，均赖于脾气的输转。若脾气运化水液功能失常，水液在体内就会停聚而产生水湿、痰饮等病理产物，正如《素问·至真要大论》云："诸湿肿满，皆属于脾。"本案患者因脾阳虚弱，以致脾气运化失司，水液运化失常，又因行经期气血相对不足，脾脏失于濡养，则见经潮身肿等症。本证的基本病机为脾阳不振，寒湿凝滞，兼感风邪。基本治则为健脾燥湿，辛散风邪。一诊方中野党参补中益气，健脾益肺；带皮茯苓清热燥湿，泻火解毒；白术健脾益气，燥湿利水；紫苏发汗解表，理气宽中；防风祛风解表，胜湿止痛；川芎活血行气，祛风止痛；汉防己利水消肿，祛风止痛；当归养血补血；川萆薢祛风利湿；生黄芪、陈皮补脾气。随后在此方的基础上加减，进一步加强健脾利水、祛风散寒之功。

医案 11：杨某，女，32 岁，已婚。

初诊：1977 年 11 月 1 日。缘月事不调，期将年余。患者经期错后，经量过少，色红有块，带经日短；行经腹痛，腰胀无力，体闲神乏，肢面浮肿，手指木胀，难以握固，经后肿势始轻缓；大便不实，小溲短少。曾做尿常规及尿培养，均无异常发现。现值经期，舌质淡红、边有瘀紫，苔白而滑，脉来弦细。辨证：血滞经脉，气不行水，脾肾两虚，运化失健。病在血分，不可单作水治。治则：养血调经，崇土制水。

处方：秦当归 12g，紫丹参 12g，刘寄奴 9g，怀牛膝 9g，女贞子 9g，生黄芪 12g，旱莲草 12g，云茯苓 15g，冬瓜皮 12g，福泽泻、冬葵子、炒白术各 9g，广陈皮 4. 5g。水煎服，3 剂。

二诊：11 月 8 日。前方续服 2 剂，患者经量增多，行经 4 天而止，腰酸腹痛已除，肿势渐消，唯小溲略短；舌边瘀紫已不明显，脉弦略数。再步原法出入。

处方：秦当归、紫丹参、赤芍各 9g，鸡血藤、云茯苓各 15g，福泽泻、炒白术、冬瓜皮、生黄芪各 12g，宣木瓜、冬葵子、车前草、旱莲草各 8g。水煎服，4 剂。

三诊：11 月 13 日。患者肿势尽退，大便得实，小便畅利，纳谷亦增；舌淡，苔薄白，脉弦滑。嘱每日上午服参苓白术丸 1 剂，下午服温经丸 1 剂，连服 7 天。次月经潮，色量均可，浮肿未发。

诠解：本案患者经期错后，行经腹痛，量少有块，舌边瘀紫，乃瘀血阻滞，冲任不畅，血瘀气滞，气不行水，流溢四肢，则体闲神乏、肢面浮肿、手指木胀；脾肾两虚，运化失健，则小便短少、大便不实、腰酸体困、舌苔白滑。故本案之证的基本治则为养血调经，行气利水。方中当归、丹参、刘寄奴、赤芍、牛膝等活血化瘀行水；黄芪、白术、茯苓、冬瓜皮、泽泻、冬葵子等健脾益气行水；女贞子、墨旱莲养血调经；陈皮理气开胃。诸药合用，可调经行水，遂使肿消经顺。

医案 12：韩某，23 岁，未婚。

初诊：1974 年 2 月 13 日。患者素性抑郁寡欢，每因小事而执拗不解。于两年前逐渐发现神情呆滞，语多怪诞，或怒目瞠视，或自怒自责，或多言兴奋，或向隅独泣。诸般表现多在经前数天开始发作，经后始渐趋平静，一如常时。曾在某医院住院治疗，诊为周期性精神病，经用中西药物治疗，效果不彰而自行出院。询之素日抑郁寡欢，痰多口黏，不食不寐，愓然易惊，胸闷呕恶。月经周期尚准，经量或多或少，色鲜无块，每次带经4~5天。苔白腻，舌边尖红，脉沉弦略滑。此系肝郁失志、心营暗耗、痰气互结、蒙蔽心窍所致；治拟导痰开窍、养心安神为法。

处方：清半夏、云茯苓、炒枳壳各9g，淡竹茹、陈皮各6g，节菖蒲、广郁金各9g，浮小麦30g，炙甘草9g，生龙骨、生牡蛎各15g，桂圆肉9g，夜交藤15g，朱砂粉、琥珀粉（冲）各1.5g。3~6剂，水煎服。

二诊：2月20日。患者服药期间已停用镇静药，夜寐可得3~4小时，泛恶、口黏有减，惊悸渐平。纳食呆少，腑行不畅。上方减桂圆肉、生龙牡，加焦三仙各9g，大枣5枚，酒大黄（后下）6g，以健脾和胃。予3~6剂，水煎服。

三诊：3月1日。患者食欲有加，腑行已畅。近因经期将届，小腹胀坠，夜寐多梦，多言兴奋，但其他精神异常现象未再发作。拟导痰安神兼以调经为治。

处方：清半夏、茯神、枳壳、郁金、香附各9g，竹茹、菖蒲、橘红各6g，丹参15g，桃仁9g，夜交藤30g，合欢花15g，生龙齿（打）15g。6剂，水煎服。

四诊：3月8日。服药期间，患者于3月2日经事来潮。第1天血少，小腹略感胀疼，2~3天后经量增多，色红，下血块少许，腹痛已止，带经5天而净。再予养心安神、导痰和胃之剂。

处方：清半夏、茯苓、陈皮、枳壳、竹茹各9g，焦三仙各9g，菖蒲、郁金各6g，浮小麦30g，麦冬12g，首乌藤24g，炒枣仁9g，生龙牡各15g，炙甘草6g，朱砂粉、琥珀粉（冲）各1.5g。4剂，水煎服。

五诊：3月25日。患者近日纳馨寐和，精神亦佳，偶有泛漾脘痞，舌苔薄黄略腻。此痰浊未净，唯恐隐患不除，症状再起，继用原方加香附米6g。予4剂，隔日1剂，并加服白金丸1剂，以荡涤余邪。嘱下月经潮前1周仍服3月1日方5剂，日服1剂，经净后再服3月8日方5~10剂。恪守上法调治两月后，患者月事正常，症无反复，遂停药观察。

诠解：本案患者因情志不遂，阻遏肝脉，致使肝气失于疏泄、条达，肝性喜条达而恶抑郁，肝失疏泄，气机郁滞，经气不利，故最初情志抑郁寡欢；肝郁气滞，血行不畅，气血失和，冲任失调，故见经量或多或少等症；之后的诸般表现（神情呆滞，语多怪诞，或怒目瞠视，或自怒自责，或多言兴奋，或向隅独泣等）乃由郁怒不解，心营暗损，郁久生热，痰涎壅心所致。又因经前冲任脉盛，易导致冲气夹痰上逆，蒙蔽心窍，故诸症多在经前诱发。本证的基本治则为导痰开窍、养心安神。一诊方用导痰汤合甘麦大枣汤加减。方中清半夏、云茯苓燥湿化痰，健脾和胃，宁心安神；炒枳壳、陈皮燥湿化痰，理气宽中，健脾除烦；节菖蒲开窍化痰，醒脑安神；广郁金活血止痛，行气解郁，清心凉血；浮小麦除虚热；生龙牡、夜交藤安神定志；桂圆肉补益心脾；朱砂粉、琥珀粉祛痰泻火。二诊时患者惊悸渐平，但纳食呆少，腑行不畅，故方中去桂圆肉、生龙牡，加用焦三仙、大枣、酒川军，以健脾和胃。随后患者行经时出现小腹胀痛等症状，故方改用导痰安神兼以调经之品，使患者痰祛火泻，始终守定此法，遂得以获愈。

医案13：于某，女，19岁，未婚，工人。

初诊：1975年7月12日。两年多来，患者每因汗出被风而发作荨麻疹，且经期发作尤甚。发作时周身泛发风疹块，瘙痒无度，烦闷难忍，常持续数天至十数天，经服用抗过敏药可减轻，下次经潮又复如是。就诊时正值经期，荨麻疹已发作3天，四肢、躯干及头面部出现大小不等、形状不一之粉红色风团块，扁平，稍有隆起，周围红晕，间有皮疹突出皮表，四肢见有抓痕及血痂，眼睑、环唇明显肿胀，瘙痒难耐；伴有头晕、恶心、胸闷、纳差、便秘、溲黄等症状。月经先期，量较少，色红。脉弦细数，苔白薄腻，舌边尖红。西医诊断为“慢性荨麻疹急性发作”。此因湿热内蕴血分，郁于皮肤，风邪外束所致；治拟清热利湿、凉血解毒、疏风止痒为法。

处方：荆芥穗、防风各 6g，苦参 9g，金银花 15g，细生地 15g，鲜茅根 30g，徐长卿、紫浮萍、紫荆皮、地肤子各 9g，苍耳子 6g，赤芍、牡丹皮各 9g，大黄（后下）6g，甘草 3g。2 剂，水煎服。

二诊：7 月 14 日。药后患者大便畅行，疹块消退大半，仍头昏、恶心、肤微痒；苔白，脉沉弦。予消风止痒、平肝和胃之法。

处方：荆芥穗、防风、钩藤、菊花各 9g，白鲜皮 12g，苦参 6g，徐长卿 9g，紫荆皮、陈皮各 6g，赤芍、牡丹皮、淡竹茹各 9g，甘草 3g。2 剂，水煎服。

三诊：7 月 17 日。药后患者诸症悉除，月经于 15 日已净。现觉乏力，纳差，带下绵绵；脉象沉缓，苔薄白。拟予理脾胃、益气血、和营卫之法。

处方：野党参、炒白术、云茯苓各 9g，广陈皮、荆芥穗各 6g，焦稻芽 15g，全当归 12g，赤白芍各 9g，鸡血藤 12g，粉丹皮 6g，炒枳壳 9g，粉甘草 3g。3 剂，水煎服。另用蛇床子 9g，吴茱萸 3g，黄柏 6g，布包、泡水、坐浴熏洗，每日 2 次。

嘱下月经潮前 3 天，服一诊方 3 剂。兹后观察半年，不仅经期未再发作荨麻疹，且平时也未发作。

诠解：本案之证为湿热内蕴，风邪外袭，阻滞皮表，又女子经期气血相对不足，卫气不充，邪气郁于肌肤，则见行经皮肤风团块、瘙痒等。故本证的基本治则为清热利湿，凉血解毒，疏风止痒。一诊方中荆芥穗、防风祛风解表；苦参、金银花清热燥湿解毒；细生地、鲜茅根清热凉血，益阴生津；徐长卿、紫浮萍、紫荆皮、地肤子、苍耳子祛风化湿，止痛止痒；赤芍、牡丹皮凉血消肿。随后在此方中加减，终获痊愈。

十、罗元恺医案

（一）人物简介及学术思想

罗元恺（1914—1995），广东南海人，著名中医学家和中医教育家，曾任广州中医药大学教授、博士生导师，学校校副校长，兼任国务院学位评定委员会委员、全国中医妇科专业委员会副主任，是全国首批老中医药专家学术经验继承工作导师，首批享受国务院政府特殊津贴专家。其从事中医医疗、教学六十余年，擅长内、妇、儿科，尤精于妇科，所创制的“滋肾育胎丸”曾获1983年卫生部科技成果乙等奖。主要著作有《罗元恺医著选》《罗元恺医论集》《罗元恺女科述要》，主编《实用中医妇科学》、全国高等医药院校统编教材《中医妇科学》（第五版）和《高等中医院校教学参考丛书·中医妇科学》等。

罗元恺教授在学术上比较推崇张景岳、陈自明的学术观点，注重脾肾和气血，主张脾肾为本，气血为用。认为肾主先天，脾主后天，先后天协调，气血旺盛，则人体健壮，精神充足，抵抗力强，自可无病，即或偶患疾病，病亦轻浅而易愈，妇女尤其如此。妇女的生理特点主要是月经与妊娠，月经与肾气的盛衰有直接的关系。临床验证，闭经、不孕或屡孕屡堕的患者亦多有肾虚表现；并据此提出女性的生殖调节轴为肾气→天癸→冲任→胞宫。这与西医的生殖内分泌轴，即下丘脑-垂体-卵巢-子宫，实有相似之意义。其晚年对血瘀亦颇有研究，认为妇科虽虚证较多，但气滞血瘀也不少见，不仅可见之于痛经、子宫肌瘤等，有些不孕症也属此列。此外，他比较重视阴阳学说，认为阴阳学说是中医理论体系的核心。他还对先兆流产和习惯性流产（中医称为胎漏、胎动不安和滑胎）有深入的研究和良好的疗效。对于临床常见的痛经，他也有丰富的治疗经验，认为主要是气滞血瘀所致，治宜活血化瘀、行气止痛。因痛证须以止痛为急务，煎服汤药难以应急，故创制了“田七痛经胶囊”，经药理实验，证实有明显的解痉和镇痛作用。

（二）医案

医案1：孙某，女，49岁，中学教师。

初诊：1973年9月5日。患者近3年来月经过频过多，每月来潮2次，周期17～20日，每次持续时间9～10日，用卫生纸4～5包，经色淡红，夹有血块，末次月经为1973年8月16日。经常头目眩晕，胃纳、睡眠均差，月经前后面部虚浮，掌心潮热。患者身体消瘦，面色晦黄，额部和颊部有明显暗黑斑；舌淡无苔，脉细弱略弦。检查：血压11.97/7.98kPa（90/60mmHg）。红细胞3.61×10^{12}/L，血红蛋白105g/L。辨证：气血两虚。治则：补气健脾，养血涩血。

处方：党参30g，白术15g，炙甘草9g，制首乌30g，黄精30g，续断15g，岗稔根30g，地稔根30g，藕节25g。4剂。

二诊：9月10日。患者月经昨日来潮，周期较前有所推迟，量仍多，头晕，睡眠差，经色由淡转红；舌光少苔，脉细弱。上方去黄精，加黄芪20g，姜炭6g。4剂。

三诊：9月20日。患者本次月经持续6日净（9月15日），经量较前减少，用卫生纸3包，仍觉头晕，浮肿不明显；舌淡、少苔，脉细弱。月经净后，着重于健脾滋肾养血，以资调补。

处方：党参20g，怀山药20g，炙甘草9g，熟地黄20g，黄精25g，金樱子20g，何首乌25g，岗稔子20g，白术15g。

以后按上方加减化裁，以枸杞、女贞子、金狗脊调配其间，月经期则加入乌梅、五味子等酸涩之品，服药至11月底，月经周期已大致正常，30～36日一潮，持续时间5日，量比前减少一半，约用2包卫生纸。面部浮肿基本消失，体重增加2kg，面色较润泽，暗黑斑也减退。

诠解：一诊结合临床症状及实验室检查结果，辨病因为气血两虚，思虑伤脾。患者为教师，思虑过重，损伤脾，脾为气血生化之源，脾虚则气血生化乏源，血失统摄，至失血量多，面目虚浮。《景岳全书·妇人规》指出："调经之要，责在补脾胃以资血之源，养肾气以安血之室。"故立补肾健脾、固冲养血涩血。党参、白术、黄精健脾益气，脾为气血化生之源，脾气健则气血得化；首乌补益精血；续断、藕节、岗稔根均有止血之功效，续断补肝肾止血，岗稔根养血通络止血，藕节收敛止血；甘草健脾益气同时调和诸药。总之，本方滋补与止血并用。二诊月经量仍多，头晕，纳眠差，经色由淡转红，舌光少苔，脉细弱，可见患者以脾虚血少为主，黄精重在滋肾，故去黄精，加黄芪健脾益气、姜炭温补脾胃。三诊症状缓解，患者仍觉头晕，浮肿，舌淡少苔，中医辨证为脾肾两虚，治当补肾健脾养血。党参、山药、白术、黄精健脾益气；熟地黄、何首乌滋肾补血；岗稔子养血通络止血；甘草调和诸药；枸杞、女贞子、金狗脊滋补肝肾；乌梅、五味子酸敛收涩止血，防经期出血过多损伤正气。

医案2：杜某，女，22岁。

初诊：1986年10月12日。患者向无月经来潮，形体消瘦，矮小，如未发育的女孩，乳房平坦，乳晕紫暗，情志抑郁，烦躁，口干，纳差，手心热，无带下，大便秘结；面色晦暗无华，唇红如涂脂；舌红少苔，脉弦细数。诊断：原发性闭经。辨证：肝肾阴虚，兼有内热瘀滞。治则：滋肝肾，清内热。

处方：生地黄20g，玄参15g，麦冬12g，墨旱莲15g，女贞子15g，山萸肉12g，太子参15g，怀山药15g，知母12g，黄柏10g。嘱每日1剂，水煎2次，分服。饮食以清润为宜，注意补充营养，忌辛燥刺激之品。

二诊：服药半月后患者燥热症状渐消，五心烦热已解，大便调；舌边红，苔薄白，脉弦细。去知、柏，加菟丝子20g，淫羊藿6g，肉苁蓉20g，以稍助肾阳。嘱再服10天。

三诊：患者诸症好转，有少许带下；舌红润，苔薄白，脉弦细。此为阴精渐充之征。宜滋养肝肾，佐以活血通经。

处方：生地黄20g，麦冬12g，女贞子15g，菟丝子20g，怀山药20g，丹参15g，桃仁12g，茺蔚子15g，鸡血藤30g，山楂12g，麦芽30g。服7剂。

四诊：服药后患者月经来潮，但胃纳渐进，舌脉同前。拟继续按滋阴、助阳、活血三法治疗。调治3个月后，患者月经开始来潮，量少，色鲜红。乳房稍丰满，乳晕转淡红，体重增加，性情亦较开朗。

其后继续调治半年余，患者月经来潮数次，但周期较长。嘱用六味地黄丸、乌鸡白凤丸等继续滋肾调经。2年后随访，身高、体重有增长，形体稍丰满，月经周期40~50天，唯经量偏少。

诠解：闭经原因复杂，有虚有实，而以肾虚、血虚或虚实夹杂者居多，纯实者少。原发性闭经多因先天肾气不足，天癸不至，冲任不盛，以致血海空虚，无余以下，经闭不行。

本案患者年逾18岁，月经未来潮，且形体发育较差，第二性征不明显，并有阴虚阳亢的脉证。此乃先天不足、肝肾阴虚、天癸不至之原发性闭经。既有阴虚内热，又因热灼阴血，以致瘀热互结，阻滞冲任。本虚而标实。治宜滋养肝肾以培其本，佐以清内热、活血脉而治其标。不可一味地活血通经，以见血为快。若犯虚虚之戒，重损其阴，则治之愈难。

调经之法，贵在补泻有时。肾之阴阳调和，天癸依期而至，任通冲盛，子宫藏泻有度，是正常月经的保障。对闭经的治疗，也要根据月经周期调节的规律，调理阴阳、气血的节律。应循天癸所至之期，以及子宫藏泻的规律，攻补兼施，使肾阴与肾阳平衡，精血充沛，冲任通盛，月经按期来潮。这是周期治疗的依据。

治疗的第一阶段重在滋阴，以增液汤合二至丸滋养肝肾，增其津血，太子参、山茱萸、怀山药益气养阴，滋润肝脾；知母、黄柏清虚热。暂不予活血通经。第二阶段着重使阴阳互生，达到新的平衡。待燥热渐消，则去知母、黄柏，加菟丝子、肉苁蓉以平补肾阴阳，少佐淫羊藿以稍助肾阳，取其“阳中求阴”之意，使“阴得阳升而源泉不竭”。仍未能活血通经。当肾阴渐复，精血渐充，则进行第三阶段的治疗，在填补阴精的基础上，加丹参、桃仁、茺蔚子等活血化瘀之品以通经下行。若经血未通，乃天癸未至，精血仍未盛满，不可强通之。宜继续滋养肝肾，做第二、三轮的周期治疗，使天癸至、冲任通盛，血海由满而溢，则月经来潮有期。

医案3：杜某，女，39岁，已婚，医院职工。

初诊：1973年6月29日。

患者曾足月顺产两胎。近年余经前后头顶痛，口舌生疮，经后面目虚浮，胃纳差，平素血压偏低，曾患美尼尔综合征。月经周期常提前4~5日，量中等，末次月经为6月24日。现经水适净，面色较黄；舌淡红、苔薄白，脉细弱。诊断：经行头痛，经行口糜。辨证：血虚肝旺，虚火上炎，兼有脾虚。治则：滋肾养肝为主，佐以健脾益气。

处方：熟地黄15g，生地黄15g，女贞子15g，怀山药25g，党参15g，太子参15g，甘草6g，生龙骨30g。3剂，每日1剂。冰硼散1瓶，蜜调外涂口舌溃烂处。

二诊：7月27日。患者本次月经刚净2日，口舌生疮较前减轻，但头痛仍剧，至今为止，舌心红，脉弦细。治则：滋肾益阴，佐以平肝潜阳。

处方：熟地黄15g，生地黄15g，黄精30g，枸杞15g，白芍12g，怀山药15g，杭菊花10g，钩藤15g。4剂，每日1剂。

三诊：8月10日。患者月经将潮，烦躁，口微苦，唇舌各有一溃疡面，颠顶痛稍减；舌苔微黄，脉弦细。治宜滋肾柔肝养血。

处方；生地黄25g，黄精30g，桑椹子15g，怀山药20g，白芍15g，郁金12g，桑寄生20g，制首乌15g。4剂，每日1剂。

四诊：10月5日。近2个月来，患者经前服上方加减5~6剂，经前后头顶痛显著减轻，口舌生疮已除。仍守前法。

处方：熟地黄20g，黄精30g，女贞子15g，白芍12g，制首乌25g，天麻9g，白芷9g，怀山药20g，陈皮5g，生龙骨30g。4剂，每日 1 剂。随访无复发。

诠解： 血虚肝旺，火热乘心，则口舌生疮；脾胃虚弱，则胃纳差。故治则为滋肾养肝，健脾益气。方中熟地黄补血养阴，填精益髓；生地黄清热凉血；女贞子补益肝肾，清虚热；怀山药补脾养胃，生津益肺，补肾涩精；党参补中益气，健脾益肺；太子参补益脾肺，益气生津；生龙骨重镇安神；甘草调和诸药。二诊时患者口舌生疮较前减轻，但头痛仍剧，舌心红，脉弦细，故治则为滋肾益阴、平肝潜阳。方中熟地黄补血养阴，填精益髓；生地黄清热凉血；黄精补气养阴，健脾润肺，益肾；枸杞补肝益肾；白芍补血柔肝，平肝止痛；怀山药补脾养胃，生津益肺，补肾涩精；杭菊花疏散风热，平肝明目，清热解毒；钩藤清热平肝，息风止痉。三诊时患者仍烦躁，口微苦，口糜，头痛减轻，舌苔微黄，脉弦细，故治则为滋肾柔肝养血。方中生地黄清热凉血；黄精补气养阴，健脾润肺，益肾；桑椹子滋阴补血，明目生津；怀山药补脾养胃，生津益肺，补肾涩精；白芍补血柔肝，平肝止痛；郁金行气化瘀，清心解郁，活血止痛；桑寄生益肝肾，强筋骨；制首乌补肝肾，益精血。四诊时患者月经前后头痛显著减轻，无口糜，仍守滋肾柔肝养血之法。方中加用女贞子补益肝肾，清虚热；天麻息风止痉，平肝潜阳，祛风通络；白芷通窍止痛，活血排脓，生肌止痛；生龙骨重镇安神。

医案 4：吴某，女，20 岁，未婚，服务员。

初诊：1976 年 10 月 29 日。患者 15 岁月经初潮，月经先后 1 周不定。近年来每于经前及经期烦躁易怒，悲伤欲哭，性情孤僻，不能控制；伴心悸，失眠多梦，健忘，头顶痛，面目及四肢轻度浮肿，纳欠佳，溺黄等；末次月经为 10 月 22 日；舌淡红有瘀点，苔微黄，脉沉细。诊断：经行情志异常。辨证：肝郁气滞，肝气横逆犯脾。治则：疏肝解郁，佐以健脾。

处方：郁金 12g，佛手 12g，丹参 15g，茯苓 25g，夜交藤 30g，白蒺藜 12g，泽泻 15g。每日 1 剂。

二诊：11 月 19 日。患者月经届期，前症又现。治以疏肝解郁，养血通经。

处方：郁金 12g，白芍 15g，丹参 15g，合欢皮 12g，夜交藤 30g，甘草 6g，怀牛膝 15g，茯苓 25g，桑寄生 25g。每日 1 剂。

三诊：12 月 10 日。患者末次月经 11 月 26 日来潮，前症稍减，但面目和四肢仍有轻度浮肿，时有腹胀；舌淡红、尖有红点，苔薄白微黄，脉沉细。虽肝郁稍解，但脾伤未复，仍需疏肝健脾。

处方：郁金 12g，青皮 6g，丹参 12g，白术 12g，茯苓 25g，桑寄生 30g，夜交藤 30g，泽泻 12g。每日 1 剂。

四诊：12 月 31 日。药后患者经前诸症显著减轻，但睡眠仍较差；舌淡红、苔白，脉弦稍滑。仍守前法，佐以宁神之品。

处方：郁金 12g，百合 25g，香附子 10g，丹参 12g，白芍 15g，白术 12g，茯苓 25g，甘草 6g，夜交藤 30g。每日 1 剂。

五诊：1977 年 1 月 21 日。患者月经应期来潮，现经行第 2 日，前症悉除，自觉心情舒畅，眠纳均佳，仅有面目轻浮；舌脉同前。守前法以善其后。

处方：香附子 10g，白芍 15g，茯苓 25g，郁金 12g，怀牛膝 15g，夜交藤 30g，川萆薢 20g，丹参 12g。每日 1 剂。

随访 2 年余，未见再发。

诠解：本证一诊时病由情志所伤，肝失条达，肝气失和，又值月经期，经前及经期冲气较旺，肝气挟冲气上逆，扰乱心神，故症见烦躁易怒，悲伤欲哭，性情孤僻，不能控制，心悸，失眠多梦，健忘；肝气乘脾，脾失健运，则症见纳欠佳；肝经与胆经相互络属，两者在生理和病理上存在着密切的联系，肝胆相表里，肝病传胆，胆汁运化失常，故症见溺黄。基本治则为疏肝解郁，佐以健脾。方中郁金活血止痛，行气解郁，清心凉血，利胆退黄；佛手疏肝理气，和胃止痛；丹参祛瘀止痛，活血调经，清心除烦；茯苓健脾和胃，宁心安神；夜交藤养心安神；白蒺藜平肝解郁；泽泻助诸药补而不燥。二诊续以疏肝解郁、养血通经之法。原方中加用白芍补血柔肝，缓急止痛；合欢皮解郁，和血宁心；怀牛膝活血散瘀；桑寄生益肝肾。三诊时患者虽肝郁稍解，但脾伤未复，仍疏肝健脾。方中加用青皮疏肝破气，消积化滞。四诊时患者睡眠仍较差，故加重宁神药夜交藤剂量。五诊时患者各个症状明显好转，维持原方。

医案 5：蔡某，女，25 岁，未婚。

初诊：1975 年 12 月 17 日。主诉：经行口鼻出血，伴腹痛。患者 13 岁月经初潮后，周期基本正常，有痛经史。自 23~24 岁，偶有几次经前鼻衄，几滴而止，诊为倒经，经服中药而愈。1975 年 9 月 25 日正值经前，下夜班午睡后，突然大量鼻衄，从口鼻中涌出，色鲜红夹有血块，即到广州某医院急诊。一昼夜中经注射药物和填塞鼻腔处理未能止血，入该院五官科住院。检查：鼻中隔左侧前下方有糜烂面，有大量血液涌出。内科会诊认为鼻出血与内科关系不大。入院后 6 日，共鼻衄约 2000mL，输血 600mL。住院 18 日鼻衄暂止而出院，出院诊断为“代偿性月经”。自从 9 月大量鼻衄后至今未愈，月经周期不定，经量减少，经色深红，痛经。昨日下午鼻衄，量少，经行第 3 日，未净，量不多，色暗红；睡眠欠佳，纳差，疲倦，面色晦黄，唇暗；舌暗尖红、边有瘀斑，苔白微黄厚腻，脉弦滑。诊断：经行吐衄。辨证：肝郁化火，火气上逆，兼有脾虚湿郁。治则：清肝降火，引血下行，佐以健脾化湿。

处方：生地黄 15g，怀牛膝 15g，牡丹皮 9g，黑栀子 9g，赤芍 9g，丹参 12g，佛手 12g，山楂肉 15g，绵茵陈 15g，藿香 6g。3 剂，每日 1 剂。

二诊：12 月 27 日。患者服药后胃纳转佳，睡眠好，但头晕；舌暗红稍淡、苔薄白，唇暗，脉滑略弦。服上方脾湿稍化，除继续引血下行外，兼养血和肝。

处方：干地黄 25g，白芍 15g，怀牛膝 15g，丹参 12g，黑栀子 12g，山楂子 15g，赤芍 9g，香附 9g，桑寄生 20g。4 剂。

三诊：1976 年 1 月 14 日。患者月经 9 日来潮，现未净，12 日衄血 20mL 左右；面色仍稍晦黄，唇暗红；舌有瘀斑，苔白微黄腻，脉弦滑。仍守前法，并加强疏肝之品。

处方：柴胡 6g，茯苓 25g，白芍 12g，白术 12g，黑栀子 9g，牡丹皮 9g，丹参 12g，怀牛膝 12g，桑寄生 15g。3 剂。

四诊：2 月 11 日。患者末次月经 2 月 6~10 日，量较前几次稍多，色暗红有血块，经期中仅有少许血丝从鼻孔流出；心烦不安，胃纳欠佳；舌尖红、边有瘀点，苔白略厚，脉弦滑。治则如前。

处方：怀牛膝 15g，丹参 15g，茯苓 20g，白术 12g，白芍 12g，佛手 12g，桑寄生 15g，干地黄 20g，黑栀子 9g。4 剂。

五诊：3 月 15 日。患者月经将潮，今日自觉喉中有血腥味，但未见鼻衄，自觉胸胁和小腹胀痛，夜寐不宁；舌淡暗、边有瘀点，苔白略腻，脉弦滑。肝气尚郁，兼有瘀滞。治法除继续引血下行外，加强解郁行气化瘀之品，以巩固疗效。

处方：丹参 12g，怀牛膝 15g，黑栀子 12g，牡丹皮 12g，桃仁 12g，郁金 12g，茯苓 20g，白芍 15g，山楂肉 15g，青皮 9g。4 剂。

六诊：6 月 12 日。末次月经 5 月 25 日，5 日干净，量中等，色深红，痛经减轻，无鼻衄，仅于经后自觉喉中有血腥味；舌尖红、质淡暗，苔白，脉细弦略滑数。守前法。

处方：丹参 12g，怀牛膝 15g，黑栀子 9g，茯苓 25g，生地黄 20g，白芍 20g，怀山药 15g，车前子 15g，香附 9g。5 剂。

七诊：9 月 22 日。患者近几个月来已无鼻衄，也无自觉喉中血腥味，痛经减，腰痛已瘥，精神好，胃纳可，月经正常，末次月经 9 月 16 日，量中等，面色红润；舌淡暗稍红，苔白略腻，脉弦滑。

处方：丹参 15g，怀牛膝 15g，黑栀子 9g，茯苓 25g，怀山药 15g，甘草 3g，北沙参 15g，女贞子 15g，旱莲草 15g。4 剂。

诠解：肝主疏泄，喜条达，恶抑郁，若肝气失司，则郁结不顺，郁而化火，火气上逆，则经行吐衄；兼有脾虚湿滞，则纳差、疲倦、面色晦黄等。故基本治则为清肝降火，引血下行，佐以健脾化湿。方中生地黄清热凉血，益阴生津；怀牛膝活血散瘀，祛湿利尿，清热解毒；牡丹皮清热凉血，活血散瘀；黑栀子泻火除烦，清热利湿，凉血解毒；赤芍清热凉血，活血祛瘀；丹参祛瘀止痛，活血调经，清心除烦；佛手疏肝理气，和胃止痛；山楂肉活血散瘀；绵茵陈清热利湿；藿香祛暑解表，化湿和胃。服药后患者吐衄之症有所缓解，随后继续遵循此法，在此方基础上加减，症状明显缓解。

十一、王大增医案

（一）人物简介及学术思想

王大增，男，1924 年 6 月生，浙江鄞县（今宁波市鄞州区）人。现任上海中医药大学附属龙华医院妇科顾问、教授、主任医师。首批上海市名中医，享受国务院政府特殊津贴专家。

王大增教授在学术上强调治妇女病重在治肝，认为凡是生育期妇女生理上恰逢天癸至到天癸竭这一经、孕、产、乳的重要阶段，心理上渐趋成熟，但由于这一阶段各方面的压力亦较大，故情志极易不畅，病理上容易出现肝失疏泄之证，临床上多表现为乳房乳头胀痛、心烦易怒、胸胁胀痛等经前期紧张综合征，以及月经失调、不孕症、阴部瘙痒等症，而上述诸症又均表现在足厥阴肝经循行部位。临床遣方用药常以四逆散、柴胡疏肝散、丹栀逍遥散、金铃子散等疏肝解郁、理气调血之方，灵活加减应用，效果极佳。他亦强调重视脾胃气血生化之源在妇女经、带、产、乳生理及病理方面的重要作用，并注意脾胃之调养，认为行经期禁用苦寒辛散之药，饮食亦是如此，倘脾胃失健，滋腻重浊之品亦当避用。其常在滋阴养血方药中适当佐以理气或助消化的药物，如陈皮、枳壳、山楂、神曲、砂仁、谷芽、麦芽、鸡内金、佛手柑之类，使补而不滞、滋而不腻，无碍胃之弊。治妇女病及手术、产后调养时处处顾及脾胃后天之本，气血生化之源。此外，他在用药时也非常重视气与血的关系，常将调气药与和血药相配伍。他还非常重视中西医结合，在辩证的同时也参考现代科学技术的检查结果等，以便能更精确深入地了解病情。[陈锦黎．王大增教授治疗妇科疾病经验．湖南中医杂志，2004（3）：27-28.]

（二）医案

医案1：陈某，女，31岁，已婚。

初诊：1994年2月8日。主诉：月经超前3年。现病史：患者1992年始月经惯常超前5~7天，甚则超前10余天，量多，色深红，质稠；常伴心烦易怒，口干欲饮，大便干结，小溲黄赤；舌质偏红，苔薄，脉细数。

月经初潮14岁，经期7天，月经周期21天左右，量多，色鲜红，质稠。末次月经1994年1月19日。生育史：1-0-3-1/2+岁，未避孕。白带不多。诊断：月经先期（血热型）。邪热伏于冲任，迫血妄行，致经来先期，量多；治拟清热凉血调经。

处方：荆芥穗9g，黄芩9g，当归9g，丹参9g，生地黄、熟地黄各15g，赤芍、白芍各9g，牡丹皮、丹参各12g，生大黄（后下）6g。7剂，水煎服。

二诊：2月15日。患者药后大便通畅，经水将临，拟继守原意，奇效四物加减，以正周期，减少经量。

处方：当归9g，黄芩30g，生地黄、熟地黄各15g，白芍9g，阿胶（冲）9g，艾叶炭4.5g，黄芩9g，熟大黄炭6g，香附9g。5剂，水煎服。

三诊：2月22日。服上药后，患者诸症轻减，月经17日来潮，血量减少，苔薄如前。诊断：月经先期（肝气郁结型）。拟归脾汤加减，以健脾固本、摄血调经。

医案2：陈某，20岁未婚。

初诊：1994年5月。主诉：经来先期半年。现病史：患者初潮16岁。近半年经来先期，甚则半月一行，量多夹块，色紫红；小腹坠胀，头晕心烦，夜寐欠安，神疲乏力。刻诊正值经期，腰酸背楚，小腹坠胀，心烦易怒，面部痤疮；舌红少津，脉细弦数。为肝郁化热，蕴伏血分，热迫血行；治拟疏肝清热，凉血止血。末次月经5月7日。

处方：牡丹皮9g，焦山栀9g，当归9g，白术、白芍各9g，云茯苓9g，黄芩9g，阿胶（冲）9g，熟大黄炭6g，香附9g，木香9g。5剂，水煎服。

二诊：5月12日。药后患者经量明显减少，血块较既往减少，小腹坠胀亦较前减轻。再拟原方出入。原方去熟大黄炭，继服7剂。继之以归脾汤加减调治，直到月汛来潮。

三诊：6月2日。患者月汛来潮，此次为28天，量明显减少，月经周期正趋正常。

医案3：王某，女，29岁未婚。

初诊：5月2日。患者月经先期5年。近半年来常二旬一至，或一月两潮，量多色红，有小血块；形瘦色萎，神疲乏力，但寐欠安。现正值经期，带下量多。舌淡，苔腻略黄。证属脾失统摄，带脉失约。治拟健脾益气除湿固带。15岁初潮，经期4~5天，月经周期20~30天，量多，色红，有块，LMP5.2。诊断：月经先期（气不摄血）。

处方：黄芪30g，党参9g，白术9g，茯苓9g，炙甘草9g，黄芩9g，生米仁9g，淮山药12g，椿根皮9g。5剂，水煎服。

二诊：5月9日。患者药后经量减少，精神渐佳，拟健脾益气，充血调经。

处方：黄芪15g，肉桂1.5g，党参9g，白术9g，茯苓9g，炙甘草9g，当归9g，川芎4.5g，生地黄、熟地黄各15g，白芍9g。14剂，水煎服。

三诊：患者月经来潮，此次距上次为26天，周期渐臻正常，诸症悉除。拟益母胜金丹，调经止血以顺其势。

处方：当归9g，川芎4.5g，赤芍、白芍各9g，丹参9g，香附9g，白术9g，益母草15g，黄芪15g。5剂，水煎服。

四诊：随访3个月，患者月经周期正常，经量亦明显减少。

诠解：月经先期以血热者为多，血热又分实热和虚热。每多虚实夹杂，虚证多心脾两虚，心主血脾统血，脾为心之子，脾气既虚，则赖心气以自救，外则心气亦伤，以致心脾气虚。临床上若以心脾两虚所致心无所主，脾失统摄的月经先期，则多以归脾汤加减健脾益气、宁心益志、调摄冲任。若因热伏冲任，迫血下行，以致月经提前而至，则用荆芩四物汤、奇效四物汤以凉血清热调经。若郁怒伤肝，木火妄动下扰血海，迫血妄行，使月经先期者，以丹栀逍遥散清肝解郁调经。

医案4：王某，女，32岁，已婚。

初诊：1993年9月6日。主诉：月经量多年余。现病史：患者素禀不充，1年前曾做人工流产，俟后月经量多，色淡质薄，无块；伴神倦乏力，头晕心悸，气短懒言，纳谷不香，大便不实。刻下已经行3天，量仍多，腹有微胀，抚之觉舒；诊脉细弱，舌淡苔薄白。诊断：月经过多（脾气虚弱型），月经失调；证属脾虚气陷。治拟益气摄血，补血养营。

处方：黄芪30g，党参9g，白术9g，茯苓9g，炙甘草9g，当归9g，白芍9g，阿胶（冲）9g，艾叶4.5g，熟大黄炭6g。5剂，水煎服。

二诊：患者月经已净，仍感神疲乏力。宜扶脾养营。原方加肉桂1.5g，升麻6g。

此后，经期即以一诊方化裁，经后以二诊方加减，均服5~7剂。平素以归脾丸缓调，治疗3个月后，经量减少，恢复正常。

诠解：月经量多，系指周期一般正常，而经量较多者，但临床上月经量多多与月经先期相伴。本病多因冲任不固，血海失藏所致，产生原因以血热、血瘀、气虚为多见。本例患者素体虚弱，兼之人流后，冲任失损，脾失统摄，故以四君合胶艾四物健脾益气、摄血止血，平素则以十全大补或归脾丸以缓图其效。

医案5：杨某，女，24岁，未婚。

初诊：1996年1月30日。患者初潮14岁，月经正常。从1990年开始月经不调，有时闭经，去年1月、8月、11月行经三次，6天净。现又闭经两月余，下腹作痛；舌苔薄白，边有齿印，脉象细软。诊断：月经先后无定期，无排卵月经失调；证属气血两虚，冲任失调。治以补气血，调冲任。

处方：当归9g，白芍9g，生地黄、熟地黄各15g，川芎6g，党参9g，白术9g，茯苓9g，炙甘草9g，泽兰9g，茺蔚子9g，香附9g，生牡蛎9g。14剂。

二诊：2月16日。上药服9剂，患者月经于2月13日来潮，色量正常，今日未净，少腹未痛，夜未少寐；舌红脉细。治拟补气养血，佐以安神。

处方：党参9g，黄芪15g，白术9g，茯苓9g，当归9g，生地黄、熟地黄各15g，炒枣仁9g，炒远志9g，广木香9g，香附9g。7剂。

诠解：月经先后无定期，主要原因是由于肝脾两虚，冲任失调，肝主藏血，脾主统血，如脾虚不能统血，则月经先期；若肝虚则血无以下注于冲脉，故月经后期。治法应当补肝脾，调冲任，使藏统渐复，则冲任得调，月经血能正常。此例属于月经先后无定期，主要病因由于气血两虚，冲任失调；故治法以补气血、调冲任使月经自调，才能如期来潮。

医案6：屠某，女性，18岁。

初诊：1996年2月26日。主诉：月经失调5年。现病史：患者初潮始月经不规则至今已5年，月经非时而下，量少，色红，近2次月经均为黄体酮撤退性出血；纳可，大便难，间日一行；舌质偏红，苔薄，脉细弦。月经初潮13岁，经期4天，月经周期不定时，量少，末次月经1月18~24日。诊断：崩漏（脾胃不足），青春期功血。此乃心脾两虚，统摄无权，心无所主。拟补益心脾，调理冲任。

处方：当归9g，黄芪15g，党参9g，白术9g，茯苓9g，香附9g，远志9g，炒枣仁9g，木香9g，生地黄、熟地黄各15g，丹参15g，艾叶9g。7剂。

二诊：3月4日。药后患者面部痤疮渐净，大便通畅。仍拟调理冲任。

处方：当归9g，川芎9g，赤芍、白芍各9g，生地黄、熟地黄各15g，丹参15g，香附9g，艾叶9g，益母草15g，虎杖9g，决明子15g，木香9g，红花9g。14剂。

三诊：3月18日。患者昨晚经转，量不多，色鲜红。拟方温通。

处方：黄芪15g，肉桂3g，当归15g，川芎9g，赤芍9g，熟地黄15g，桃仁9g，红花9g，丹参15g，香附9g，益母草15g，月月红4.5g，木香9g，川牛膝9g。5剂。

四诊：3月25日。患者此次月经3月17~22日，量增多，色红，形寒肢冷，苔脉如前。治拟补益肝肾，调摄冲任。

处方：黄芪15g，肉桂3g，当归15g，党参9g，白术9g，生地黄、熟地黄各15g，鹿角片9g，龟甲15g，丹参15g，香附9g，艾叶9g，白芍9g，山茱萸9g，淮山药9g。14剂。

五诊：4月22日。患者经治按时来潮，基础体温双相，经量增多。仍以原方加减出入调治。

随访2个月经周期，均按时来潮。

诠解：本案重在调理脾胃，使纳谷增加，运化健旺，而化源自充；滋养心肾，使水火既济，冲任固守，而血自循经。

医案7：许某，女，49岁，已婚。

初诊：1995年1月2日。主诉：月经淋沥半月余。现病史：患者近1年来月经愆期，行经则延久不止，量多色暗，夹血块，伴小腹隐痛，胸闷心悸，汗出轰热，夜寐梦多，便干，西医诊断为“更年期综合征”。刻下经行半月余，已肌内注射“丙睾”，8针未见效。舌质偏红，苔薄，脉细弦。诊断：崩漏（心肝火旺），更年期综合征。乃阴血不足，心肝火旺，血得热则妄行。拟养血滋阴，清心平肝，调摄冲任。

处方：黄连 3g，麦冬 9g，白芍 9g，黄芩 9g，当归 9g，生地黄、熟地黄各 15g，川芎 4.5g，阿胶（冲）9g，艾叶炭 4.5g，甘草 9g，丹参 15g，黄芪 15g，熟大黄炭 9g。7 剂。

二诊：患者漏下已止，胸闷心悸较前改善。此乃失血日久，精气亏损。治拟补脾益肾，养血调经，而复冲任之损。

处方：黄芪 15g，党参 12g，白术 9g，当归 9g，川芎 9g，白芍 9g，生地黄、熟地黄各 12g，黄连 1.5g，甘草 9g，丹参 12g，菟丝子 9g。7 剂。

此后又以上方加减续服 10 剂，诸症悉除。于 2 月 3 日月经来潮，行经 5 天，色量均可。

诠解：崩漏是指经血非时暴下不止，或淋沥不尽，前者称崩中或经崩，后者称漏下或经漏。崩漏的主证是血证，故辨证当根据出血的量、色、质变化，参合舌脉及发病的久暂，辨其虚、实、寒、热。此外，患者不同的年龄阶段，亦是崩漏辨证的重要参考。青春期患者多属先天不足，王大增教授善从心脾调治；育龄期妇女多见肝郁血热，王师善从肝脾调治；而更年期妇女多因肝肾不足、心肝火旺所致，王师善从心肝调治。本案王师即从清心平肝、养血滋阴调治冲任，使火得泻，阴血得充，则月事按时而下，诸症见瘥。本案还本着“急则治其标，缓则治基本”的原则，灵活掌握寒流、澄源、复旧法，漏下止后，则宜健脾固冲任、滋肾调肝，以缓图其功。

医案 8：肖某，女，16 岁，未婚。

初诊：1995 年 7 月 21 日。主诉：月经紊乱半年。现病史：患者初潮 11 岁，4 年多来月经延期不准，近半年来经期紊乱，每月数见，淋沥而下，几无宁日，血量时多时少，颜色时鲜时紫，或夹黑色血块；伴见少腹胀痛，腰酸乏力，气短心慌，寐少梦多，纳谷不馨，颜面浮肿，午后低热，腋下体温在 37.5~37.8℃之间，二便尚可，偶有白带；舌质偏红，咽干苔薄腻，脉细数。诊断：崩漏（瘀血夹热），青春期功血。证属肾虚肝旺，气滞血瘀。治拟滋阴凉血，理气化瘀。

处方：当归 12g，桑寄生 12g，川续断 9g，生地黄 9g，牡丹皮 9g，青蒿 9g，赤芍 9g，刘寄奴 9g，川芎 9g，香附 9g，艾叶炭 6g，凌霄花 4.5g，茜草 9g。3 剂。

二诊：7 月 24 日。上方服后，患者下血量多，夹黑血块，腹痛逐消，低热有降，但仍淋沥不止，余症如前；脉细数，苔腻渐退。此瘀热初清、瘀血渐行之象，拟益肝肾固冲任。

处方：当归 12g，续断 9g，杜仲 9g，山茱萸 15g，炙黄芪 15g，阿胶（冲）9g，海螵蛸 9g，五味子 6g，丹参 15g，刘寄奴 9g，香附 6g。3 剂。

三诊：患者下血已止，低热已清，二便如常，纳谷有加，唯腰酸力乏，睡眠梦多，且有白带；脉细略数，苔薄白。拟补脾胃，养心安神。

处方：杜仲 12g，续断 12g，桑寄生 12g，狗脊 12g，淮山药 15g，炙黄芪 15g，白术 9g，茯苓 9g，炒枣仁 9g，首乌藤 9g，阿胶（冲）9g，海螵蛸 9g，生牡蛎 30g。5 剂。

四诊：上方服后，患者夜寐得安，白带已止，低烧未作，腰酸力乏诸症悉平。为防止今后经期复发，拟服下方。

处方：当归 15g，白芍 12g，茜草 9g，刘寄奴 9g，益母草 15g，川芎 9g，香附 9g，牡丹皮 9g，续断 9g。嘱下次经期服此方，每日 1 剂，至经净停服。

守上方调理两个月经周期，逐渐停药，尔后月经又次，均获正常。

诠解：本例久患漏下，色紫有块，少腹胀痛，乃相火妄动，血海失藏，离经之血阴滞胞宫所致。由于血去过多，阳失阴荣，故见低烧；血不滋脾，故气短乏力、面肿心慌；血不养肝，魂失所藏，故夜寐多梦；血不化精，骨髓不充，故腰膝无力。初诊以续断、凌霄花、桑寄生、生地黄、牡丹皮、青蒿等滋阴补肾、清热凉血，使血足而火自消；香附、川芎、刘寄奴、赤芍等理气活血、化瘀通络，使血调而经自顺。俟热清瘀行，则补肝肾，固冲任，以为求本之计，因肝为女子之先天，肾为生血之根源，肝肾充沛，冲任得固，则崩漏无再发之虞。三诊转益心脾，启动后天，而复其旧。

十二、何子淮医案

（一）人物简介及学术思想

何子淮（1920—1997），字文瑞，浙江杭州人，出身于中医世家。其祖父何九香先生为江南钱氏女科第十九世医钱宝灿亲授弟子，深得其传，晚清即名闻杭城。其父亲何稚香继承衣钵，精研岐黄，擅长中医妇科，誉满沪杭。其幼承庭训，13 岁起即侍诊于先父左右，为继承祖业，1934 年考入浙江中医专科学校，1937 年转入上海新中国医学院就读，更得当时院长朱小南先生亲临教诲，受益匪浅。在半个多世纪的从医生涯中，其在临床、教学、科研实践中勤学不倦，博采多闻，逐渐形成了独具风格的何氏女科。编著出版《何子淮女科经验集》《各家女科述评》等专著。

在学术上，何老治疗妇科疾病的方法可归纳为“调冲八法”，内容为：疏肝理气法、清肝凉血法、温里散寒法、化湿调冲法、活血化瘀法、益气调冲法、补养充源法和平肝滋肾法。[厉瑾．何子淮治妇科疾病“调冲八法”．浙江中医药大学学报，2008，32（2）：229-230.]

（二）医案

医案 1：陈某，女，34 岁，工人。

出诊：患者 3 个月前月经逐月延期，量少色淡，2 天即净。大便溏薄，服营养之品，便次增多，消瘦易倦。病起于 4 年前产后饮食不节，损伤脾胃。苔薄舌胖，脉沉细。辨证：元阳已虚，脾胃生化无源。治则：健脾和胃，以充化源。

处方：炒党参、焦冬术、茯苓各15g，炒扁豆、炒谷芽、炒麦芽各12g，怀山药24g，砂仁3g，陈皮4.5g，炙甘草6g，红枣7枚。5剂。

二诊：患者便转干，纳转香。原法续进5剂。

三诊：患者月经准期来潮，量仍不多。原方加养血品辅助。

经过3个月调理，患者的胃肠功能恢复，体重增加，月经量尚少，再投补养调冲。

处方：巴戟天、补骨脂各9g，菟丝子30g，仙灵脾15g，党参、当归、炒白芍、炒白术各12g，炙甘草5g。

经过半年治疗，患者诸症痊愈，形体转健。

诠解：由于患者4年前产后饮食不节，导致脾胃损伤，之后由于失治误治，脾胃损伤进一步加重；经期延长是因脾胃受损，脾主统血，血失统摄，故在经期迁延；患者大便溏薄，服营养之品，便次增多，消瘦易倦，为脾胃虚弱，生化无权，脾胃虚弱则纳食无力，饮食物无以化生生命所必需的营养物质，机体失于濡养，故见消瘦易倦。治疗时用党参、焦冬术、茯苓、扁豆、谷芽、麦芽以健运脾胃益气，又谷芽、麦芽主消食，防止滋补药壅滞引起食滞；山药为平补之品，既健脾助胃，又能补益肾气，滋先后天之气；红枣健脾益气养血，女子以血为用，经期当考虑补血；砂仁、陈皮健脾理气，防补益药滋腻太过，壅滞气机。上方即健脾补益药与理气药同用，共助扶助正气。三诊见经期准期而至，量不多，因患者之前脾胃虚弱，当考虑血虚，故在原方的基础上加上补血的药物。四诊辨证胃肠功能已健，然月经仍少，故选后天、先天并补。巴戟天、补骨脂、菟丝子、仙灵脾均为补肾药，党参、当归、白术为补益后天之药物，当归又善补血，炙甘草既能健脾，又调和诸药，加强疗效。

医案2：姚某，女，37岁。

初诊：1974年8月25日。患者生育第二胎，又行人工流产术两次（末次于 1972 年 12 月），以后渐见经来量多，夹块，作痛。曾用中西医药治疗，可取一时效果，停药后仍复原样，行经拖延 10 余日，有时净后带来夹红。经妇科检查，诊断为“子宫内膜增生症（不规则成熟）”。本次经行第 2 天，量多，小腹按之痛，血块大，色紫褐；舌边紫暗，脉来弦涩。辨证：瘀热蕴滞下元。治则：活血化瘀，荡涤胞络。

处方：自拟血竭祛瘀生新汤。组成：血竭 4.5g，大黄炭 9g，延胡索 9g，槐木花 9g，血余炭 9g，赤芍、白芍各 9g，失笑散 9g，丹参 15g，当归炭 24g，藕节 30g。

二诊：1974 年 8 月 27 日。药后患者块下更多，腹痛时或减缓。仍以祛瘀生新渐进。

处方：血竭 9g，大黄炭 9g，小蓟 9g，地榆 9g，当归炭 15g，炒白芍 15g，仙鹤草 30g，藕节 30g，炙甘草 6g。

三诊：8 月 31 日。服药后患者块下仍多，血量减少，似有净状，按之腹不痛，精神也转佳。块下痛除，瘀阻已去，继以养血调冲。

处方：炒当归 15g，焦白术 15g、补骨脂 15g，炒白芍 12g，狗脊 12g，党参 12g，炙黄芪 9g，怀山药 24g，川断 24g，炙甘草 6g。

四诊：9 月 19 日。患者月经已有来潮之感。慎防量多崩下，再以养血调冲观察。上方去党参、黄芪、白术、山药、补骨脂，加丹参、仙鹤草各 15g，艾叶炭 2.4g。

五诊：9 月 22 日。患者服药两天，经来量不甚多，未见块下，色鲜红，无腹痛。仍以益气养血调经巩固。

处方：党参 15g，炙黄芪 15g，焦白术 15g，旱莲草 15g，炒白芍 24g，侧柏叶 24g，炒丹皮 9g，炙甘草 6g。

诠解：人工流产手术两次致患者体内气血损伤，瘀血内停，阻滞胞宫，经血非时而下，导致经期延长，月经带块。治疗当活血化瘀，以调经血。血竭、血余炭、赤白芍、失笑散、藕节活血化瘀；白芍补血，使活血不伤正；延胡索行气，助上药活血的功效；当归补血活血，炭用则又有止血的功效，防活血药物太过而致经血过多；大黄炭功在活血又能止血，与当归同用，加强疗效。二诊块下增多，腹痛得减，是为痛血证减轻的表现，然体内瘀血仍然存在，故治疗时当以活血化瘀药物配以补血的当归、白芍，以使旧血得消，新血得生。三诊见瘀血已去，当重调经血、养冲任。白术、党参、黄芪健脾益气，资后天使生血有源；补骨脂、狗脊、川断补肾阳助先天；山药既善健脾，又可养肾，是助养先后天之佳品。当归、白芍生血，使新血得生，经血化生有源。四诊月经即将来潮，当重在养血调经，又之前重在活血，为防出血量多崩下，适当加入少量的止血药物艾叶炭。五诊月经来潮，患者以上诸症无，当重在养血调经。

医案3：金某，女，21岁，工人。

初诊：患者先天不足，发育迟缓。17岁月经初潮，且每届衍期，甚至数月一行，量少色淡。经妇科检查，子宫幼小，女性第二性征发育欠佳。曾用西药行人工周期治疗数次，停药即闭，未能奏效。近4个月月经未潮，形体消瘦，腰酸带多，纳食不香，脉来细软无力。此乃禀赋弱于先，将摄失于后，肾气不充，经血内匮，天癸难至。治则：补肾填精。

处方：熟地炭、石楠叶、狗脊、白芍各12g，仙灵脾、菟丝子、丹参各15g，覆盆子、当归各9g，陈皮、炙甘草各5go

二诊：上方服半月，患者精神稍振，腰酸减轻，胃纳转增。经水虽未来潮，但小腹时有胀感，此属意中佳兆。前方参理气活血之品，以敦促经下。

处方：熟地炭、仙灵脾、石楠叶、炒川断各12g，菟丝子30g，枸杞、当归、丹参各12g，川芎、月季花、香附各9g，炙甘草6g。

三诊：屡进补肾调冲及活血行气之剂，患者经水来潮，色紫，仍伴腹胀腰酸乏力。此下焦虚寒之象，再拟温肾调理。

处方：紫石英、熟地炭、石楠叶、仙灵脾、菟丝子、覆盆子各15g，狗脊、韭菜子、枸杞各12g，辰麦冬9g，炙甘草6g。

经调理两月余，经水准时而下，色、量均可，精神振作。妇科复查，子宫已趋正常大小，阴毛增多，乳房渐见发育，形体也见转丰。嘱其经前间断服药，可望巩固疗效。

诠解：肾为先天之本，患者先天不足，发育迟缓，即为肾虚不能助养人体，导致女性第二性征发有迟缓，月经后期。腰为肾之府，肾虚则腰酸软；肾主闭藏，带下量多为肾虚藏泻失司。治疗当补肾填精益髓。仙灵脾、菟丝子、狗脊补肾气，以资先天；先天不足，精血乏源，导致血虚等证候，因此熟地炭、白芍、当归补血，熟地炭亦能填精益髓，滋养先天之精；丹参滋补肾阴；陈皮理气健脾，防诸滋补药物补腻太过而壅滞，同时助脾之健运，纳食增。二诊见诸症缓解，但经未来潮，小腹时有坠胀，治疗当理气活血调经。在补肾药的基础上，加上川芎、月季花、香附以理气调经，疏理气机，气行则经血按时而至。三诊月经色紫、腰酸，辨证为下焦虚寒，寒凝血瘀，用仙灵脾、菟丝子、覆盆子、狗脊、韭菜子温补肾阳，以祛下焦之虚寒；枸杞、熟地黄补血以调经血；辰麦冬滋阴，防温补药损伤阴津。本方为中医学辨证施治的经验方，药后诸症缓解，疾病得消。

医案 4：何某，女，17 岁，学生。

初诊：患者月事 15 岁初潮，量少色淡，常为一、二月或三、四月一至，净后少腹时感疼痛。近时来，经闭已达半年，小腹并无胀痛。患者面色不华，四肢倦怠，时有头晕腰酸，纳食无味，大便时溏；舌淡苔白，脉来细软。素体脾肾气弱，生化无源，渐致血虚无以充盈，经闭不下。治则：健脾益肾。

处方：以济生归脾丸方意加减。组成：炒党参 15g，炒白芍 12g，焦白术 9g，怀山药 9g，炒扁豆 9g，平地木 9g，川断 9g，仙灵脾 9g，当归 9g，茯苓 9g，橘皮 6g，橘络 6g，炙甘草 6g，远志 3g。7 剂。

二诊：药后患者胃纳转香，大便正常，腰酸减轻，精神转佳，少腹略有胀感，似有来潮之势。再以养血调经。

处方：熟地炭 12g，党参 12g，怀山药 12g，川断 12g，狗脊 12g，仙灵脾 9g，当归 9g，路路通 7 只，炙甘草 5g，川芎 6g。7 剂。

三诊：服药后患者月经已行，色、量正常，腹胀顿除。为巩固疗效，嘱平日服黑归脾丸，每日 30 丸，分 2 次吞。

诠解：脾为后天之主，脾虚则气血生化乏源，导致气血两虚，血虚无以充养于面，导致面色不华；脾主四肢，脾虚则肢软倦怠；脾主运化，脾虚则运化无力，纳食不足，故见纳食无味，大便时溏；肾主先天，腰为肾之府，肾虚则腰府失养，故见腰酸。治疗时根据中医学辨证施治，选用济生归脾丸。炒党参、白术、扁豆、茯苓健脾益气，脾气得健，后天得以充养；川断、仙灵脾、山药补肾气，滋养先天；白芍、当归养血补血，以调经血；远志用以治疗血虚导致的心神不安、心悸；橘皮、橘络理气健脾燥湿，调理气机，防诸药壅滞。复诊见药后胃纳香，说明脾虚症状消失，运化功能恢复正常，仍有肾虚的症状。山药、川断、狗脊、仙灵脾补肾阳；党参健脾益气，助上诸药滋补先天；熟地炭补血、填精益髓，补先天，炭用又可止血，防经期出血太多；当归补血活血；川芎行气活血，同熟地炭同用，一为止血一为活血，使止血不留瘀，活血不致气血妄行而伤正。三诊上药服用后，症状消除，然患者虽脾虚症状不在，但在平素应当注意饮食，同时服用中成药黑归脾丸以健脾运，助正气。

医案 5：颜某，女，33 岁，工人。

初诊：患者经行小腹剧痛、经量增多已 7 年余。妇科检查诊断为“慢性盆腔炎，子宫内膜异位症（?）”。经前下腹先感胀痛，经期痛甚，持续 2~3 天，需注射哌替啶（杜冷丁）方能缓解，经量多，色紫暗伴血块；苔薄，舌红边有紫点，脉弦数。适值行经前夕，收入住院观察。治则：化瘀行滞。

处方：血竭末（吞）1.5g，制大黄炭 6g，制没药 9g，赤白芍 9g，延胡索 12g，当归 12g，蒲公英 30g，广木香 4.5g，艾叶 4.5g，月季花4.5g，生甘草4.5g。5剂。

二诊：患者经水来潮，上方去月季花加炒川芎4.5g。续服4剂。

三诊：患者经痛明显减轻，量亦减少，净后出院。出院带药以清热解郁为主，佐以扶正药调理。

次月经行，再住院观察治疗，原方服6剂，仅有轻微痛感，经量正常，净后出院，调理善后。停药半年，随访痛经未复发，月经正常。

诠解：经前下腹胀痛，是为气滞所致，气滞则瘀血内停，阻滞胞宫，致月经量多色暗有块，治当活血化瘀。血竭末、制大黄炭、赤芍、没药、艾叶活血化瘀、调经血，大黄炭用意在止血，使活血不留瘀，化瘀不伤正；旧血不去新血不生，故用白芍、当归补血以促新血生，本病瘀血本在肝气郁滞导致的疼痛，故取白芍柔肝止痛之功；延胡索、木香辛香发散，行气活血，助活血药物化瘀；蒲公英为凉性药物，防温热药化火伤阴。二诊见经血来潮，守上方加减。三诊见患者症状明显减轻，然患者气滞日久，容易化火化热，故在经净后加上清热解郁药物以消诱因，病因消则疾病愈。

医案6：俞某，女，28岁，已婚。

初诊：患者人工流产术后淋红，拖达半月方净，腰酸下腹胀痛，带下移浊热臭明显，有时脓稠带中夹血丝，月经量多，7天后仍有咖啡样脓液不断。妇科检查：宫颈中度糜烂，有血行分泌物渗出。血象检查：白细胞12.8×10^9/L。辨证：湿热蕴结，日久化火致毒。治则：荡涤热毒瘀浊。

处方：墓回头、银花炭、牡丹皮各9g，大血藤、鱼腥草各30g，蒲公英、地榆炭各15g，制大黄6g，川连、甘草各3g。5剂。

二诊：患者服药后红除痛缓，带下仍多。血象检查：白细胞8.2×10^9/L。再拟祛浊除带，逐邪出腑。

处方：大血藤、白英、薏苡仁各15g，鸡冠花、扁豆花、白槿花、臭椿皮、车前草各12g，七叶一枝花9g，龙胆草1.5g，甘草

5g。服5剂，带水已减。

诠解：本案例为带下过多之湿毒蕴结，患者常临床表现为腰酸下腹胀痛、带下秽浊热臭明显、有时稠带中夹血丝、月经量多等。本病病因多为感染外邪、邪毒内蕴所致。治疗宜荡涤热毒瘀浊，方中采用大量清热解毒药物，祛除热毒，经治疗后带下渐减。

第五部分

验方、偏方与食疗

近年来，由于人们饮食生活习惯、环境的改变及工作压力等因素，月经病成为困扰女性健康的一大问题。造成女性月经病的因素有很多，很多女性在月经初潮之时或月经期贪食冷饮或是天冷而不加衣被而受凉，导致闭经、月经过少、月经后期等问题；又或是平素饮食不节，比如暴饮暴食或节食减肥等，导致脾胃功能受损，痰湿凝滞或是脾胃虚弱，有可能造成闭经、月经后期、月经过少等问题；而且现代有许多女性饱受工作和家庭压力的影响，时常出现情志不遂、暴躁易怒或是抑郁寡言，影响肝、肾、脾等脏腑功能，进而影响月经，出现闭经、月经过少、月经先后无定期等问题。最近几年，许多专家学者开始对女性更年期给予很大的关注，并进行了许多研究；且现代女性开始重视这个问题，并有许多女性开始有早预防早保养的意识。所以这一部分我们收集了验方、偏方和饮食三个方面的方药、食物来预防或是辅助治疗女性月经病。

一、验方

（一）月经不利

1. 七熬丸（《备急千金要方》）

主治：瘀滞日久，月经不利，手足烦热，腹满，心烦，默默不欲寤者。

组成及用法：大黄45g，前胡（一作柴胡）、芒硝（煎）各150g，葶苈、蜀椒（并煎）各7.5g，生姜、芎䓖各22.5g，茯苓18g，杏仁（煎）11g，桃仁（煎）20枚，虻虫（煎）、水蛭（煎）各13.5g。上12味，为末，炼蜜为丸，如梧桐子大。空腹时服7丸，米饮送下，每日3次。

2. 大黄朴硝汤（《备急千金要方》）

主治：经年月水不利，胞中有风冷所致。

组成及用法：大黄5两，牛膝5两，朴硝3两，牡丹皮3两，甘草3两，紫菀（《千金翼方》作“紫葳”）3两，代赭石1两，桃仁2两，虻虫2两，水蛭2两，干姜2两，细辛2两，芒硝2两，麻仁5合。上14味，㕮咀，以水1斗5升，煮取5升，去滓，纳硝令烊，分5服，五更为首，相去一炊顷。自下后将息。忌见风。

3. 温经丸（《千金翼方》）

主治：妇人胸胁满，月水不利，时绕脐苦痛，手足烦热，两足酸。

组成及用法：干姜3两，吴茱萸3两，附子（炮，去皮脐）3两，大黄3两，芍药3两，黄芩2两，干地黄2两，当归2两，桂心2两，白术2两，人参1两，石韦1两（去毛），蜀椒1合（去目及闭口者，汗），桃仁70枚（去皮尖双仁，煎），薏苡仁1升。上为末，炼蜜为丸，如梧桐子大。每服1丸，日服3次，先食酒送下。不知稍加之，以知为度。

4. 琥珀散（《太平圣惠方》）

主治：妇人月水不利，攻脐腹疼痛，口干不食。

组成及用法：琥珀1两，土瓜根1两，当归1两（锉，微炒），藕根1两，姜黄1两，白术半两，桂心半两，生干地黄3分，赤芍3分，牛膝3分（去苗），凌霄花3分，菴蕳子3分，川大黄1两（锉，微炒）。每服3钱，以水1中盏，煎至5分，去滓，食前温服。

5. 熟干地黄丸（《太平圣惠方》）

主治：妇人月水不利，四肢羸瘦，吃食减少，渐觉虚乏，无子。

组成及用法：熟干地黄 2 两，牡丹皮 1 两，柏子仁 1 两（微炒），白芍药半两，当归半两（锉，微炒），人参 3 分（去芦头），紫石英 1 两（细研，水飞过），白茯苓 3 分，桂心半两，附子半两（炮裂，去皮脐），泽兰 3 分，白薇半两，萆薢半两（锉），牛膝 3 分（去苗），石斛 2 分（去根节），白术半两，细辛半两，芎䓖半两，吴茱萸半两（汤浸 7 遍，焙干，微炒），木香半两，槟榔半两。上为末，炼蜜为丸，如梧桐子大。每服 30 丸，空心及晚食前以温酒送下。

6. 鳖甲丸（《太平圣惠方》）

主治：妇人月水不利，腹胁烦闷，背膊烦疼。

组成及用法：鳖甲 2 两（涂醋炙令黄，去裙襕），川大黄 1 两（锉，微炒），琥珀 1 两半。上为末，炼蜜为丸，如梧桐子大。每服 20 丸，食前以温酒送下。

（二）经来腹痛

1. 土鳖虫散（《太平圣惠方》）

主治：妇人月水每来，腰腹疼痛。

组成及用法：土鳖虫 4 枚（微炒），川芎半两，女青 1 分，大黄 1 分（剉，微炒），花椒 1 分（去目及闭口者，微炒去汗），干姜 1 分（炮裂，剉），肉桂半两。上 7 味，捣细罗为散，每于食前服，以温酒调下一钱。

2. 当归丸（《太平圣惠方》）

主治：妇人月水每来，脐下痛，如锥刀所刺，及腰背疼痛。

组成及用法：当归 2 两（锉，微炒），琥珀 1 两，菴蔺子 1 两，益母草半两，吴茱萸 1 两（汤浸 7 遍，炒令黄），桂心 1 两，秦椒 1

两（去目及闭口者，微炒去汗），牛膝1两（去苗），水蛭半两（炒微黄），芎䓖1两，延胡索1两，没药1两。上为末，炼蜜为丸，如梧桐子大。每服15丸，食前温酒送下。

3. 桃仁散（《备急千金要方》）

主治：月经来，绕脐痛，上冲心胸，往来寒热，如疟疾状。

组成及用法：桃仁50枚，䗪虫20枚，桂心5寸，茯苓1两，薏苡仁2两，牛膝2两，代赭石2两，大黄8两。上八味治下筛，隔宿勿食。每服1钱匕，温酒调下，日3次。

4. 麒麟竭散（《太平圣惠方》）

主治：妇人月信来时，脐腹痛如锥刀所刺。

组成及用法：麒麟竭半两，芫花（醋拌，炒令干）半两，芎䓖半两，桂心半两，延胡索半两，当归（锉，微炒）半两，琥珀半两，麝香1分（研入）。上为细散。每服1钱，食前热酒调下。

（三）月经不通

1. 干地黄当归丸（《备急千金要方》）

主治：月水不通，或一月再来，或隔月不至，或多或少，或淋沥不断，或来而腰腹刺痛不可忍，四体虚弱，不欲食，心腹坚痛，有青黄黑色水下，或如清水，不欲行动，举体沉重，唯思眠卧，欲食酸物，虚乏黄瘦。

组成及用法：干地黄3两，当归1两半，甘草1两半，牛膝1两6铢，芍药1两6铢，干姜1两6铢，泽兰1两6铢，人参1两6铢，牡丹皮1两6铢，丹参1两，蜀椒1两，白芷1两，黄芩1两，桑耳1两，桂心1两，䗪虫40枚，芎䓖1两18铢，桃仁2两，水蛭70枚，虻虫70枚，蒲黄2合。上为末，炼蜜为丸，如梧桐子大。

2. 大黄丸（《太平圣惠方》）

主治：妇人月水不通，积聚成块，或发歇寒热，时腹刺痛。

组成及用法：川大黄3两（锉，微炒，别研为末），鳖甲1两（涂醋，炙令黄，去裙襴），柴胡1两（去苗），吴茱萸半两（汤浸7遍，焙干，微炒），当归半两（锉，微炒），京三棱半两（微煨，锉），赤芍半两，牛膝半两（去苗），槟榔半两，桂心半两，干漆3分（捣碎，炒令烟出）。上为末。先以醋1升，入大黄末，熬成膏。入药末为丸，如梧桐子大。每服30丸，食前以生姜、橘皮汤送下。

3. 乌金散（《太平圣惠方》）

主治：妇人月水不通，心神烦闷，腹胁气胀。

组成及用法：乱发1两（须是丈夫者，剪碎），不蚛皂荚1挺（肥者，寸锉），神曲半两，赤鲤鱼鳞1两，大麦蘖1两。上药入在一瓷瓶子内，实填，口上安一圆瓦子盖瓶中，用纸筋泥固济，候干，先用慢火熁，后着大火烧令通赤，去火，候冷取出，加麝香1钱，同研令细。每服1钱，食前以温酒调下。

4. 归芎丸（《仁斋直指方论》）

主治：妇人月候不通。

组成及用法：陈皮3两，当归3两，川芎3两，延胡索1两。上为细末，糊为丸。每服50丸，米饮下。

5. 牡丹丸（《备急千金要方》）

主治：妇人女子诸病后，月经闭绝不通，及从小来不通，并新产后瘀血不消，服诸汤利血后，余疢未平者。

组成及用法：牡丹皮3两，芍药2两，玄参2两，桃仁2两，当归2两，桂心2两，虻虫50枚，水蛭50枚，蛴螬20枚，瞿麦1两，芎䓖1两，海藻1两。上为末，炼蜜为丸，如梧桐子大。每服15丸，加至20丸，以酒送下。血盛者作散，服方寸匕。腹中当转如沸，血自化成水去。

6. 牛膝丸（《太平圣惠方》）

主治：治妇人月水不通，腹中刺痛。

组成及用法：牛膝1两（去苗），当归1两（锉，微炒），桃仁半两（汤浸，去皮尖双仁，麸炒微黄），琥珀1两，芎䓖1两，川大黄3分（锉，微炒），水蛭1分（炒令微黄），鬼箭羽3分。上为末，炼蜜和丸，如梧桐子大。每于食前，以温酒下20丸。

7. 赤芍散（《太平圣惠方》）

主治：妇人月水不通，心腹胀满，腰间疼痛。

组成及用法：赤芍3分，柴胡1两（去苗），菴蔺子半两，土瓜根半两，牛膝3分（去苗），枳壳半两（麸炒微黄，去瓤），牡丹皮半两，桂心半两，桃仁3分（汤浸，去皮尖双仁，麸炒微黄），川大黄1两（锉碎，微炒），川朴硝3分。上为散。每服3钱，以水一中盏，加生姜半分，煎至6分，去滓，食前温服。

（四）崩中漏下

1. 十灰丸（《严氏济生方》）

主治：崩中，下血不止。

组成及用法：绵灰、黄绢灰、艾叶灰、马尾灰、藕节灰、莲蓬灰、油发灰、赤松皮灰、棕榈灰、蒲黄灰各等分。上为细末，用醋煮糯米糊为丸，如梧桐子大。每服70丸，加至100丸，空心米饮送下。

2. 川芎散（《施圆端效方》）

主治：妇人崩漏带下，诸方不效者。

组成及用法：川芎1两，当归1两，生地黄1两，伏龙肝1两，龙骨1两，芍药1两，蒲黄1两，御米壳（去蒂，蜜浴，炒焦）4两。上为细末。每服2钱，食前用温酒或米饮调下。

3. 千金散（《施圆端效方》）

主治：妇人血崩不止。

组成及用法：熟地黄1两，生地黄半两，干刺蓟半两，蒲黄半两，芍药1两，当归1两，川芎1两。上为粗末。每服4钱，酒1盏半，煎至七分，去滓，食前温服，每日3次。

4. 五倍散（《朱氏集验方》）

主治：血崩。

组成及用法：五倍子（半生、半熟等份）。上为末。每服2钱，空心冷水调下。

5. 白芍药散（《太平圣惠方》）

主治：妇人崩中下血不断，淋沥连年不绝，黄瘦，虚劳盗汗，便浊走失，血少筋痿。

组成及用法：白芍药1两，牡蛎粉1两，熟干地黄1两，白术2两，麒麟竭3两，柏子仁2分，乌贼鱼骨1两（炙黄），桂心1两，附子1两（炮裂，去皮脐），黄芪1两（锉），龙骨1两。上为细散。每服2钱，食前以温酒调下。

6. 地榆汤（《千金翼方》）

主治：妇人崩中漏血不绝。

组成及用法：地榆根8两，柏叶8两，蟹爪1升，竹茹1升，漏芦3两，茯苓1两，蒲黄3合，伏龙肝半斤，干姜2两，芍药2两，当归2两，桂心2两，甘草（炙）2两。以水1斗5升，煮地榆根，减3升，纳诸药，更煮取4升。分服，日3次，夜1次。

7. 侧柏散（《太平圣惠方》）

主治：妇人崩中下五色，及下血，或月水不止。

组成及用法：侧柏2两（微炙），黄芪1两（锉），地榆1两（锉），赤芍1两，吴茱萸半两（汤浸7遍，焙干，微炒），牛角腮2两半（烧灰），禹余粮2两（烧，醋淬7遍），代赭石1两。上为细散。每服1钱，食前以温酒调下。

（五）赤白带下

1. 小阴丹《朱氏集验方》

主治：妇人赤白带下，月经不调，诸虚不足。

组成及用法：当归4两，白芍药4两，白术1两，茯苓1两，藁本1两，白芷1两，延胡索1两，熟地黄半两（酒蒸），牡蛎半两（草鞋包，煅），人参2钱，没药2钱，甘草1两（炙），南木香1两，赤石脂（煅）7钱，大附子1两（炮，去皮脐），蚕退纸（烧）以多为贵。上为细末，炼蜜为丸，如弹子大。每服1丸，空心酒送下。

2. 川椒丸（《太平圣惠方》）

主治：妇人久赤白带下，胁腹冷痛。

组成及用法：川椒1两（去目及闭口者，微炒去汗），艾叶2两（微炒），干姜1两（炮裂，锉），白石脂1两，芎䓖1分，阿胶1两（捣碎，炒令黄燥），伏龙肝1两（研入），熟干地黄2两。上为末，炼蜜为丸，如梧桐子大。每服20丸，食前以热酒送下。

3. 川大黄散（《太平圣惠方》）

主治：妇人久赤白带下，胞中有积滞。

组成及用法：川大黄1两（锉碎，微炒），川朴硝1两，当归1两（锉，微炒），桂心半两，虻虫1两（微炒，去翅足），桃仁1两（汤浸，去皮尖双仁，麸炒微黄）。上为细散。每服2钱，临睡以温酒调下。

4. 艾叶散（《太平圣惠方》）

主治：妇人赤白带下，日夜不止，身体黄瘦，不思饮食；妇人漏下，淋沥不断。

组成及用法：艾叶1两（微炒），阿胶1两（捣碎，炒令黄燥），龙骨1两，附子3分（炮裂，去皮脐），芎䓖3分，当归3分（锉，微炒），熟干地黄1两半，赤石脂1两，吴茱萸半两（汤浸7遍，焙干，微炒），硫黄3分（细研），缩砂半两（去皮）。上为细散。每服2钱，食前以粥饮调下。

5. 阿胶丸（《太平圣惠方》）

主治：妇人久赤白带下。

组成及用法：阿胶1两（捣碎，炒令黄燥），绿矾1两（烧赤），白石脂2两，釜底墨1两，乌贼鱼骨1两（烧灰）。上为末，软饭为丸，如梧桐子大。每服30丸，食前热酒送下。

6. 附子散（《太平圣惠方》）

主治：妇人久赤白带下，脐腹冷痛，腰膝麻疼。

组成及用法：附子1两（炮裂，去皮脐），当归1两（锉，微炒），桂心1两，硫黄1两（研细），硇砂1两（研细），白矾灰1两，禹余粮1两（烧，醋淬7遍），鹿角（尖屑）1两（炒黄）。上为细散。每服1钱，食前以温酒调下。

（六）月水不调

1. 二气丹（《宣明论》）

主治：月水不调，断绝不产，面黄肌瘦，恒不思美食。经闭脉数涩，左右强弱不调。

组成及用法：大黄4两（别为末，醋1升，慢火熬成膏子），当归2两，白芍2两。上为末，以膏子为丸，如梧桐子大。

2. 小温经汤（《简易方》）

主治：经候不调，血脏冷痛。冲任虚，月经不调，或曾半产，瘀血停留，唇口干燥，五心烦热，少腹冷痛，久不受胎。

组成及用法：当归、炮附子各等分。上药为粗末。每服3钱，水煎服。

3. 牛膝散（《太平圣惠方》）

主治：妇人月水不调，或多或少，苦腰痛，四肢骨节痛，脚手心热，胸膈躁闷，不多思食。

组成及用法：牛膝（去苗）1两，土瓜根1两，当归（锉，微炒）1两，丹参1两，赤芍1两，桃仁（汤浸，去皮尖双仁，麸炒微黄）1两，桂心1两，黄芩1两，川朴硝1两，牡丹皮2两，生干地黄2两。上为散。每服3钱，以水1中盏，加生姜半分，煎至6分，去滓温服，日3次。

4. 生干地黄丸（《太平圣惠方》）

主治：妇人月水不调，或一月再来，或满月不来，或多或少，脐下痛，面色萎黄，四体虚羸，不能饮食。

组成及用法：生干地黄2两，桃仁（汤浸，去皮尖双仁，麸炒微黄）2两，当归（锉，微炒）2两，牛膝（去苗）2两，川大黄（别捣为末）2两，芎䓖2两，土瓜根2两，赤芍2两，桂心2两，川芒硝2两，虻虫1两（炒令微黄，去翅足），水蛭半两（炒微黄）。上为末，以头醋3升，熬大黄末成膏，和诸药末，捣200~300杵，为丸如梧桐子大。每日空心及晚食前服20丸，煎红蓝花汤送下。

5. 阳起石汤（《备急千金要方》）

主治：妇人月水不调，或前或后，或多或少，乍赤乍白。

组成及用法：阳起石2两，甘草2两，续断2两，干姜2两，人参2两，桂心2两，附子1两，赤石脂3两，伏龙肝5两，生地黄1升。以水1斗，煮取3升2合，分4次服，日3次夜1次。

6. 杏仁汤（《备急千金要方》）

主治：月经不调，或一月再来，或二三月一来，或月前，或月后，闭塞不通。

组成及用法：杏仁2两，桃仁1两，大黄3两，水蛭30枚，虻虫30枚。上㕮咀。以水6升，煮取2升，分3次服。一服当有物随大小便有所下，下多者止之，少者勿止，尽三服。

（七）月水不断

1. 艾叶散（《备急千金要方》）

主治：妇人月水不断，吃食减少，四肢黄瘦。

组成及用法：艾叶（微炒）2两，阿魏（捣碎，炒令黄燥）2两，干姜（炮裂，锉）2两，当归（锉，微炒）2两，龙骨2两，黄芪（锉）2两，熟干地黄2两，甘草半两（炙微赤，锉）。上为粗散。每服3钱，以水1中盏，加大枣3枚，煎至6分，去滓，食前温服。

2. 禹余粮丸（《备急千金要方》）

主治：妇人久冷，月水不断，面色萎黄，四肢瘦弱，心神虚烦，饮食不多。

组成及用法：禹余粮3两（烧，醋淬7遍），鹿角胶3分（捣碎，炒令黄燥），紫石英1两（细研，水飞过），续断1两，熟干地黄1两，赤石脂1两，芎䓖1两，干姜（炮裂，锉）半两，黄芪（锉）半两，艾叶（微炒）半两，柏叶（微炒）半两，当归（锉，微炒）半两，人参（去芦头）半两，白茯苓半两。上为末，炼蜜为丸，如梧桐子大。每服30丸，食前以粥饮送下。

3. 黄药子散（《宣明论》）

主治：月事不止，烦渴闷乱，心腹急痛，肢体困倦，不美饮食。

组成及用法：黄药子1两，当归1两，芍药1两，生地黄1两，黄芩1两，人参1两，白术1两，知母1两，石膏1两，川芎1分，桔梗1分，甘草1两，紫菀1分半，槐花子1分半，柴胡1分半。上为粗末。每服3钱，水1盏，煎至7分，滤汁温服，食前但一服。

4. 续断丸（《太平圣惠方》）

主治：妇人月水不断，口干心烦，四肢羸瘦，吃食少味，渐加乏弱。

组成及用法：续断1两，当归1两（锉，微炒），乌贼鱼骨1两，黄芪1两（锉），牛角腮1两（烧灰），五味子1两，赤石脂1两，熟干地黄1两，甘草1两（炙微赤，锉），龙骨1两，地榆半两，艾叶3分（微炒），芎䓖3分，干姜3分（炮裂，锉），附子3分（炮裂，去皮脐）。上为末，炼蜜为丸，如梧桐子大。每服30丸，食前温酒送下。

5. 熟干地黄散（《太平圣惠方》）

主治：妇人月水不断，口干烦热，吃食减少，四肢无力。

组成及用法：熟干地黄 1 两，黄芩 1 两，当归（锉，微炒）1 两，地榆（锉）1 两，伏龙肝 1 两，艾叶（微炒）1 两，柏叶（微炒）1 两，芎䓖半两。上为粗散。每服 3 钱，以水 1 中盏，加生姜半分，大枣 2 枚，煎至 5 分，去滓，食前温服。

6. 牡蛎丸（《太平圣惠方》）

主治：妇人血海虚损，月水不断。

组成及用法：牡蛎粉 30g，阿胶 22.5g（捣碎，炒令黄燥），当归 22.5g（锉，微炒），芎䓖 22.5g，续断 22.5g，鹿茸 22.5g（去毛，涂酥，炙令微黄），干姜 22.5g（炮裂，锉），代赭石 30g，赤石脂 30g，甘草 7.5g（炙微赤，锉）。上药捣罗为末，炼蜜和丸，如梧桐子大。空腹时，以温酒送下 30 丸。

（八）诸血妄行

蒜连丸（《仁斋直指方论》）

主治：诸血妄行。

组成及用法：黄连（晒干，为末），独头蒜 1 颗（煨熟，取肉研细）。上入米醋少许，捣和为丸，梧桐子大，晒干。每服 30~40 丸，陈米饮下。

二、偏方

（一）月经先期

1. 栀子茶　适用于实热型的月经先期。

制作与用法：栀子 10g，绿茶 3g，白糖适量。先煎栀子一碗，去渣，放入绿茶，白糖调味即可。于经前三日开始服用，每日 1~2 剂，连用数天。

2. 芹菜茶　适用于实热型月经先期。

制作与用法：干芹菜500g，加水1L，煮至剩500mL。每日1剂，常服用即可。

3. 生地阿胶蜜（《常见病食疗食补大全》）　适用于虚热型月经先期。

制作与用法：生地黄、地骨皮、阿胶（烊化）各30g，玄参、麦冬、白芍各15g，蜂蜜40g。除阿胶外，其余诸药加适量水煎取浓汁300mL，后将烊化好的阿胶兑入到药汁中，再加入蜂蜜调匀，候凉备用。于月经来潮前服用，每次20mL，每日3次。

4. 荷叶丝瓜子茶　适用于虚热型月经先期。

制作与用法：荷叶30g，丝瓜子10g，冰糖20g。荷叶粗制为末，将丝瓜子和冰糖捣碎，一同放入杯中，用沸水闷泡30分钟，代茶饮，每日1剂。

5. 青皮山楂饮（《常见病食疗食补大全》）　适用于肝郁化热型月经先期。

制作与用法：青皮6g，山楂肉9g，白糖50g。将青皮与山楂肉加适量水煮，后加入白糖再微煎即可饮用。于月经来潮前饮用，每日1次，连服3~4次。

6. 益母栀子香附茶　适用于肝郁化热型月经先期。

制作与用法：益母草、栀子、醋制香附各12g。以上3味制粗末，用沸水冲泡代茶饮，每日1剂。

7. 参芪大枣汤（《常见病食疗食补大全》）　适用于气虚型月经先期。

制作与用法：党参、黄芪各30g，大枣10枚。上诸药加水适量煎煮至汤甜，去黄芪，吃党参、大枣，喝汤。

8. 党参黑豆茶（《常见病食疗食补大全》）　适用于气虚型月经先期。

制作与用法：党参9g，黑豆、红糖各30g。上3味加水煎，豆烂即可。月经来潮前每日1剂，吃豆喝汤，连服6~7剂。

9. 浓茶红糖饮　适用于月经先期量多。

制作与用法：茶叶、红糖适量。煮浓茶1碗，放入红糖搅拌融化后饮用。每日1次。

（二）月经后期

1. 桂枝赤芍炮姜饮　适用于实寒型月经后期。

制作与用法：桂枝、赤芍、红花、炮姜各10g，甘草6g。上诸药，加适量水煎两次，两次药汁混匀取用。于月经开始前3日开始服，每日1剂，早晚温服。

2. 肉桂山楂饮（《常见病食疗食补大全》）　适用于实寒型月经后期。

制作与用法：肉桂6g，山楂肉10g，红糖30g。上诸药加适量水煎两次，两次药汁混匀取用。于月经开始前3日开始服，每日1剂，早晚温服。

3. 王大增验方（《全国名医妇科验方集锦》）　适用于虚寒型月经后期。

制作与用法：当归、黄芪、菟丝子各30g，淫羊藿15g，生姜3片，大枣10枚。上诸药加水煎两次，两次药汁混匀取用。月经干净后开始服用，每日1剂，分为两次，早晚各1次，可连服10～20剂。

4. 归艾老姜汤（《中医妇科验方选》）　适用于虚寒型月经后期。

制作与用法：当归30g，生艾叶、煨老姜、煨生姜各15g，红糖30g。上诸药加适量水煎两次，两次药汁混匀取用。于行经第1天开始服药，每日1剂，早晚分服，临用时将30g红糖加入，连服4剂，可连服数月。

5. 熟地阿胶饮　适用于血虚型月经后期。

制作与用法：熟地黄、枸杞各24g，当归、阿胶各12g，益母草30g。上诸药加适量水煎两次，两次药汁混匀取用。于月经前3日开始服用，每日1剂，早晚各服1次。

6. 月季花酒（《常见病食疗食补大全》） 适用于气滞型月经后期。

制作与用法：月季花 3～5 朵，黄酒 10mL，冰糖适量。花朵洗净后加水 150mL 文火煎，煎至 100mL，去渣加冰糖、黄酒即可。每日 1 剂，温服。

（三）月经先后无定期

1. 茴香酒 适用于肝气郁结型月经先后无定期。

制作与用法：小茴香、青皮各 15g，黄酒 250mL。上诸药清洗好后放入酒内，浸泡 3 天后饮用。每次 15～30mL，每天 2 次。若不耐酒，可用醋代替。

2. 橘叶苏梗茶 适用于肝气郁结型月经先后无定期。

制作与用法：鲜橘叶 20g，紫苏梗 10g，红糖 15g。上诸药放入杯中沸水冲泡 15 分钟，加盖。代茶饮。

3. 核桃月季茶（《常见病食疗食补大全》） 适用于肾气亏虚型月经先后无定期。

制作与用法：核桃仁 30g，月季花 9g，红糖 60g，甜酒 60mL。将前 3 物加水适量煎煮。于月经来潮前 7 天，以药汁加甜酒饮用，连服数天。

（四）经期延长

1. 参归龙眼饮 适用于气虚型经期延长。

制作与用法：党参 25g，当归、白术、龙眼肉各 12g，升麻、炙甘草各 6g，大枣 6 枚。上诸药加适量水煎煮两次，两次药汁混匀取用。于月经来潮前服用，每日 1 剂，早晚各 1 次。

2. 参归酒（《常见病食疗食补大全》） 适用于气虚型经期延长。

制作与用法：当归 30g，党参 20g，甜酒 500mL。将前两味药浸泡于甜酒中 1 周以上。于月经后服用，每日两次，每次 30～60g，连服 6～7 天。

3. 生地丹皮饮　适用于血热型经期延长。

制作与用法：生地黄、牡丹皮各15g，地骨皮、茜草、生地榆各10g。上诸药加水煎两次，两次药汁混匀分作两次的量。每日1剂，早晚各1次。

4. 月季花蒲黄酒（《常见病食疗食补大全》）　适用于血瘀型经期延长。

制作与用法：月季花50g，蒲黄9g，米酒适量。将前两味药加入适量水、酒各一半煎煮，取汁去渣。于月经来潮前服用，每日1剂，连服数日。

5. 丹参酒（《常见病食疗食补大全》）　适用于血瘀型经期延长。

制作与用法：丹参60g，黄酒适量。丹参烘干研粉，每日每次6g，黄酒送服，早晚各1次。

（五）月经过多

1. 参芪龙眼饮（《常见病食疗食补大全》）　适用于气虚型月经过多。

制作与用法：党参、黄芪、龙眼肉各100g，当归50g，甘草30g，大枣20枚。上诸药加水1000mL，煎至700mL，滤出药汁后将药渣再加水500mL，煎至300mL。将两次药汁合并，再用文火煎至800mL，加蜂蜜700g拌匀收膏。每次服20mL，每日3次。

2. 参芪当归阿胶酒　适用于气虚型月经过多。

制作与用法：黄芪、党参各50g，当归、阿胶各30g，黄酒1000mL。将上诸药与酒一同放于瓷器内，隔水加热，煮沸1小时后滤去残渣即可。每次服30mL，每日2次。

3. 银耳煎（《常见病食疗食补大全》）　适用于血热型月经过多。

制作与用法：银耳12g，紫珠草、墨旱莲各10g。上诸药加水煎两次，两次药汁混匀即可。每日1剂，早晚各服1次。

4. 槐花饮（《经验良方》）　适用于血热型月经过多。

制作与用法：槐花 60g，棕榈炭 15g，食盐少许。上诸药加适量水煎，滤去残渣加入食盐即可。空腹服。

5. 乌梅饮（《常见病食疗食补大全》） 适用于气阴两虚型月经过多。

制作与用法：乌梅肉 15～30g，红糖适量。上两味加水 500mL，煎至 300mL，滤去残渣即可。每日 1 剂，早晚分服。

6. 二陈摄本散（《绛囊撮要》） 适用于气阴两虚型月经过多。

制作与用法：陈阿胶、陈棕榈（烧炭存性）各等分。上两味研末，每次服 9g。

7. 香附山楂饮 适用于血瘀型月经过多。

制作与用法：香附、山楂、指甲花各 15g。上诸药水煎两次，两次药汁混匀作两次量。每日 1 剂，早晚分服。

（六）月经过少

1. 当归益母饮 适用于血虚型月经过少。

制作与用法：当归、益母草各 25g，红糖 30g，黄酒、水适量。用等量的水与黄酒煎煮当归与益母草，煎取 100mL 左右的药汁，加入红糖即可。于月经前 3 日开始服用，每日 1 剂，早晚两次温热顿服。

2. 黄芪归芪酒 适用于血虚型月经过少。

制作与用法：黄芪、当归、枸杞各 50g，黄酒 1000mL。将上 3 味药以纱布袋装，置于酒瓶中，倒入黄酒，加盖密封，浸泡 7 天即可。每日 2 次，每次 50mL。

3. 黑豆双红饮（《女性常见病食疗与按摩》） 适用于肾虚型月经过少。

制作与用法：黑豆 30g，红花 6g，红糖 100g。黑豆和红花加适量水煎，用药汁冲红糖即可。喝药汁，吃黑豆。

4. 黑豆枸杞枣茶（《中国分科食疗大全》） 适用于肾虚型月经过少。

制作与用法：黑豆 50g，枸杞 30g，大枣 5 枚，生姜 3 片。上诸药加水煎至黑豆熟烂。喝汤吃黑豆大枣，每日 1 剂，于月经前 3 天开始服用。

5. 红花饮（《中国营养学》） 适用于血瘀型月经过少。

制作与用法：红花、苏木、当归各 10g，红糖、白酒各适量。先煎红花、苏木，后加入当归、白酒，煎好后滤出残渣，加入红糖。分 3 次食前分服。

6. 益母红糖酒（《饮食本草》） 适用于血瘀型月经过少。

制作与用法：益母草 30g，红糖 100g，黄酒 100mL。益母草水煎后加入黄酒、红糖即可。每晚睡前服，每日 1 剂。

7. 山楂鸡内金散（《常见病食疗食补大全》） 适用于痰湿型月经过少。

制作与用法：生山楂 60g，生鸡内金 30g，刘寄奴 15g。山楂去核，干燥后研粉；鸡内金干燥研粉。两种粉末混匀。刘寄奴煎汤加适量红糖。用药汁送服药粉 15g，每日 3 次。

8. 二术陈皮苡仁煎 适用于痰湿型月经过少。

制作与用法：苍术、白术、陈皮各 12g，生薏苡仁 30g。上诸药水煎两次，两次药汁混匀作两次量。每日 1 剂，早晚分服。

（七）闭经

1. 韭菜根汁（《百病简易疗法》） 适用于脾肾两虚型闭经。

制作与用法：韭菜根 150g。将韭菜根绞成汁，炖热温服。

2. 桂附桃仁煎（《百病简易疗法》） 适用于肝肾亏虚型闭经。

制作与用法：制附子、巴戟天、肉桂、桃仁各 9g，甘草 3g，生姜 3 片，大枣 1 枚。上诸药加适量水煎两次，两次药汁混匀即可。每日 1 剂，早晚各 1 次空腹温服。

3. 棉花根血藤饮（《偏方大全》） 适用于气血两虚型闭经。

制作与用法：棉花根、鸡血藤 30g。上诸药加适量水煎两次，两次药汁混匀即可。每日 1 剂，早晚各 1 次。

4. 人参桑椹煎（《百病简易疗法》） 适用于气血两虚型闭经。

制作与用法：人参 5g，桑椹 15g，鸡血藤 30g，黄酒适量。上诸药加黄酒和适量水煎煮两次，两次药汁混匀分作两次的量。每日 1 剂，早晚各 1 次。

5. 月季益母饮（《女性常见病食疗与按摩》） 适用于气滞血瘀型闭经。

制作与用法：月季花、益母草、丹参各 15g。上诸药加水煎两次，两次药汁混匀分作两次的量。每日 1 剂，早晚各 1 次空腹温服。

6. 急性子饮（《偏方大全》） 适用于气滞血瘀型闭经。

制作与用法：凤仙花子（急性子）15～30g。加适量水煎煮，滤去残渣，每日 1 剂，早晚分服。

7. 益母草苏木饮（《河南中草药手册》） 适用于痰湿阻滞型闭经。

制作与用法：益母草 30g，苏木 15g，向日葵盘 15g。上诸药加适量水煎两次，两次药汁混匀即可。每日 1 剂，早晚各 1 次。

8. 山慈菇益母饮（《偏方大全》） 适用于痰湿阻滞型闭经。

制作与用法：山慈菇 30g，益母草 20g，泽兰 15g。上诸药加适量水煎两次，两次药汁混匀即可。每日 1 剂，早晚各 1 次。

（八）痛经

1. 益母草饮（《湖北中医药大学附属医院经验方》） 适用于气滞血瘀型痛经。

制作与用法：益母草（干品）30g，红糖适量。益母草水煎后去残渣，加入红糖即可。每日 1 剂，空腹服。

2. 向日葵子山楂饮（《偏方大全》） 适用于气滞血瘀型痛经。

制作与用法：向日葵子（不去皮）25g，山楂 50g，红糖适量。将前两味加水煎煮，滤出残渣，加入红糖即可。每日 1 次，饭后服用。

3. 荔枝核酒（《偏方大全》） 适用于寒湿凝滞型痛经。

制作与用法：荔枝核200g，小茴香100g，苏木100g，白酒1瓶。荔枝核打碎，与小茴香、苏木一同泡入酒中。20天后饮用。每次1杯，早晚各1次。

4. 花椒姜枣饮（《女性常见病食疗与按摩》） 适用于寒湿凝滞型痛经。

制作与用法：花椒6g，生姜15g，大枣16枚。上诸药加水适量煎，滤去残渣。每日1剂，顿服。

5. 姜艾术陈饮 适用于寒湿凝滞型痛经。

制作与用法：干姜、艾叶、苍术各15g，陈皮12g。上诸药加水煎，滤去残渣。每日1剂，顿服。

6. 党参当归红花饮（《女性常见病食疗与按摩》） 适用于气血两虚型痛经。

制作与用法：党参、当归各30g，红花20g，丹参、月季花各15g，米酒1500mL。上诸药研末，放入纱布包中泡入米酒中，7天后即可饮用。于月经前5日开始服用，每次饮用20mL，每日2次。

7. 芪归元胡饮（《偏方大全》） 适用于气血两虚型痛经。

制作与用法：黄芪30g，当归15g，川芎、炮姜、延胡索各10g，炙甘草5g。上诸药加水煎两次，两次药汁混匀分作两次的量即可。每日1剂，早晚各1次。

8. 黑豆红花饮（《河南中草药手册》） 适用于肝肾亏虚型痛经。

制作与用法：黑豆60g，枸杞15g，红花10g，红糖30g，黄酒60mL。上诸药加水煎，煎成后滤去红花，加入红糖与黄酒。每日1剂，吃黑豆喝药汁。

9. 桂椒饮（《百病简易疗法》） 适用于肝肾亏虚型痛经。

制作与用法：肉桂3g，白胡椒6g，刘寄奴、牛膝各15g。上诸药加水煎两次，两次药汁混匀分作两次的量即可。每日1剂，早晚温服各1次。

（九）崩漏

1. 紫地大黄饮　适用于血虚热型崩漏。

制作与用法：紫珠草、地骨皮、生地黄各30g，大黄、甘草各6g。上诸药加水煎两次，两次药汁混匀分作两次的量即可。每日1剂，早晚各1次。

2. 三地饮（《百病简易疗法》）　适用于血虚热型崩漏。

制作与用法：生地黄、熟地黄各15g，地榆、藕节炭各12g，甘草6g。上诸药加醋、水各半煎两次，两次药汁混匀分作两次的量即可。每日1剂，早晚各1次。

3. 翻白草饮（《百病简易疗法》）　适用于血实热型崩漏。

制作与用法：翻白草30g，黄酒适量。翻白草洗净、切碎，加黄酒煎煮，滤去残渣。每日1剂，早晚各1次。

4. 生地青蒿饮　适用于血实热型崩漏。

制作与用法：生地黄、血见愁各30g，青蒿、槐根白皮、椿根白皮各15g。上诸药加水煎两次，两次药汁混匀分作两次的量即可。每日1剂，早晚各1次。

5. 双脂散（《偏方大全》）　适用于肾阳虚型崩漏。

制作与用法：补骨脂、赤石脂各等份。上两味研末备用。每次3g，早晚各1次。

6. 四胶汤　适用于肾阳虚型崩漏。

制作与用法：鱼漂胶、龟甲胶、鹿角胶、阿胶各15g，龙骨、牡蛎各13g。先煎龙骨、牡蛎，滤去残渣，再加入四胶，边煮边搅，直至溶化混匀即可。每日1剂，早晚各1次。

7. 黑木耳煮红枣（《中医营养学》）　适用于肾阴虚型崩漏。

制作与用法：黑木耳120g，大枣20枚。上两味洗净，加水煎煮。食之，每日1次。

8. 芹菜茜草煎（《中医营养学》）　适用于肾阴虚型崩漏。

制作与用法：鲜芹菜50g，茜草6g，六月雪12g。上诸药加水煎两次，两次药汁混匀分作两次的量即可。每日 1 剂，早晚各 1 次。

9. 参术山药干姜饮　适用于脾虚型崩漏。

制作与用法：党参、山药各 20g，白术 12g，干姜炭、炙甘草各 6g。上诸药加水煎两次，两次药汁混匀分作两次的量即可。每日 1 剂，早晚各 1 次。

10. 参芪乌骨饮　适用于脾虚型崩漏。

制作与用法：黄芪 30g，党参、海螵蛸各 20g，炙甘草 10g。上诸药加水煎两次，两次药汁混匀分作两次的量即可。每日 1 剂，早晚各 1 次。

11. 崩漏神方（《万病回春》）　适用于血瘀型崩漏。

制作与用法：童子发（焙干）、小桃红子各适量。上诸药共为细末，黄酒送服。

12. 当归山楂饮　适用于血瘀型崩漏。

制作与用法：当归、山楂、指甲花各 15g。上诸药加水煎两次，两次药汁混匀分作两次的量即可。每日 1 剂，早晚各 1 次。

13. 美人蕉花散（《偏方大全》）　适用于血瘀型崩漏。

制作与用法：美人蕉花、棉花籽、山楂根、西瓜秧各 12g。上诸药共研细末，蜂蜜调拌冲服。每日 1 剂，分 3 次服。

（十）经行吐衄

1. 丹栀高粱花饮　适用于肝经郁热型经行吐衄。

制作与用法：牡丹皮 12g，栀子 9g，红高粱花 15g，红糖适量。上诸药加水煎两次，加入红糖，两次药汁混匀分作两次的量即可。于经前服用，每日 1 剂，早晚各 1 次。

2. 栀子月季花散　适用于肝经郁热型经行吐衄。

制作与用法：栀子 12g，月季花 12 朵，黄酒适量。上诸药研细末，黄酒调服，每次 6g，于经前服用。

3. 鲜茅根藕饮　适用于肝经郁热型经行吐衄。

制作与用法：鲜白茅根、鲜藕、代赭石各 30g，旋覆花、川牛膝、血余炭各9g。上诸药加水煎两次，两次药汁混匀分作两次的量即可。于经前服用，每日1剂，早晚各1次。

4. 三鲜饮　适用于肺肾阴虚型经行吐衄。

制作与用法：鲜芦根、鲜生地黄各30g，鲜白茅根15g。上诸药加水煎两次，两次药汁混匀分作两次的量即可。于经前服用，每日1剂，早晚各1次。

5. 生地旱莲草汁　适用于肺肾阴虚型经行吐衄。

制作与用法：鲜生地黄、鲜墨旱莲各30～50g，冰糖适量。上诸药洗净，捣烂榨汁，煮沸加冰糖即可。待冷后分成两剂，每日1剂，于经前服用。

6. 鲜生地藕汁　适用于肺肾阴虚型经行吐衄。

制作与用法：鲜生地黄60g，鲜藕两大节。上两味洗净，切碎捣烂取汁。饮汁，每日1剂。

（十一）经行泄泻

1. 二脂党参饮　适用于脾肾阳虚型经行泄泻。

制作与用法：补骨脂、赤石脂、党参各15g。水煎服。

2. 白术山药砂仁饮　适用于脾虚失运型经行泄泻。

制作与用法：炒白术30g，炒山药15g，砂仁10g。水煎服。

（十三）绝经前后诸证

1. 杞枣汤（《女性常见病食疗与按摩》）　适用于肾阴虚型绝经前后诸证。

制作与用法：枸杞、大枣、桑椹各适量。上诸药加适量水煎煮，空腹温服，早晚各1次。

2. 二冬饮　适用于肾阴虚型绝经前后诸证。

制作与用法：天冬、麦冬各15g，绿茶3g，蜂蜜、白糖各适量。天冬、麦冬加适量水煎煮，滤去残渣，冲泡绿茶与白糖，待茶水微温加入蜂蜜。每日1剂，代茶饮。

3. 龙眼大枣枸杞煎　适用于肾阴虚型绝经前后诸证。

制作与用法：龙眼肉 30g，大枣、枸杞各 20g。上诸药加水煎两次，两次药汁混匀分作两次的量即可。于经前服用，每日 1 剂，早晚各 1 次。

4. 核桃山药汤（《百病简易疗法》） 适用于肾阳虚型绝经前后诸证。

制作与用法：核桃仁、山药各 20g，仙茅、淫羊藿各 12g。上诸药加水煎两次，两次药汁混匀分作两次的量即可。于经前服用，每日 1 剂，早晚各 1 次。

5. 山药归桂饮 适用于肾阳虚型绝经前后诸证。

制作与用法：山药 30g，当归 15g，肉桂、甘草各 6g。上诸药加水煎两次，两次药汁混匀分作两次的量即可。于经前服用，每日 1 剂，早晚各 1 次。

三、食疗

（一）月经先期

1. 乌鸡汤 适应于气虚型月经先期。

制作与用法：乌鸡 1 只，黄芪 100g，当归、茯苓各 30g，食盐、十三香、酱油等调味料各适量。将乌鸡宰杀，去毛杂及内脏，洗净，把黄芪、当归、茯苓及食盐一同放入鸡腹内，把乌鸡放入砂锅中，加入清水适量，武火煮沸后，改用文火煮至鸡肉熟烂，放入酱油、十三香调味即成。月经前每日 1 剂，分早晚 2 次食鸡肉并喝汤，连服 3~5 日。

2. 人参黄芪粥 适应于气虚型月经先期。

制作与用法：人参 6g，黄芪 30g，大枣（去核）15 枚，白莲子（去心）、粳米各 60g。人参、黄芪加水 1000mL，文火煮至 200mL，加大枣、白莲子、粳米共煮为粥。每日 1 剂，连服 1 周。

3. 人参山药龙眼粥 适应于气虚型月经先期。

制作与用法：人参 6g，山药 30g，龙眼肉 15g，大枣（去核）

10 枚，小米 30g。人参捣碎，与其余四物共煮为粥。于月经前 3 天开始服用，每日 1 剂，连用数日。

4. 芹菜粥　适用于血热型月经先期。

制作与用法：芹菜（连根）120g，粳米 100g。此二物加适量水煮成粥，佐餐食用。

5. 凉拌马兰头　新鲜马兰头 200g，卤香干 2 块，味精、白糖、食盐、香油适量。马兰头洗净切碎，香干剁碎，所有食材拌匀后食用。佐餐食用，随意服。

6. 藕片芹菜　适用于虚热型月经先期。

制作与用法：鲜芹菜、鲜藕片 120g，植物油 15g，食盐、味精少许。芹菜、鲜藕洗净，芹菜切段，鲜藕切片。旺火将植物油烧热放入芹菜、藕片，加入食盐翻炒 5 分钟，加入味精调味即可。此为 1 次的量，每日 1~2 次，可连服 3~5 天。

7. 枸杞藕粥　适用于虚热型月经先期。

制作与用法：鲜藕 100g，枸杞 30g，粳米 100g，白糖适量。鲜藕洗净、去皮、切小丁，与枸杞、粳米一起加适量水煮成粥，加白糖调味。佐餐服用。

8. 青皮山楂粥（《妇女病患者吃什么》）　适用于肝郁化热型月经先期。

制作与用法：青皮 10g，生山楂 30g，粳米 100g。青皮、山楂放于砂锅中加适量水浓煎 40 分钟，滤去残渣。粳米放于砂锅中加水，小火煨煮成稠粥，将成时加入青皮山楂汁拌匀，煨煮至沸腾即可。分早晚两次服用。

9. 荠菜豆腐　适用于肝郁化热型月经先期。

制作与用法：荠菜 250g，豆腐 100g，调料适量。豆腐切小丁，沸水焯后捞出。荠菜焯后放凉切细末，撒在豆腐上，加食盐、味精拌匀，淋香油即可。佐餐食用。

10. 藕汁鸡蛋羹　适用于肝郁化热型月经先期。

制作与用法：鲜藕汁 100mL，三七粉 5g，鸡蛋 1 枚。鸡蛋加三七粉搅匀，藕汁倒入锅内加沸水 200mL，煮沸再倒入鸡蛋，酌情加植物油、食盐、味精等佐料，煮至鸡蛋熟即可。于月经开始前两天服用，吃蛋喝汤，每月 5~7 剂，连服 3~5 个周期。

（二）月经后期

1. 生姜小米粥　适用于血实寒型月经后期。

制作与用法：生姜 20g，小米 50g，红糖适量。小米加适量水煮，将熟之时加入生姜煮至米熟，加入红糖即可。佐餐服用。

2. 艾姜益母蛋　适用于血实寒型月经后期。

制作与用法：艾叶、益母草、干姜各 10~15g，鸡蛋 5 枚。上诸药与鸡蛋同煮，蛋熟后去壳继续煮，至煮沸即可。喝汤吃蛋，早晚分服。

3. 归艾猪肉汤（《常见病食疗食补大全》）　适用于血虚寒型月经后期。

制作与用法：瘦猪肉 60g，当归、延胡索、艾叶各 9g，食盐少许。将药物用细布包好，与猪肉一起加适量水煮至肉熟，滤去药加入食盐调味。于月经前食用，每日 1 剂，佐餐食用，连服 5~6 剂。

4. 姜豉羊肉汤（《常见病食疗食补大全》）　适用于血虚寒型月经后期。

制作与用法：羊肉 100g，淡豆豉 50g，生姜 15g。上三物放于砂锅中，加适量水煮至烂熟即可，加食盐调味。于月经前 10 天开始食用，每日 1 次，连服 3~5 天。

5. 当归大枣粥（《常见病食疗食补大全》）　适用于血虚型月经后期。

制作与用法：当归 15g，大枣 5 枚，粳米 50g，红糖适量。将当归用温水浸泡片刻，加清水 200mL，煎浓汁至 100mL，滤去残渣，加入大枣、粳米、红糖，再加水 300mL 左右，煮至米熟。于月经来潮前服用，每日早晚各服 1 次，10 天为 1 个疗程。

6. 阿胶牛肉　适用于血虚型月经后期。

制作与用法：阿胶 15g，牛肉 100g，料酒、生姜、食盐适量。

除阿胶外，其余各物一起放于砂锅中，加适量水，大火烧沸后文火煮30分钟，加入阿胶，煲两个小时，加入调味品。喝汤吃肉，佐餐食用。

7. 玫瑰山楂茶（《家庭药膳大全》） 适用于气滞型月经后期。

制作与用法：玫瑰花10g，山楂50g，红糖30g。上诸药加适量水煎煮20分钟，加入红糖即可。温服，每日1剂，可食山楂。

8. 郁金鸡蛋茶 适用于气滞型月经后期。

制作与用法：郁金、香附各12g，益母草30g，鸡蛋2枚。将上诸药加适量水煎，滤去残渣，打入鸡蛋煮熟即可。吃蛋喝汤。

（三）月经先后无定期

1. 青皮山楂茶（《中国食品》） 适用于肝气郁结型月经先后无定期。

制作与用法：青皮6g，山楂肉9g，白糖50g。上诸药水煎。每日1剂，早晚温服，连服3~4天。

2. 佛手粥 适用于肝气郁结型月经先后无定期。

制作与用法：佛手20g，粳米100g，冰糖少许。佛手煎汤去渣，加入粳米和适量水煮成粥，加入冰糖即可。佐餐食用。

3. 山药核桃仁炒羊肝 适用于肾气亏虚型月经先后无定期。

制作与用法：鲜山药50g，核桃仁30g，羊肝150g，葱、姜、食盐适量。山药和羊肝洗净切片，加葱、姜、食盐放入铁锅翻炒，再加入核桃仁微炒即可。于月经前服用，每日1次，佐餐服用，连服5~7天。

4. 熟地山药羊肉汤 适用于肾气亏虚型月经先后无定期。

制作与用法：熟地黄、山药各30g，当归、赤芍、菟丝子、巴戟天各15g，羊肉50g，生姜、葱、食盐适量。上诸药用纱布包好，羊肉洗净切块。两者合在一起，加适量水和生姜、葱、食盐等煲汤。喝汤，吃肉。

5. 山药杞鹿膏 适用于肾气亏虚型月经先后无定期。

制作与用法：淮山药 240g，枸杞 120g，鹿胶 60g，核桃仁 240g，冰糖 60g。将鹿胶用蛤粉炒脆研末，剩余四味文火煮熟至极烂，加入鹿胶粉搅拌，捣为膏，防腐备用。每日 3 次，每次服 30g。

（四）经期延长

1. 归参炖母鸡（《乾坤生意》） 适用于气虚型经期延长。

制作与用法：当归身、党参各 35g，母鸡约 1500g，生姜、葱、料酒、食盐适量。母鸡洗净收拾好，将当归、党参切片放入鸡腹内，一起放于砂锅中，加入生姜、葱、料酒等和适量水，武火煮沸后改文火煮至鸡肉烂熟，加入食盐调味即可。吃肉喝汤。

2. 参芪当归粥 适用于气虚型经期延长。

制作与用法：黄芪、党参、当归各 30g，小米 50g，红糖适量。前 3 味药加适量水煎煮，滤去残渣。小米煮粥，将熟之时加入药汁与红糖，煮至米熟即可。佐餐食用。

3. 益母草汁粥（《太平圣惠方》） 适用于血热型经期延长。

制作与用法：鲜益母草汁 10mL，蜂蜜 10g，鲜生地黄汁、鲜藕汁各 40mL，生姜汁 2mL，粳米 100g。先用粳米煮粥，再加入上述各药汁及蜂蜜。佐餐食用。

4. 桃仁红花粥（《家庭药粥》） 适用于血瘀型经期延长。

制作与用法：桃仁 12g，红花 6~10g，粳米 50g，红糖适量。桃仁研末，与红花一起煎煮，滤去残渣，再与粳米一起加适量水煮成粥，加入红糖即可。佐餐食用。

5. 当归鲫鱼汤 适用于血瘀型经期延长。

制作与用法：当归 10g，鲫鱼一条，血竭、乳香各 3g，食盐少许。鲫鱼洗净，将其余各药放入鱼腹中，放入砂锅中加适量水，加食盐炖煮至熟。喝汤吃肉，佐餐食用。

（五）月经过多

1. 大枣瘦肉粥（《女性常见病食疗与按摩》） 适用于气虚型月经过多。

制作与用法：大枣 10 枚，瘦肉 300g，生姜 3 片，食盐适量。瘦肉洗净切片，大枣去核，瘦肉放于沸水中烫一下，再于锅中放入清水煮沸，放入上述诸物，肉熟后放入食盐调味即可。喝汤，吃肉及大枣。

2. 参芪鸡汤　适用于气虚型月经过多。

制作与用法：党参、黄芪各 30g，母鸡 1 只，大枣 6 枚，生姜、食盐适量。鸡肉收拾干净切块，党参、黄芪纱布包裹一起放于锅中，加适量水与生姜、食盐武火煮沸，再改至文火煮至肉熟。喝汤吃肉，酌量食用。

3. 马齿苋鸡蛋茶（《常见病食疗食补大全》）　适用于血热型月经过多。

制作与用法：马齿苋 250g，鸡蛋 2 个。马齿苋洗净捣烂取汁，鸡蛋去壳煮熟，加入马齿苋汁即可。月经期服用，每日 1 剂，早晚分服，可连服数次。

4. 菱角红糖水（《女性常见病食疗与按摩》）　适用于血热型月经过多。

制作与用法：鲜菱角 250g，红糖适量。菱角加适量水煮 1 个小时，滤出汁液后加入红糖即可。喝汤吃菱角。

5. 柠檬蜂蜜茶（《饮食本草》）　适用于气阴两虚型月经过多。

制作与用法：鲜柠檬 6 个，蜂蜜少许。柠檬洗净榨汁，加蜂蜜，另加温开水 200mL。每日 1 次喝完，代茶饮。

6. 莲藕排骨汤（《女性常见病食疗与按摩》）　适用于气阴两虚型月经过多。

制作与用法：莲藕 150g，猪排骨 300g，花生仁 50g，大枣 10 枚，生姜 1 块，食盐、鸡精、料酒各适量。排骨洗净，放入沸水中煮尽血水，捞出用凉水冲洗干净，后与莲藕、花生仁等一起煮 2~3 小时，食盐等调味即可。喝汤，吃肉及莲藕花生等。

7. 三七蒸蛋（《中医营养学》）　适用于血瘀型月经过多。

制作与用法：三七粉3g，藕汁1小杯，鸡蛋1枚，陈酒半小杯。鸡蛋打开，与其余各物搅拌均匀，隔水炖煮。每日1~2次。

8. 猪血山楂汤　适用于血瘀型月经过多。

制作与用法：猪血（切块）150g，山楂30g，食盐适量。山楂加适量水煎20分钟，然后加入猪血、食盐，炖煮至熟即可。喝汤吃猪血。

（六）月经过少

1. 当归生姜羊肉汤（《常见病食疗食补大全》）　适用于血虚型月经过少。

制作与用法：羊瘦肉250g，当归30g，生姜15g，调料、肉桂皮少许。羊肉洗净，与其余各物加适量水，文火焖煮至羊肉烂熟即可。于月经前开始服用，每日1次，可连服数日。

2. 龙眼山楂粥（《家庭药膳全书》）　适用于血虚型月经过少。

制作与用法：龙眼肉、山楂肉各15g，小米50g，红糖适量。上述诸物加适量水煮粥，后加入红糖即可。于月经前服用，每日1次，佐餐食用，可连服数天。

3. 当归怀山药鸡汤（《女性常见病食疗与按摩》）　适用于肾虚型月经过少。

制作与用法：当归15g，怀山药150g，赤芍18g，红花5g，老母鸡1只，枸杞、生姜、料酒等适量。鸡肉洗净，除怀山药、枸杞、生姜外，其余诸药放于水中浸泡半天后放于纱布袋中再放入鸡腹中，怀山药同样清水浸泡半天，与枸杞、生姜一起放于砂锅中，加足量水，放料酒、食盐等小火煲煮2小时后弃药。喝汤，吃鸡肉、山药、枸杞。

4. 熟地萸肉粥　适用于肾虚型月经过少。

制作与用法：熟地黄30g，山茱萸12g，粳米50g，红糖少许。将熟地黄、山茱萸加水煎煮半小时后滤去残渣，再加入粳米熬制成粥，加入红糖即可。佐餐食用。

5. 丝瓜子红糖茶（《常见病食疗食补大全》） 适用于血瘀型月经过少。

制作与用法：丝瓜子 9g，红糖、黄酒适量。丝瓜子捣碎水煎，加红糖、黄酒。于月经前服用，每日 1 剂温服，可连服 3~5 天。

6. 益母草红糖茶（《常见病食疗食补大全》） 适用于血瘀型月经过少。

制作与用法：益母草 60g，红糖适量。益母草加适量水煎至 20mL，加入红糖即可。温服，服后用热水袋暖腹。

7. 益母草陈皮饮（《常见病食疗食补大全》） 适用于痰湿型月经过少。

制作与用法：益母草 50~100g，陈皮 9g，鸡蛋 2 个。上述诸物加适量水共煮，鸡蛋熟后去壳再煮片刻。于月经前服用，每日 1 次，吃蛋喝汤，可连服数日。

8. 桂枝陈皮茯苓粥 适用于痰湿型月经过少。

制作与用法：桂枝、陈皮各 12g，茯苓 30g，粳米 50g，红糖适量。前 3 味药加适量水煎煮约半小时后滤去残渣，加入粳米和适量水熬成粥，加入红糖调味。佐餐食用。

（七）闭经

1. 猪腰核桃 适用于肾阳不足型闭经。

制作与用法：猪腰 1 对，杜仲 30g，核桃肉 30g。猪腰去白筋，与杜仲、核桃肉同放砂锅，加水 500mL 煮熟，去杜仲，食猪腰、核桃肉，喝汤。每日 1 次。

2. 黄芪杞子炖乳鸽 适用于虚证闭经。

制作与用法：黄芪、枸杞各 30g，乳鸽 1 只。将鸽子洗净，与药物一起放入砂锅中加水适量炖熟，吃肉喝汤。

3. 薏米陈皮粥 适用于痰湿阻滞型闭经。

制作与用法：炒薏米 30g，陈皮 6g，大米适量，共煮粥服用。

4. 人参胡桃煎 适用于脾肾两虚型闭经。

制作与用法：人参 3g，胡桃肉 3 枚，煎汤服用。

5. 甲鱼炖白鸽（《饮食本草》） 适用于肝肾亏虚型闭经。

制作与用法：白鸽 1 只，甲鱼肉 60g，葱、姜、食盐、料酒等各适量。白鸽收拾干净，甲鱼肉切块放入白鸽腹中，将白鸽和葱、姜等放入一个碗中，再往碗中加入清水适量，将其隔水炖煮。每日 1 次，空腹食用。

6. 益母草黑豆红糖饮（《女性常见病食疗与按摩》） 适用于肝肾亏虚型闭经。

制作与用法：益母草 30~50g，枸杞 15g，黑豆 60g，红糖适量。益母草加水煎成浓汁，加入枸杞、黑豆，文火煮烂，加入红糖。吃豆喝汤。

7. 乌鸡丝瓜汤（《偏方大全》） 适用于气血虚弱型闭经。

制作与用法：乌鸡肉 150g，丝瓜 100g，鸡内金 15g，食盐味精适量。鸡肉切块，丝瓜切片，鸡内金洗净后打碎，上述诸物一起放入锅中炖煮至鸡肉烂熟，调味即可。吃肉喝汤。

8. 红花糯米饮（《饮食本草》） 适用于气滞血瘀型闭经。

制作与用法：糯米 50g，红花、当归各 10g，泽兰 15g，红糖适量。将 3 味药放入砂锅中加 1000mL 水煎，滤去残渣后用药汁煮糯米成粥，加入红糖调味。每日两次，空腹食用。

9. 陈皮桃仁粥 适用于气滞血瘀型闭经。

制作与用法：陈皮 12g，桃仁 20g，小米 50g，红糖适量。陈皮洗净切丝，桃仁捣碎，与小米合在一起加适量水煮粥，后加入红糖。每日 1 剂，早晚分服。

10. 二陈薏米粥 适用于痰湿阻滞型闭经。

制作与用法：陈皮、法半夏、茯苓各 10g，生姜 15g，薏苡仁、小米各 30g，红糖适量。半夏、茯苓洗净布包，陈皮研碎，生姜切丝，与薏苡仁、小米一起加适量水煮粥，熟后去药包，加入红糖。于月经前服用，每日 1 次，佐餐食用，可连服数日。

（八）痛经

1. 鸡蛋当归姜汤 适用于气血虚弱型痛经。

制作与用法：鸡蛋1枚，当归15g，干姜5g，红枣15g（去核），陈皮5g，米酒20mL。将当归、干姜、陈皮加水煮沸30分钟，去渣，将鸡蛋打散和米酒、红枣放入药汁，再煮沸至红枣烂，饮汤吃鸡蛋和红枣。

2. 乌豆蛋酒汤　适用于气血虚弱型痛经。

制作与用法：乌豆（黑豆）60g，鸡蛋2个，黄酒或米酒100mL。将乌豆与鸡蛋加水同煮即可。

3. 山楂桂枝红糖汤　适用于寒气凝滞型痛经。

制作与用法：山楂肉15g，桂枝5g，红糖30~50g。将山楂肉、桂枝装入瓦煲内，加清水2碗，用文火煎剩1碗时，加入红糖，调匀，煮沸即可。

4. 玉簪花粳米粥（《家庭药膳全书》）　适用于气滞血瘀型痛经。

制作与用法：玉簪花12g（鲜品则15~20g），红花6g，粳米30~50g，红糖少许。玉簪花、红花煎汁，后放入粳米煮粥，再加入红糖。每日1剂。

5. 益母草香附汤（《女性常见病食疗与按摩》）　适用于气滞血瘀型痛经。

制作与用法：益母草30g，香附10g，鸡肉250g，葱白适量。鸡肉切块，香附洗净去毛，益母草洗净切段，一起放入锅中加适量水煮至肉熟，加食盐调味即可。喝汤吃肉。

6. 姜艾薏米粥（《女性常见病食疗与按摩》）　适用于寒湿凝滞型痛经。

制作与用法：干姜、艾叶各9g，薏苡仁30g。干姜、艾叶加适量水煎，煎成后加入红糖即可。每日1剂，代茶饮。

7. 黑豆枸杞酒（《女性常见病食疗与按摩》）　适用于肝肾亏损型痛经。

制作与用法：黑豆50g，枸杞30g，鸡蛋2个，黄酒或米酒100mL。黑豆、枸杞与鸡蛋共煮，鸡蛋去壳后再放回锅中，加黄酒或米酒再煮 10 分钟。喝汤，吃鸡蛋及黑豆、枸杞。

（九）崩漏

1. 乌贼骨炖鸡　适用于血虚型崩漏。

制作与用法：取乌贼骨 30g，当归 30g，鸡肉 100g，精盐、味精适量。把鸡肉切丁，当归切片，乌贼骨打碎，装入陶罐内加清水 500mL，精盐适量，上蒸笼蒸熟。每日 1 次，一般 3~5 次可见效。

2. 玉米须炖瘦肉　适用于血热型崩漏。

制作与用法：取玉米须 30g，瘦肉 120g，精盐适量，味精少许。将瘦肉切块，与玉米须一同放入陶罐内，加水 500mL，上蒸笼加盖清蒸至肉熟，加精盐、味精，趁热服用。

3. 益母草炒荠菜　适用于瘀血型崩漏。

制作与用法：取鲜益母草 30g，鲜荠菜 30g，菜油适量。将鲜益母草、鲜荠菜洗净切断。把铁锅放在旺火上倒入菜油烧热，放入鲜益母草、鲜荠菜炒熟即可食用。每日 2 次，服至血止。

4. 荔枝干炖莲子　适用于脾虚型崩漏。

制作与用法：取荔枝干 20 粒，莲子 60g。将荔枝干去壳和核，莲子去心，洗净后放在陶瓷罐内加水 500mL，上蒸笼用中火蒸熟即可服用。

5. 山药荸荠粥（《家庭药膳全书》）　适用于血虚热型崩漏。

制作与用法：鲜山药 100g，鲜荸荠 200g，粳米 60g，白糖适量。鲜山药、鲜荸荠去皮洗净切小块，与粳米一起煮成粥，加入白糖。每日 1 剂，早晚分服，佐餐食用。

6. 肉桂干姜羊肉汤　适用于肾阳虚型崩漏。

制作与用法：肉桂、干姜炭各 10g，羊肉（洗净切块）200g，葱、生姜、食盐、料酒适量。上诸物加适量水炖煮至肉烂熟，吃肉喝汤。

7. 山药山茱萸粥（《家庭药膳全书》）　适用于肾阴虚型崩漏。

制作与用法：山茱萸 60g，鲜山药 100g，海螵蛸、粳米各 60g，白糖适量。山药洗净切块，与剩余诸物加适量水煮粥，后放入白糖。佐餐食用。

（十）经行吐衄

1. 栀子藕节汤（《中国分科食疗大全》） 适用于肝经郁热型经行吐衄。

制作与用法：栀子 18g，生藕节 30g。上两味加适量水煎煮。每日 1 剂，分两次服。

2. 枣糖猪蹄煎（《中国分科食疗大全》） 适用于肺肾阴虚型经行吐衄。

制作与用法：猪蹄 1 只，黑枣 500g，白糖 250g。猪蹄洗净斩块，与黑枣、白糖加水炖烂。分数日服完，可连服 2~3 剂。

3. 百合玉竹鸡蛋饮（《中国分科食疗大全》） 适用于肺肾阴虚型经行吐衄。

制作与用法：玉竹、百合各 9g，白茅根 5g，鸡蛋 1 枚。前 3 味药煎汁，冲鸡蛋服用，佐餐食用。

（十一）经行泄泻

1. 薏仁芡实粥 适用于脾胃虚弱型经行泄泻。

制作与用法：薏苡仁、芡实各 30g，粳米 100g。煮粥食用。

2. 肉桂粳米粥 适用于脾肾阳虚型经行泄泻。

制作与用法：肉桂粉 2g，粳米 100g，砂糖适量。煮粥食用。

（十二）经间期出血

1. 熟地粳米粥 适用于肾阴虚经间期出血。

制作与用法：熟地黄 150g，南粳米 50g，冰糖适量。将熟地黄洗净，捣烂后和南粳米、冰糖入砂锅内，加井水煮成稀粥，每日 2~3 次，温服。

2. 绿豆薏米粥 适用于湿热所致经间期出血。

制作与用法：绿豆 50g，薏米 30g，猪大肠 250g。将大肠洗净，绿豆、薏米浸泡洗净，装入肠内加水少量，两端扎紧，入瓦罐内加水煮熟烂服。每日1剂，连服7~8天。

3. 紫珠菜鸡蛋　适用于血瘀所致经间期出血。

制作与用法：紫珠菜200g（干品减半），鸡蛋4个。将紫珠菜洗净，与鸡蛋同放入瓦锅内加水煎煮，待蛋熟去皮，再煮几小时，使蛋色变黑。每次1个，每日2次，连用100个为1个疗程。

（十三）绝经前后诸证

1. 赤豆薏苡仁红枣粥　适用于更年期有肢体水肿、皮肤松弛、关节酸痛者。

制作与用法：赤小豆、薏苡仁、粳米各30g，红枣10枚。熬粥食之，每日3次。

2. 莲子百合粥　适用于绝经前后伴有心悸不寐、怔忡健忘、肢体乏力、皮肤粗糙者。

制作与用法：莲子、百合、粳米各30g同煮粥，每日早晚各服1次。

3. 甘麦饮　适用于绝经前后伴有潮热出汗、烦躁心悸、忧郁易怒、面色无华者。

制作与用法：小麦30g，红枣10枚，甘草10g。水煎，每日早晚各服1次。

4. 小麦黄芪大枣粥　可有效缓解女人更年期失眠多梦、情绪低落及神经官能症的症状。

制作与用法：小麦100g，黄芪20g，首乌藤20g，刺五加10g，桑叶10g，当归10g，三七5g，大枣10粒，冰糖适量。将6味药放在砂锅内，加水煎成药汁，煎好后倒出约一碗。然后，锅内加水，放入洗净的小麦和大枣，大火烧开，改小火煮成粥；粥将熟时，倒入煎好的6味药汁，再煮一会儿，放冰糖即可。每天早晚当粥服。

5. 大枣银耳汤　可有效缓解女人更年期心悸不安、失眠多梦、潮热盗汗、心烦内躁等症。

制作与用法：大枣60g，银耳20g，冰糖适量。将大枣洗净，去核，银耳温水泡发，去掉杂质洗净。锅内加适量的水，放入大枣，大火烧开后去掉浮在上面的沫，然后改小火煮 15 分钟，再加入银耳和冰糖煮 5 分钟即可。每日 1 剂，连服 15 天。

6. 枸杞菊花茶　改善女人更年期月经不调、头晕失眠、急躁易怒、烦热口渴等症。

制作与用法：枸杞 10g，菊花 2g，长寿茶 2g，山楂 2g。以上四味，同放在一个大茶杯内，用沸水冲泡，加盖闷 15 分钟。每天当茶饮用，但一定要慢慢喝。可连冲 3 次。